Hans Tilscher und Manfred Eder
Reflextherapie

Reflextherapie

Behandlung von Schmerzen
des Bewegungsapparates

Hans Tilscher
Manfred Eder

2., überarbeitete und erweiterte Auflage

113 Abbildungen, 6 Tabellen

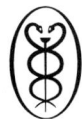 Hippokrates Verlag Stuttgart

CIP-Kurztitelaufnahme der Deutschen Bibliothek

Tilscher, Hans
Reflextherapie: zur Behandlung schmerzhafter Störungen d.
Bewegungsapparates/Hans Tilscher; Manfred Eder. – 2.,
überarb. u. erw. Aufl. – Stuttgart: Hippokrates-Verl., 1989
   Mit 113 Abb. u. 6 Tab.
    1. Aufl. u. d. T.: Tilscher, Hans: Lehrbuch der Reflextherapie
     ISBN 3-7773-0941-9

NE: Eder, Manfred:

Anschrift der Verfasser:

Univ. Doz. Dr. Hans Tilscher
Orthopädisches Spital
Speisinger Straße 109
A-1134 Wien

Univ. Doz. Dr. Manfred Eder
Schönaugasse 4
A-8010 Graz

Wichtiger Hinweis

Medizin als Wissenschaft ist ständig im Fluß. Forschung und klinische Erfahrung erweitern unsere Kenntnisse, insbesondere was Behandlung und medikamentöse Therapie anbelangt. Soweit in diesem Werk eine Dosierung oder eine Applikation erwähnt wird, darf der Leser zwar darauf vertrauen, daß Autoren, Herausgeber und Verlag größte Mühe darauf verwandt haben, daß diese Angabe genau dem **Wissensstand bei Fertigstellung** des Werkes entspricht. Dennoch ist jeder Benutzer aufgefordert, die Beipackzettel der verwendeten Präparate zu prüfen, um in eigener Verantwortung festzustellen, ob die dort gegebene Empfehlung für Dosierungen oder die Beachtung von Kontraindikationen gegenüber der Angabe in diesem Buch abweicht. Das gilt nicht nur bei selten verwendeten oder neu auf den Markt gebrachten Präparaten, sondern auch bei denjenigen, die vom Bundesgesundheitsamt (BGA) in ihrer Anwendbarkeit eingeschränkt worden sind.
Geschützte Warennamen (Warenzeichen) werden nicht besonders kenntlich gemacht. Aus dem Fehlen eines solchen Hinweises kann also nicht geschlossen werden, daß es sich um einen freien Warennamen handele.

ISBN 3-7773-0941-9

© Hippokrates Verlag GmbH, Stuttgart 1989

Printed in Germany 1989.
Satz: Fotosatz Sauter, 7334 Süssen. Druck: Druckerei Kohlhammer, Stuttgart.
Schrift: 10/11 Punkt Times (Berthold)

Inhalt

Vorwort

Ansatzpunkte zur humanen, sinn- und wirkungsvollen Schmerztherapie sollten von Art und Ausmaß des gegebenen Schmerzbildes und seiner Ursache bestimmt werden. Speziell bei Erkrankung des Bewegungsapparates ist diese Maxime über die allgemein gebräuchliche und vielfach alleine eingesetzte medikamentöse Behandlung mit schmerz- und entzündungshemmenden Substanzen selten voll erfüllbar. Ausgehend von dieser Erkenntnis wollen die Autoren, aufbauend auf einer jahrzehntelangen Erfahrung in der Behandlung solcher Krankheitsbilder, struktur- und aktualitätsbedachte Therapieüberlegungen vorstellen, die physiologische, hauptsächlich neurophysiologische Reaktionen zur Reiz-, sprich Schmerz- und Reizbeantwortung zur Grundlage haben.

Unter dem möglichen Sammelbegriff »Reflextherapie« ergibt sich dabei ein gemeinsamer Nenner, der scheinbar völlig differente Behandlungsmethoden wie Massagen, Thermotherapie, therapeutische Lokalanästhesie, Manuelle Medizin und Akupunktur, um nur die wichtigsten vorwegzunehmen, ideologisch verbindet.

Aufbau und Themenführung des Buches wurden so gewählt, daß unter Einbeziehung von Grundlagenforschung und Ergebnissen klinischer Studien das Hauptaugenmerk auf die praktische Benützbarkeit im medizinischen Alltag gelegt wurde.

Vor allem der *Ludwig-Boltzmann*-Gesellschaft sei für die gewährte finanziell-materielle Unterstützung gedankt, die es erst ermöglicht hat, die verschiedenen Methoden der Reflextherapie wissenschaftlich zu überprüfen, Behandlungsrichtlinien zu erarbeiten und schließlich schriftlich niederzulegen.

Dem Verlag danken die Autoren für das bereits aus vorausgegangenen Veröffentlichungen bekannte Entgegenkommen und die ordentliche Ausstattung des Buches.

Wien, Graz, im Januar 1986

Hans Tilscher
Manfred Eder

Vorwort zur 2. Auflage

Die Notwendigkeit, bereits nach relativ kurzer Zeit eine Neuauflage vorbereiten zu müssen, zeigt, daß die angebotene Materie eine Marktlücke getroffen hat. Im Zusammenhang ergab sich die Frage, ob diese Neuauflage unverändert nachgedruckt werden sollte. Nach Ansicht der Autoren, der sich auch der Verlag anschloß, wurde dann doch, trotz des Erfolges der Erstauflage und positiver Kritiken, eine weitgehende Umgestaltung durchgeführt, deren vordringlichstes Ziel eine verbesserte Übersichtlichkeit und höhere didaktische Einprägsamkeit war. In diesem Sinne wurden zwischenzeitlich eingeflossene Erkenntnisse berücksichtigt, textliche Ergänzungen vorgenommen, Zeichnungen revidiert, ausgetauscht und neue Abbildungen aufgenommen sowie eine ganze Reihe von Merksätzen eingefügt. Die Autoren hoffen, mit der Überarbeitung die Umsetzbarkeit für die praktische Arbeit weiter erleichtert zu haben, und wünschen der geneigten Leserschaft viel Erfolg beim Einbau vorgestellter Reflextherapien in den individuellen Behandlungsplan.

Wien, Graz, im November 1988

Hans Tilscher
Manfred Eder

1 Einleitung

Ohne Einleitung würden die nachfolgenden Einzelheiten als scheinbar zusammenhanglose Aneinanderreihung verschiedener Therapiemethoden empfunden werden und de facto sind sie auch nur dann als sich zu einem Ganzen schließender Kreis einzelner Abläufe von Reiz und Reaktion erkennbar, wenn man das, was *Vester* so treffend als »Neuland des Denkens« bezeichnet hat, als ideologische Einführung vorausschickt.

Naturwissenschaftlich-medizinisches Denken orientierte sich, und tut das vielfach auch heute noch, viel zu vordergründig an einer Geraden, die zwei Punkte verbindet, wobei die resultierenden Überlegungen zwangsweise punktuelle Überwertungen erbrachten bzw. erbringen. Die sich daraus ergebende, monokausal ausgerichtete Entwicklung in bezug auf Diagnostik und Therapie mündete schließlich und endlich an jener Mauer, die nur dann übersteigbar wird, wenn die Erkenntnis Platz gegriffen hat, daß sich hinter jeder Wirkung nicht nur eine, sondern viele Ursachen verbergen und, genauso bedeutsam, jede Ursache, also jeder Eingriff, viele Wirkungen nach sich zieht. Reduktionistische Anschauungen vom Wesen der Krankheiten bringen daher nicht nur eine bedenkliche gedankliche Beschränkung auf Teilaspekte der untersuchten Phänomene, sondern können in direkter Folge als eine ernst zu nehmende Schwäche der modernen Medizin überhaupt angesehen werden. Unbewußte Ansätze zur Korrektur dieser kartesianischen Denkweise hat unter anderem schon *Pasteur* gezeigt. Er, der ja mit der Entdeckung der Mikroben und ihrer Einführung in die Pathologie ein an sich zur Monokausalitätsbetrachtung verleitendes Gebiet erschlossen hat, vermerkte schon ergänzend, daß auch das Terrain für das Wirksamwerden von Mikroben entscheidend sei und eine erfolgreiche Therapie von der Fähigkeit des Arztes abhänge, physiologische Bedingungen zu schaffen, welche die natürlichen Widerstandskräfte stärken. Mit dieser unterbewußt ausgesprochenen Erkenntnis hat *Pasteur* vor über 100 Jahren schon etwas vorweggenommen, was vollinhaltlich noch heute gilt und, wenn man anstelle des Mikrobenbegriffes die allgemeine Formulierung »Störung« setzt, durchaus für die gesamte Medizin als Leitgedanke dienen kann. Leider entwickelte sich dieser positive Denkanstoß nicht in voller Breite und gestaltete sich eher gegenteilig zurück in die reduktionistische Richtung, begünstigt durch die zweifelsohne enormen Detailergebnisse, die Molekularbiologie, Genforschung, medizinische Chemie, Pharmakologie und alle anderen durch die Technifizierung der Medizin begünstigten Teilgebiete vorweisen konnten.

So ist es auch sicherlich berechtigt, diese Entwicklung als Fortschritt anzusehen und die Forschungsergebnisse über biologische Teilmechanismen, die mit bestimmten Krankheiten in Verbindung stehen und zu deren Erfassung und Beeinflussung neue Technologien entwickelt wurden, diagnostisch und therapeutisch zu nutzen. Dies gilt vollinhaltlich für die Akut- und Notfallmedizin, erweist sich allerdings für das Gros dessen, was wir als Zivilisationskrankheiten bezeichnen, und dazu gehört ja auch die Mehrzahl der zur Chronizität neigenden Erkrankungen des Bewegungsapparates, als unzureichend, nicht selten als irreführend. Und hier stehen wir wieder vor jener Mauer, die eingangs vorgestellt wurde, und die sich bei näherer Betrachtung als Labyrinth zu erkennen gibt, das die Zielfindung wirklich nicht einfach macht, reichen doch die verwirrenden Gänge und Kreuzungen bis weit in Bereiche, die sich von historischen Gegebenheiten über Industrialisierung, Sozial- und Gesundheitspolitik bis zum krisengezeichneten Entwicklungszustand der heutigen Medizin erstrecken.

Warum Reflextherapie?

Der markanteste Ausgangspunkt für diese Fehlentwicklung liegt in der historisch gewachsenen Anschauung des Organismus als mechanistisches Bild und der damit verbundenen technischen Auffassung von Gesundheit und Krankheit, die in der medizinischen Technologie den einzigen Weg zur Verbesserung der Gesundheit sieht. Dies hat zu einer übertriebenen Anwendung von Spitzentechnologien speziell im diagnostischen Bereich geführt, die vielfach nicht nur überflüssig und damit unwirtschaftlich sind, sondern darüber hinaus dem Organismus unnötige Belastungen, ja auch Störungen und Beschwerden aufzwingen.

Dazu kommt, daß sich auch bei uns eine Entwicklung abzuzeichnen beginnt, die man als amerikanischen Weg bezeichnen könnte, und die über eine geradezu paranoide Furcht vor Schadenersatzzahlungen eine defensive Medizin anwachsen läßt und solcherart die Spirale der technifizierten Diagnostik weiter anheizt, aber andererseits auch - und hier startet die nächste Fehlentwicklung - nützliche Heilverfahren, die über allgemein übliche Standardprogramme auch nur im geringsten hinausgehen, unterdrückt. Als naheliegende Konsequenz bietet sich das therapeutische Konzentrieren auf die Medikamentierung an, mit der Übertragung der Verantwortung auf die pharmazeutische Industrie, wobei sich Arzttum unbewußt zum Erfüllungsorgan dieses Industriezweiges degradiert hat.

Mit dieser bedauerlichen Feststellung bleibt es nicht abgetan. Wie Recherchen in den siebziger Jahren ergeben haben, steigt mit der Zahl der durchschnittlich verschriebenen jährlichen Rezepte (3,9 in Schweden, 6,5 in der Bundesrepublik Deutschland, 13,3 in Österreich, 20 in Israel) der Prozentsatz der iatrogenen Leiden und das zeigt beim diesbezüglichen Spitzenreiter, den Israelis, daß 6% der Betten interner Abteilungen von medikamentengeschädigten Patienten belegt werden. Und dies bedeutet wiederum, daß gar nicht so selten forcierte medikamentöse Behandlungen störender in das biologische Gleichgewicht eingreifen, als die Krankheit selbst.

Als Beispiel:
Zahl der im Jahresdurchschnitt verschriebenen Rezepte:

Schweden   3,9
BRD   6,5
Österreich   13,3
Israel   20,0

= 6% der Betten interner Abteilungen in Israel werden von medikamentengeschädigten Patienten in Anspruch genommen (*Weber*, 1979). Um bei der Übermedikamentierung zu bleiben: Auch die nahezu hem-

mungslose Verbreitung der Psychopharmaka stellt eine Flucht in die Verantwortungslosigkeit dar. So segensreich diese Medikamentengruppe bei gezielter Anwendung für echte psychiatrische Leiden ist, so sinnlos (und teuer!) wird ihre Verwendung als Problemlöser, denn das, was durch sie geändert wird, ist ja immer nur die Vorstellung von der Realität, aber keineswegs die Realität selbst. Aus alldem wird ohne weiteres mehr klar, daß die totale Medikamentierung, wie sie heute so verbreitet ist, in eine Sackgasse geführt hat und nur eine grundlegend geänderte Einstellung zu Gesundheit, Krankheit und Heilung den Schlüssel zum Verlassen des Labyrinths liefern kann. Nichts außer Veränderungen, die nahezu an Revolution heranreichen, sind in der Lage, hier Neuformierung und Ordnung zu schaffen, erstrecken sich doch die Grundlagen des vorgestellten Istzustandes bis in Bereiche politischer Interessen und hierarchischer Tabus. Für den Einzelnen - und damit sind jetzt vor allem die aufgeschlossenen Leser angesprochen - bietet sich nur die Möglichkeit, den eigenen Wirkungsbereich zu verändern und sinnvoller zu gestalten.

Die biokybernetische Basis

Vorschläge zur Umgestaltung, die von verschiedenen Seiten vorgebracht werden und die sich die Autoren vollinhaltlich zur Maxime gemacht haben, gipfeln alle in der Generalformulierung, nicht Krankheiten zu behandeln, sondern die erkrankten Menschen als Ganzes, und dies führt hin zur Frage nach dem Wesen von Gesundheit und Krankheit und des weiteren zum biokybernetischen Denken.

Im Sinne der Systemlehre ist Gesundheit ein dynamisches Geschehen und kein statischer Zustand, und die Grenzen zur Krankheit sind nicht immer klar zu ziehen. Sicherlich ist Gesundheit mehr als nur Abwesenheit von Krankheit. Das System der Gesundheit braucht, um sich dynamisch anpassen zu können, Flexibilität und eine große Anzahl von Optionen für das Zusammenwirken mit äußerer und innerer Umwelt. Verlust an Flexibilität bedeutet mithin Verlust an dem, was wir als Gesundheitspotential bezeichnen können. Die Wiederherstellung der gestörten Flexibilität und das Freimachen von Optionen - sprich Reserveschaltungen im Krankheitsfalle - verlangt daher schon im Diagnostikbereich den Ansatz an Systemzusammenhängen Mensch-Umwelt und nicht am einzelnen Organ. Diesbezüglich sollte man sich auch noch die Tatsache vor Augen halten, daß zwar Bakterien über 60 Generationen pro Tag oder nahezu 1000 in 14 Tagen produzieren können, mit all den Möglichkeiten von Anpassung, Wandlung und Mutation, daß beim Menschen, um zum selben Ziel zu gelangen, dafür über 30000 Jahre nötig waren, und deshalb nur die Möglichkeit bleibt, die genetischen Anlagen als Maß zu nehmen und die willkürlich umgestaltete Umwelt von vermeidbaren Belastungen zu befreien und sie den biologischen Grundgegebenheiten wieder näher zu bringen. In die notwendigen Entlastungsüberlegungen muß natürlich der Patient selbst einbezogen werden, mit all seinen guten und schlechten Gewohnheiten, mit seiner Verhaltensweise in physischer und psychischer Hinsicht, einschließlich familiärer und sozialer Gegebenheiten. Daß es für diese komplexen Probleme keine einfachen Lösungen geben kann, ist sicherlich eine Binsenweisheit, enthebt aber nicht der Verpflichtung, trotzdem nach Auswegen zu suchen. Gedankliche Voraussetzung dafür sollte die Erkenntnis sein, daß anstelle von Linearität und Statistikkurven zur Erklärung von Zusammenhängen zwischen Ursache und Wirkung ein Denken in Kreisen und Netzen treten muß.

Als *Wiener* (1946) seine Lehre von den Steuerungswissenschaften, die Kybernetik, vorstellte, ahnte er wahrscheinlich noch gar nicht, daß er damit den größten Bewußtseinsschritt eingeleitet hat, den die abendländische Welt seit den alten Griechen tun konnte *(Maruyama 1978)*. Wenn wir uns für den medizinisch-biologischen Bereich diesbezüglich auch nur auf das beschränken, was zum besseren Verständnis physiologischer und pathophysiologischer Mechanismen benötigt wird, so müssen trotzdem einige Grundelemente der Kybernetik als solche in Erinnerung gerufen werden. Anknüpfend an die aufgezeigte Vermaschung von Ursache und Wirkung soll als erstes das Regelkreisgeschehen (Feedback-Reaktion) gedanklich aufgefrischt werden, wobei aus *Abbildung 1* und der angeschlossenen Legende das Funktionsprinzip entnehmbar ist.

Der wesentlichste Faktor des Regelkreisgeschehens ist sicherlich die Rückkoppelung (Feedback), wobei ein Teil des Eingangssignals nach Umpolung als sogenanntes negatives Feedback den Regelkreis beruhigt. Unterbleibt diese Umpolung der Rückkoppelung bei anhaltenden Störungen, liegt also ein positives Feedback vor, so zieht dies einen Aufschaukelungseffekt nach, der schlußendlich bis zur Regelkatastrophe führen kann. Biologisch gesehen ist des weiteren in Betracht zu ziehen, daß alle regelkreisartigen Abläufe nicht nur das vorgestellte, einfache Modell betreffen, sondern in Systemen wirken, und die uns interessierenden sind nun einmal komplexer Natur, speziell jene, mit denen im medizinischen Bereich gerechnet werden muß. Die erwähnte Komplexität entsteht, und das ist wiederum sehr wesent-

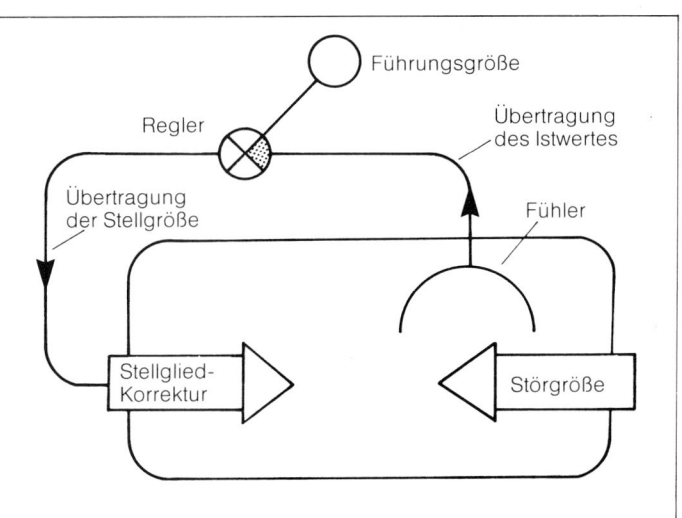

Abb. 1   Prinzip des Regelkreises Abweichungen des Istwertes vom Sollwert werden vom Fühler erkannt. Nach erfolgter Korrektur kommt es zur Rückmeldung unter Umpolung des Signals. Dieser negative Feedback beruhigt die Regelung. War die Anpassung ungenügend und treten bei weiterem Störungszufluß positive Feedbacks auf, kann dies im ungünstigsten Falle bis zur Regelkatastrophe führen.

lich, nicht nur durch die Zahl der systemzugehörigen Elemente, sondern vor allem über den Reichtum ihrer Beziehungen zueinander, mit anderen Worten: durch die informationelle Vermaschung. Und noch etwas ist von entscheidender Bedeutung. Die extrem komplexen Systeme des Lebendigen sind stets offene Systeme, das heißt, sie haben die Fähigkeiten der Anpassung, der Weiterentwicklung und Kommunikation mit anderen ebenso ausgerichteten, de facto bis zum übergeordneten Ökosystem unseres Planeten. Vor allem aber besitzen sie die Eigenschaft, in Krisensituationen so lange Ersatzschaltungen der Untersysteme anlaufen zu lassen, bis das vorgegebene Milieu des Systems wieder erreicht ist.

Das Zusammenspiel der in Stufenfunktion erfolgenden Anpassung über korrigierende und meldende Feedback-Signale, mit dem Ziel einer allerdings dynamisch zu verstehenden Stabilitätserhaltung, wird auch als Homöostase bezeichnet, und es ist sicherlich nicht übertrieben zu behaupten, daß der menschliche Organismus diesbezüglich eine Höchstentwicklung aufweist. Einer inneren Logik gehorchend, stellt er darüberhinaus einer hierarchischen Ordnung folgend sicher, daß vitale Bereiche vorrangig bedacht werden.

An einem einfachen, gut bekannten Beispiel läßt sich das unschwer demonstrieren: Trifft ein Abkühlungsreiz die Hautoberfläche, so reagiert der Homöostat Mensch darauf zuerst nur mit einer einfachen Erweiterung der Endstrombahn, mit dem Ziel des vermehrten Wärmetransportes. Bei anhaltender Abkühlung springt die nächste Stufe an und steigert die oxydativen Vorgänge. Bleibt auch das noch ungenügend, verstärkt sich die permanente Mikrovibration der Muskulatur zur Makrovibration, dem bekannten Kältezittern, um durch die gesteigerte Muskelaktivität weitere Wärme zu erzeugen. Reicht selbst diese Regulationsstufe nicht aus und besteht die Gefahr des Absinkens der Kerntemperatur unter den physiologischen Bereich, dann werden zur Vitalsicherung unterkühlte Bezirke durch Vasokonstriktion abgeschaltet. Für die neurophysiologischen Regulationsvorgänge, und gerade die interessieren bezüglich der Buchthematik am vordergründigsten, haben *Holst* u. *Mittelstaedt* (1956) einschlägige Regelmechanismen unter dem

Terminus Reafferenzprinzip zusammengefaßt. Und dieses ist letztlich nichts anderes als eine Definition des Regelkreisgeschehens, wobei eine Formulierung gewählt wurde, die besagt:

> Erst die Rückmeldung des Erfolges an das Steuerzentrum bestimmt den Verlauf der weiteren Leistung

Im Nervensystem, dem komplexesten und kybernetisch aktivsten Biosystem, komplizieren sich aber alle Schaltmechanismen über das Divergenzprinzip, demzufolge eintreffende Reize stets über mehrere Bahnen und Schaltebenen geleitet, gefiltert, gespeichert oder verstärkt wirksam werden. Daß diese Komplexität nicht in allen Details überschauund überprüfbar sein kann, verwundert kaum und verlangt daher in gewissen Belangen ein Bescheiden mit dem, was Kybernetiker schon lange anerkennen. Der damit angesprochene Black-box-Begriff und das Zufriedensein mit dem Erkennen von Eingangs- und Ausgangssignalen, oder, wie es im diesbezüglichen Sprachgebrauch auch heißt, dem Input und Output, bildet den Schlußpunkt der Darstellung biokybernetischer Grundlagen, in die als nächstes wiederum der Mensch integriert werden soll. Und zwar in erster Linie der kranke Mensch, der Patient, den wir über die rein humanitäre Betrachtungsweise hinaus, sozusagen mit unseren wissenschaftlichen, kybernetisch eingestellten Augen analysieren und als Ganzes verstehen wollen.

> Ein Ganzes ist mehr als die Summe seiner Teile (*Ehrenfels* Kriterium)

Nach der abgehandelten Standortbestimmung unserer Denkweise kann das nur ein kybernetisches Modell sein, und es ist sicherlich keine Herabwürdigung des Menschen an sich, wenn wir ihn, wie das bereits angeklungen ist, als perfekten Homöostat betrachten, als superkomplexes System, das sowohl zu seinen Untersystemen als auch zur Umwelt offen ist. Offen sein bedeutet aber auch empfänglich sein für Störungen aus Inwelt und

Umwelt und ständige Korrekturarbeit, um Sollwerte abzusichern oder neu anzupassen. Beziehen wir alle diese Gegebenheiten auf die Entwicklung von Krankheiten, so eröffnet das einen Gesichtspunkt der Krankheitsbetrachtung, der, wenn er sich einmal allgemein durchgesetzt hat, den wünschenswerten Wandel des medizinischen Weltbildes mitbestimmen wird. Exo- und endogene Störungen, die den Organismus treffen, setzen die erwähnten Regelkreismechanismen der einzelnen Untersysteme in Gang und werden normalerweise rasch ausgeglichen. Treffen multiple Reize, Dauerbelastungen oder zerstörende Kräfte den Organismus in einem Ausmaß, welches die Kompensationsfähigkeit der Systemgemeinschaft überfordert, dann treten jene Erscheinungen auf, die wir als Krankheitssymptome kennen und die das klinische Bild prägen. Vielfach stellen diese Reaktionen aber wieder nichts anderes dar als den Versuch des Organismus, auf außergewöhnlichem Wege die Rekompensation zu erreichen. Wenn, um ein Beispiel zu nennen, im Laufe eines Infektes die Körpertemperatur steigt, Fieber zum Symptom wird, so ist das primär der Versuch, über die Temperaturerhöhung das Milieu für die Krankheitserreger zu verschlechtern, ihre Vermehrung zu erschweren und den körpereigenen Abwehrfunktionen zu helfen. Und ohne weiteres mehr wird dabei klar, daß Therapieformen, die lediglich das Symptom Fieber beeinflussen, den natürlichen Weg zur Restitutio beeinträchtigen können. Aber auch das die Buchthematik bestimmende Schmerzproblem erhält unter diesen Aspekten eine erweiterte Bedeutung. Schmerz ist ja letztlich in den meisten Fällen auch nichts anderes als ein unüberhörbares Signal, eine innere Anweisung, etwas Bestimmtes zu tun oder zu lassen, sich ruhig zu verhalten, eine gewisse Lage einzunehmen, Überlastungen, Hitze, Kälte, Nahrungsaufnahme etc., um nur einige typische Reaktionen aufzuzählen, zu vermeiden. Auch hier erschwert ein Nichtdarauf-Hören dem Organismus in bestimmten Fällen den Störungsausgleich. Daß darüber hinaus gerade in bezug auf Schmerzmechanismen auch andere Überlegungen notwendig sind, sei nur vorweggenommen. Bereits aus diesen wenigen Beispielen wird klar, daß symptomatisches Denken problematisch sein kann, genauso wie jede dazu verleitende alleinige monokausale wissenschaftliche Orientierung.

Störfaktoren und Funktionsstörungen

Betrachtet man im Anschluß an die ideologische Einführung den Bewegungsapparat als Reaktionsort der vorgestellten Abläufe im Sinne eines offenen Systems zu Umwelt und Inwelt mit ihren vielen Elementen und Untersystemen, so kann dies die Basis zur Vorstellung von Störungseinflüssen und resultierenden Symptomen bilden. Des weiteren läßt sich daraus auch ableiten, daß Störfaktoren, die den Bewegungsapparat treffen, vor allem dann an Krankheitswertigkeit gewinnen, wenn sie

● eine gewisse Intensität überschreiten,
● mit anderen Faktoren zusammenwirken,
● ein vorsensibilisiertes Terrain antreffen und
● die Kompensationsfähigkeit überfordern.

Der Toleranzrahmen für das Zusammentreffen dieser Konstellation, das heißt jener Spielraum, der als Kompensationsbereich zu bezeichnen wäre, ist eine individuelle Variable, die von der aktuellen Grundbelastung abhängt. Krankheit erstreckt sich demzufolge von der Grenze der Toleranzfähigkeit bis zu jenem Punkt, an dem Systemzerstörungen eine volle Restitutio unmöglich machen, also in den Zustand des Leidens geführt haben. Ungezielte symptomatische Behandlungsmethoden, die diese Kausalverknüpfungen unbeachtet lassen, bringen zwar meist die Rückführung in den vor dem Krankheitsbeginn vorhanden gewesenen Toleranzbereich, sind aber insofern unbefriedigend, als die Rezidivbasis erhalten bleibt.

Erst das Ausschalten aller erkennbaren und ausschaltbaren Störfaktoren und der Reizabbau in betroffenen Regionen, einschließlich der notwendigen Funktionswiederherstellung bewirkt bleibende Beschwerdefreiheit

Wenn man so will, kann diese Formulierung als Definition der Rehabilitation angesehen werden und muß als solche auch das therapeutische Leitmotiv darstellen.
Wenn gerade von Störfaktoren gesprochen wurde und dabei das Attribut »ausschaltbar«

Verwendung fand, so besagt das, daß nicht alle erkennbaren Störungsgegebenheiten auch ausschaltbar sein müssen. So betrachtet ergibt sich eine Zweiteilung der Störfaktoren in beeinflußbare und unbeeinflußbare Störgrößen und die Forderung nach Ausleuchtung der jeweiligen Situationen in diesem Sinne, mit dem Ziel, Beeinflußbares auszuschalten und unbeeinflußbare Faktoren zumindest so weit zu berücksichtigen, daß sie nicht allzusehr zur Reizkumulation beitragen können.

Als unbeeinflußbar anzusehen sind:

- die Konstitution,
- angeborene und erworbene irreversible Veränderungen,
- biometeorologische Einflüsse und
- der Faktor Mensch (Compliance).

Beeinflußbare Störfaktoren sind, um nur die wichtigsten anzuführen:

- Statik und Haltung,
- Stoffwechselfaktoren,
- Entzündungsfaktoren,
- psychosomatische Reaktionen,
- Beruf und Arbeit,
- Sportschäden,
- Alltagsnoxen und
- iatrogene Schäden.

Eine Separatstellung bei den beeinflußbaren Faktoren nimmt das Schmerzgeschehen ein, da es nicht nur Folgeerscheinung von Primärstörungen ist, sondern auch eine pathotrope Rückwirkung auf diese besitzt und zur Selbstperpetuierung der vorhandenen Erkrankung beitragen kann. Ihrer Wichtigkeit wegen werden Schmerz und Schmerzmechanismen in einem separaten Kapitel vorgestellt. Die anderen angeführten Störfaktoren wurden von den Autoren bereits in einer eigenen Monographie bezüglich ihrer Krankheitswertigkeit detailliert behandelt (*Tilscher* u. *Eder* 1983) und sollen hier nur an die Multikausalität der meisten Erkrankungen erinnern.

Der überwertete Degenerationsbegriff

Die in der Rehabilitationsdefinition genannte Forderung nach Reizabbau in den betroffenen Regionen verlangt, über das Erkennen und Ausschalten der Verursacher hinaus, in den meisten Fällen auch die Unterbrechung der Schmerzspirale, und das geschieht dann besonders erfolgreich, wenn es am Locus dolendi erfolgt. Die Wiederherstellung der Funktion, als weitere Voraussetzung der Rehabilitation, muß mit den vorher erwähnten Punkten in Einklang gebracht werden, denn gerade die Funktionsstörung ist in den allermeisten Fällen als Starter der jeweiligen pathogenetischen Kette und wesentlicher Ausgangspunkt begleitender Reiz- und Schmerzmechanismen anzusehen. Konsequenterweise stellt der Ort der Funktionsstörung den Hauptansatzpunkt gezielter therapeutischer Bemühungen dar.

Krankheit = Fehlfunktion

Mit der Zentralstellung der Funktionsstörung ergibt sich die Notwendigkeit der Korrektur bestimmter eingefahrener Denkgewohnheiten, und als erstes kann diesbezüglich der Umgang mit dem Degenerationsbegriff angeschnitten werden, dessen Überwertung zu diagnostischen und therapeutischen Fehlentwicklungen geführt hat. Für die Erkrankungen des Bewegungsapparates bedeutet das, daß im diagnostischen Bereich in erster Linie eine notwendige Korrektur der Wertigkeit von Röntgenbefunden erfolgen muß, denn das Röntgenbild allein ist selten imstande, eine krankheitsgerechte Diagnose bei Störungen des Bewegungsapparates zu liefern. »Die übliche Einschätzung von Randzacken, arthrotischen Veränderungen und verschmälerten Bandscheibenräumen ist revisionsbedürftig und ihre Beschreibung eher als Denkmalbefund normaler Alterungsvorgänge oder abgelaufener Störungen anzusehen, gleichrangig mit angeborenen oder erworbenen Fehlbildungen, die jedenfalls häufig diagnostisch überwertet werden. Alle diese Veränderungen ordnen sich im Range stets der Funktion unter« (*Eder* u. *Tilscher* 1978).

Die dreidimensionale Diagnostik als therapeutische Voraussetzung

Diese Feststellung bedeutet keineswegs eine Abwertung der Röntgendiagnostik, sondern will nur deren Stellenwert in Richtung Hilfsbefund korrigieren. Als Ergänzung zur klinischen Untersuchung wird die Anfertigung von Röntgenbildern bei Erkrankungen des Bewegungsapparates fast immer notwendig sein, dies vor allem, um gravierende pathomorphologische Veränderungen entzündlicher, tumoröser oder traumatischer Genese erkennen bzw. ausschließen zu können. Hauptanliegen der diagnostischen Bemühungen muß immer die Suche nach Ort und Art der Funktionsstörung sein, und so sollte auch das diagnostische Vorgehen drei Begriffe, nämlich die

● topische Diagnose,
● Strukturdiagnose und
● Aktualitätsdiagnose

berücksichtigen und zum Ausgangspunkt der Therapie gestalten. Die topische Diagnose erfaßt Ort und Ausstrahlungstendenz des Schmerzgeschehens und ergibt sich bereits aus der Anamnese. Die Strukturdiagnose ermittelt den pathogenetischen Träger der Störung, der von allen regulationsverbundenen Gewebspartnern des Organs Bewegungsapparat gestellt werden kann.

● Gelenksfunktion,
● Bandapparat,
● Muskulatur,
● Bandscheiben,
● Bindegewebe

sind diesbezüglich vorrangig zu bedenken.

Die Aktualitätsdiagnose orientiert sich am klinischen Führungssymptom, und in der Mehrzahl der Fälle wird dabei der Schmerzverlauf im Vordergrund stehen, aber auch Bewegungseinschränkung, Entzündungszeichen, Kraftabschwächung, Sensibilitätsstörungen und vegetative Begleitsymptome müssen ihrer Wertigkeit nach dem individuellen Verlauf angepaßt, berücksichtigt werden. Nur ein diesen Forderungen adäquates Untersuchungsprogramm versetzt in die Lage, die im späteren Buchverlauf vorgestellten einzelnen Therapieverfahren so einzusetzen, daß Behandlungserfolge nicht aus der Zufälligkeit einer richtigen Auswahl resultieren.

Das angesprochene diagnostische Vorgehen findet seine Hauptstütze in der klinischen Patientenuntersuchung, die durch Hilfsbefunde aus der Labormedizin und Röntgenologie ergänzt und abgesichert wird. In die aus

der Orthopädie und Neurologie bekannten Untersuchungsgänge muß, und das ist durchaus als kategorischer Imperativ interpretierbar, das spezialisierte Untersuchungsvorgehen der Manuellen Medizin integriert werden, denn nur dieses bietet die Möglichkeit, einfach, ökonomisch und schnell, segment- und strukturgenau die Störung zu erkennen. Der Beweis für die Richtigkeit dieses Verlangens ist unschwer zu erbringen und am besten an klinischen Beispielen zu demonstrieren.

Als Ursache von Wirbelsäulensyndromen müssen neben der diskogenen Pathogenese Störungen der Gelenksfunktion, bzw. ligamentärmuskuläre Reizzustände in Betracht gezogen werden. Alle diese Krankheitsformen entziehen sich der röntgendiagnostischen Erfassung und sind nur über die klinische Patientenuntersuchung abzuklären. Während diskogene Wurzelkompressionssyndrome über die klassische neurologische Exploration, also die Aufdeckung von Reflexausfällen, motorischen Defekten, Ausstrahlungsschmerzen und hypalgetischen Zonen, eine segmentgenaue Lokalisation erlauben, ist dies bei den anderen erwähnten pathogenetischen Faktoren damit nicht abgetan. Die schulmäßig ausgeführte zusätzliche orthopädische Untersuchung erbringt dabei, überhaupt dann, wenn die regionäre Summationsbeweglichkeit nicht eingeschränkt erscheint, auch keine zielführende Befunderweiterung. In weiterer Folge führt dieser Umstand zur ungezielten Therapie. Erst mit dem Einsatz der manualmedizinisch ausgerichteten Funktionsuntersuchung und ihrer jedes einzelne Bewegungssegment erfassenden Mobilitätsprüfung wird es möglich, weiter zu selektieren, denn Gelenksreizzustände als Auslöser von Schmerzen können bei fast identischer Symptomatik grundsätzlich über zwei diametral abweichende Pathomechanismen entstehen. Im Klartext heißt das, daß sowohl eine Beweglichkeitseinschränkung, eine Hypomobilität, oder, wie es im Sprachgebrauch der Manualmedizin heißt, eine Blockierung, aber auch die Überbeweglichkeit, Hypermobilität bzw. Instabilität von Wirbelgelenken und Iliosakralgelenken, als Ursache von Wirbelsäulenschmerzen erkannt und unterschieden werden müssen. Diese Unterscheidung gelingt aber ausschließlich nur über den Weg der segmenta-

Tabelle 1: Klinische Befunde bei segmentaler Beweglichkeitsstörung

	Blockierung	Hypermobilität
Schmerz	lokal-ausstrahlend	lokal-ausstrahlend
Muskulatur	verspannt	verspannt
BG	verquollen	verquollen
Summationsbewegung	eingeschränkt (?)	gesteigert
Segmentalbewegung	**eingeschränkt**	**vermehrt**
Schmerzpalpation	positiv	positiv

len Funktionsprüfung bzw. ergänzender palpatorischer Untersuchung zugehöriger Irritationszonen. Ohne weiteres mehr erscheint es klar, daß auch das Therapievorgehen bei so divergierenden Pathomechanismen völlig verschieden sein muß, ja daß bei Nichtbeachtung dieses Umstandes iatrogene Verschlechterungen im Bereiche des Möglichen liegen. Die Gegenüberstellung hypo- bzw. hypermobilitätsbedingter Wirbelsäulenschmerzen in *Tabelle 1* will die Wichtigkeit der Unterscheidung nochmals betonen und den Stellenwert der segmentalen Funktionsuntersuchung herausstreichen.

Um aber ebenso die mögliche ligamentär-muskuläre Genese von Wirbelsäulenschmerzen erkennen zu können, ist auch die Kenntnis der entsprechenden Triggerpunkte und die muskuläre Funktionsprüfung im kinesiologischen Sinne von Bedeutung. Alle diese Überlegungen besitzen nicht nur für Wirbelsäulensyndrome ihre Gültigkeit, sondern müssen sinngemäß variiert ebenfalls für die peripheren Gelenke ihre Anwendung finden. So erscheint es klar, daß erst die Ergebnisse der Struktur- und Aktualitätsdiagnose eine kausale Therapie ermöglichen. Bei Erkrankungen des Bewegungsapparates wird dabei mehrheitlich das Schmerzproblem im Vordergrund stehen und die Bindung an die gestörte Funktion vordergründig zu beachten sein. Gerade dabei muß sich aber auch das therapeutische Prozedere vom ausgetretenen Pfade der überwiegenden Pharmakotherapie und der ungezielten Anwendung physiotherapeutischer Maßnahmen endgültig lösen.

Der Wegweiser in Richtung physiologische Schmerztherapie ergibt sich dann erst aus der zusätzlichen Beachtung meist zu wenig gewürdigter Einzelfaktoren wie Alter, Konstitution, Reaktionsverhalten auf Reizsetzung, psychische Ausgangslage, aber vor allem durch die Berücksichtigung der individuellen Aktivität des Schmerzsyndroms. So erfordern Bewegungsschmerzen eine Ruhigstellung, Anlaufschmerz wiederum mobilisierende und stabilisierende Maßnahmen. Hyperalgetische Zonen müssen ebenso in Betracht gezogen werden wie Muskelverspannungen Bewegungsstörungen des Gelenkapparates, der Zustand des Bindegewebes oder echte Entzündungszeichen. Genauso unerläßlich ist es, den Akuitätszustand richtig einzuschätzen, denn gerade reflextherapeutische Maßnahmen, die ja vielfach über eine Reizsetzung das pathogene Reizgeschehen eindämmen, verlangen eine exakte Dosierung und die Kenntnis der diesbezüglichen Gesetzmäßigkeiten. In den folgenden Kapiteln werden die entsprechenden Einzelheiten zur Sprache kommen, und neben der Vorstellung der verschiedenen Behandlungstechniken soll auch die Zuordnung der einzelnen Verfahren zu bestimmten Schmerzsyndromen des Bewegungsapparates eine Orientierungshilfe bieten.

Struktur- und Aktualitätsdiagnose sind eine unverzichtbare Voraussetzung für erfolgreiche Reflextherapie

2 Schmerz und Schmerzmechanismen

> Der primäre Sinn des Schmerzes ist die protektive Wirkung

In einem Buch über Reflextherapien, deren vornehmlichste Aufgaben in der Schmerzbekämpfung liegen, kann der Schmerzbegriff, obwohl integraler Anteil des menschlichen Lebens und in unserer Begriffswelt fest verankert, nicht ohne kritische Betrachtung bleiben. Ebenso wesentlich ist es, Schmerzmechanismen, ihrer Entstehung sowie den Auswirkungen auf Körper und Geist Aufmerksamkeit zu widmen. Ohne diese ideologische und theoretische Plattform, vor allem ohne Basiswissen um neurophysiologische Abläufe, die mit nozizeptiven Reizen und Reizbeantwortung in Zusammenhang stehen, bliebe der Einsatz der verschiedenen Reflextherapiearten ein Spiel mit dem therapeutischen Zufallserfolg.

Was ist Schmerz?

Der Schmerzbegriff an sich ist so selbstverständlich wie das Gefühl des Hungers oder des Durstes. Wie bei diesen wird man an die Grenzen des Erinnerungsvermögens stoßen, versucht man den persönlichen Ursprung zu ergründen, und unbeholfen reagiert der Mensch, oder, besser ausgedrückt, fast immer überfordert, verlangt man von ihm eine Definition des Wortes Schmerz. Der Versuch, im Lexikon entsprechende Aufklärung zu finden, endet ebenfalls enttäuschend, denn, was sagt schon die Definition: »eine quälende, zugleich unlustbetonte und antriebsgeladene Empfindung«? so ist es nicht verwunderlich, daß sich nicht nur Kranke und Ärzte, sondern auch Philosophen, Dichter und Theologen immer wieder mit dem Schmerzbegriff auseinandergesetzt haben und das auch in Zukunft tun werden, denn die Geheimnisse um das Schmerzgeschehen sind noch lange nicht alle gelöst. Und wie weit dabei die persönliche Einstellung die Einschätzung beeinflussen kann, beweist das Beispiel des Chirurgen *Leriche,* der ja als Vorkämpfer der chirurgischen Schmerzbehandlung gelten kann. Er sah im Schmerz nahezu einen persönlichen Feind und sprach ihm jeden Nutzen ab. Damit freilich schoß er über das Ziel hinaus und vergaß, daß schon die griechischen Ärzte der Antike den Schmerz als bellenden Wachhund der Gesundheit bezeichnet hatten und daß, nimmt man einen Philosophen als Gradmesser, *Nietzsche* zum Beispiel postulierte: »Der Schmerz gehört zu den arterhaltenden Werten.« Wie in allen Extremen steckt auch in der Ansicht von *Leriche* ein Körnchen Wahrheit, denn: Im Schmerz liegen Segen und Fluch, und die Stärke des Schmerzes ist der Größe der Gefahr nicht immer angepaßt. Oft ist er nur mehr sinnlose Qual ohne wirklichen Nutzen. So reicht die Bedeutungsskala von der fast als tragikomisch zu bezeichnenden Zahnschmerzsituation bis zum sinnlosen Vernichtungsschmerz des Metastasenleidens.

Abgesehen von allem Extremen kommt der Schmerzempfindung sicherlich eine protektive Wirkung zu, und das läßt sich leicht beweisen. Läßt man Jungtiere in den ersten Lebensmonaten in einer Umgebung aufwachsen, in der sie keine Gelegenheit haben, mit schmerzhaften Reizen in Verbindung zu kommen, so verhalten sie sich anschließend Schmerzen gegenüber indifferent. Sie suchen sogar den Schmerzreiz und kommen etwa immer wieder zu einer Flamme, verbrennen sich, weil einfach das Erleben Schmerz nicht im Entwicklungsprogramm war, es daher nicht zur Engrammbildung gekommen ist und entsprechende Einwirkungen nicht als schädlich und schmerzhaft erkannt werden können.

Auch beim Menschen sind solche Reaktionsweisen bekannt. Berichten über angeborene Fälle von Gefühllosigkeit ist zu entnehmen, daß es dann immer zur Häufung von Verletzungen, Verbrennungen, Frakturen, Infektionen und Verkrüppelungen kommt, so daß die generelle Analgesie an sich als schwere funktionelle Verkrüppelung betrachtet werden muß.

Eine schwer wägbare Komponente des Schmerzgeschehens liegt in der Bindung an psychische Gegebenheiten. Dies zeigt sich schon daran, daß die Stärke des Schmerzerlebnisses von der zugemessenen Bedeutung abhängig ist. Ekstase, Yoga, Hypnose, um nur einige Faktoren zu nennen, die stark psychisch gebunden sind, können das Schmerzgefühl vom Bewußtsein abschirmen, genauso wie andererseits das Miterleben der Schmerzen anderer Menschen die eigenen Schmerzerlebnisse zu formen imstande ist. Grundsätzlich ist also die Persönlichkeit des Menschen an der Gestaltung seines Schmerzerlebnisses beteiligt, aber selbst dazu wäre zu bemerken, daß auch hier die v.-v.-Reaktion eine bekannte Entwicklung darstellt. Man weiß, daß die Erfahrung mit einem andauernden Schmerz, also der Zustand des Leidens, zu einer Änderung der Gesamtpersönlichkeit beitragen kann. Alle Fragen zu Sinn, Bedeutung und Ablauf des Schmerzgeschehens liegen somit an der Grenze zwischen Physiologie und Psychologie und tangieren darüber hinaus sowohl die theoretische, vor allem aber die klinische Medizin. Die Sprache beider Sparten auf einen gemeinsamen Nenner zu bringen, ist die Absicht der folgenden Ausführungen.

Schmerzempfindung und Schmerzqualitäten

Das Auftreten von Schmerzgefühlen signalisiert örtliche Gewebsirritationen, wobei alle Reize die eine gewisse Intensität überschreiten, unbeschadet ihrer Qualität dahingehend wirksam werden können (Quetschung, Schnitt, Stich, Verbrennung, Hypoxämie, Abszedierung u.v.a.). Festzuhalten ist ferner, daß die Schwelle zum bewußten Schmerzerlebnis nicht von den Ereignissen der Peripherie abhängig ist, sondern durch die zeitliche Verarbeitung bestimmt wird. Gleiches gilt für die Lokalisierbarkeit des Schmerzgefühls. Hier ergibt sich des weiteren eine gewisse Differenzierbarkeit hinsichtlich der Tiefenempfindung. Heller, klarer, scharf umrissener Schmerz wird mit Schädigungen der Körperoberfläche verbunden, dumpfe, unheimliche und drohende Schmerzgefühle werden aus der Tiefe empfunden. Auf diese Weise verhilft der Schmerz auch zur Selbsterkenntnis der eigenen Körperanatomie und läßt ansonst nicht spürbare Organe (Galle, Herz, Appendix u.v.a.) Körperregionen zuordnen. Wesentlich für reflextherapeutische Überlegungen ist ferner – und das muß mit Nachdruck vermerkt werden – der Umstand, daß die beiden geschilderten Schmerzqualitäten miteinander konkurrieren. *Head* hat schon Ende des vergangenen Jahrhunderts festgehalten, daß oberflächliche Schmerzen tiefe Schmerzempfindungen hemmen, und es erscheint seltsam, daß diese Beobachtung so selten therapeutisch umgesetzt wird. Das liegt vielleicht, wie *Hoff* sich ausdrückt, »an einer Art kritischer Redlichkeit der Ärzte, welche sich diesen Effekt nicht erklären können, und an der fast reflektorischen Anwendung von Narkotika bei starken Schmerzen«. Die Komplexität des Schmerzgeschehens kann ferner daran verdeutlicht werden, daß nicht nur Oberflächen- und Tiefenschmerz sich gegenseitig beeinflussen, sondern auch einfache Sinnesreize die Schmerzempfindung beeinflussen. Dieser Umstand kann bei kleinen medizinischen Eingriffen, zum Beispiel in der Zahnmedizin oder Gynäkologie, wo entsprechende Erfahrungen gesammelt wurden, zur Herabsetzung des Schmerzempfindens benützt werden. Dazu wird Musik oder sogenanntes weißes Rauschen, welches alle hörbaren Frequenzen enthält, über Kopfhörer dem Patienten zugespielt. Die resultierende Verminderung der Schmerzempfindung wird dadurch erklärbar, daß jene Reize, die besondere Aufmerksamkeit erregen, sich durchsetzen, wobei zentralnervöse Einrichtungen, die für die Hinwendung zur Umwelt zuständig sind, über Adversivsysteme, Formatio reticularis und zentrifugale Fasern das Schmerzerlebnis hemmen.

Die geschilderten Einzelheiten in einem alles erklärenden Theoriegebäude unterzubringen, ist das Bestreben der Wissenschaft, ein Unternehmen, das allerdings bis zum heutigen Tag viele Baulücken offen gelassen hat.

2.1 Schmerztheorien

Die historische Entwicklung

Die bis vor nicht allzulanger Zeit zumindest in Teilbereichen brauchbare Spezifitätstheorie des Schmerzes geht in ihren Ursprüngen auf Beschreibungen von *Descartes* aus dem Jahre 1644 zurück. Sie ist auch unter der Bezeichnung Glockenalarm-Theorie bekannt, da *Descartes'* Annahme darin bestand, daß der Schmerzreiz der Peripherie über einen direkt zum Gehirn führenden Kanal vermittelt würde, so als ob jemand unten im Kirchenturm am Seil zieht, welches oben die Glocken zum läuten bringt. In den folgenden Jahrhunderten wurde diese Theorie großteils beibehalten bzw. nur geringfügig moduliert. Erst *Johannes Müller* (1842) hat dann mit seiner Lehre von den spezifischen Nervenenergien einen wesentlichen und erweiternden Beitrag geleistet. Seine Konzeption basiert auf den fünf klassischen Sinnen und entsprechenden Wahrnehmungszentren im Gehirn. Er faßte körperbezogene Empfindungen als Funktion eines einheitlichen, sensorischen Systems auf und hielt zum Beispiel Wahrnehmungen wie Hitze, Kälte, Juckreiz oder Schmerz allesamt für einen über den Tastsinn ausgelösten Erregungsvorgang. Die Modernisierung der Spezifitätstheorie geht auf von *Frey* (1895) zurück, der *Müllers* Vorstellung von einem einzigen Berührungs- bzw. Tastsinn als unzureichend empfand und eine Unterteilung der Empfindungsqualitäten der Haut für Wärme, Kälte, Berührung und Schmerz vorschlug, für die er ebenfalls eigene Gehirnzentren als Wahrnehmungsort vermutete. Unterstützung für seine Theorie brachte die um diese Zeit gelungene Entdeckung neuraler Elemente, die wir unter dem Eigennamen ihrer Untersucher kennen, wie *Meissner*sche Körperchen, *Ruffini*-Endorgane, *Krause*sche Endkolben, *Pacini*sche Körperchen und die, bis heute namenlosen, freien Nervenendigungen. Durch Überlegungen und einfache Experimente gelang ihm die Zuordnung der verschiedenen Empfindungen an die einzelnen Rezeptoren. Im rein physiologischen Bereich haben sich die *von Freyschen* Annahmen bis heute gehalten. Die Spezifitätstheorie wurde später noch auf die weiterleitenden Nervenfasern ausgedehnt und ordnete den verschiedenen Reizmodalitäten Fasergruppen mit unterschiedlichem Durchmesser zu. Die Suche nach der Weiterleitung von Schmerzempfindungen im Rückenmark zeigte nach entsprechenden Tierversuchen ebenfalls Erfolge und führte zur Entdeckung der spinothalamischen Bahn. Immer noch hielt sich aber der Glaube an das spezifische Schmerzzentrum im Gehirn, von dem von einigen Forschern, unter anderen auch *Head,* angenommen wurde, daß es im Thalamus gelegen sei. Eine Reihe von Überlegungen und klinische Beobachtungen sprechen allerdings eindeutig gegen die Spezifitätstheorie und ihrer Annahme einer starren nervalen Verbindung von Peripherie und Zentralnervensystem. Dazu wäre anzuführen:

● Chirurgische Versuche zur Schmerzausschaltung am peripheren und zentralen Nervensystem bleiben langfristig gesehen oft erfolglos.
● Schmerzen aus hypersensiblen Hautarealen treten vielfach erst mit Verzögerung auf, halten aber andererseits nach Reizabsetzung noch lange weiter an.
● An sich unterschwellige Reize können unter bestimmten Voraussetzungen langfristige Schmerzen verursachen, wobei auch pathologisch nicht veränderte Köperregionen als Auslösezonen dienen können.
● Phantomschmerzen, Kausalgie und Neuralgie widerlegen ebenfalls die Vorstellung einer Direktverbindung Rezeptor – Zentralnervensystem.

> Schmerz ist das Resultat der zentralen Reizverrechnung – es gibt kein eigentliches Schmerzzentrum

Einen Schritt näher an schmerztheoretische Anschauungen kam dann die Impulsmustertheorie, die auf Beobachtungen *Naunyns* (1889) und *Goldscheiders* bei Tabespatienten fußte, wobei Ansprechen, Intensität und Dauer des Schmerzes als inadäquat zum Reizgeschehen festgestellt worden waren. Dazu wurde angenommen, daß schmerzverursachende spezifische Nervenimpulsmuster in den Hinterhornzellen durch Summation eingehender Reize entstehen und bei Schwellenüberschreitung Schmerzen auslösen. Dies kann Ergebnis übermäßiger Rezeptorenreizung sein oder aber bei pathologischen Bedingungen sich deswegen ergeben, weil dann die Impulssummation auch für gewöhnlich unschädliche Reize wirksam wird. In Weiterführung der *Goldscheider*schen Gedankengänge entwickelte sich eine zentrale Summationstheorie, und *Livingstone* (1943) machte als erster auch zentralnervöse Abläufe für die Summationsphänomene, die zu diesen Schmerzbildern führen, verantwortlich. Hier wird ebenfalls darauf hingewiesen, daß darüberhinaus die Impulsaktivität der Hinterhörner auf benachbarte Neurone der Seiten- und Vorderhörner durchschlägt und autonome so wie muskuläre Symptome das Schmerzgeschehen aufschaukeln können. Richtungsweisend ergänzten die Untersuchungen und Vorstellungen von *Noordenbos* (1959) über sensorische Interaktionen die vorausgegangenen Erkenntnisse. Dabei wird den dünnen Fasern das Leitungsschmerz erzeugende Impulsmuster zugeschrieben, während dicken Fasern eine Hemmung zukommen soll. Verändert sich dabei das Verhältnis erregter Fasern zugunsten der dünnen Fasern, bedeutet dies vermehrte neuronale Übertragung, Summation und verstärkte Schmerzempfindung. Ferner vermutete *Noordenbos,* daß die aufsteigenden Übertragungssysteme im Rückenmark diffus multisynaptisch angelegt sind und schon deshalb chirurgische Versuche (Chordotomie) zur Schmerzbekämpfung vielfach erfolglos bleiben.

Die Gate-control-Theorie

Ergänzend zu den eben geschilderten Entwicklungen der Schmerztheorien, die sich überwiegend mit Rezeptorqualitäten und Reizleitung beschäftigten, muß noch die Einbeziehung der affektiven Dimension des Schmerzes zur Sprache kommen. Der Philosoph und Psychologe *Marshall* bemerkte dazu schon 1894: »Schmerz ist und bleibt eine Gefühlsqualität oder auch eine Qual, die der Gesamtheit der sensorischen Abläufe ihren Stempel aufdrückt«.
Und der bekannte Neurophysiologe *Sherrington* zweifelte ebenfalls nicht daran, daß Schmerz sowohl eine sensorische als auch affektive Dimension beinhaltet. Heute ist man der Auffassung, daß Schmerzerlebnisse tatsächlich multidimensional angelegt sind und sowohl sensorische als auch motivierend-affektive und kognitive Momente enthalten.

Im Jahre 1965 erblickte dann mit der Gate-control-Theorie von *Melzack* und *Wall* jene Schmerztheorie das Licht der medizinischen Welt, die bis heute Kontroversen provoziert und als nicht ausdiskutiert betrachtet werden muß. Eines kann man dazu als praktizierender Mediziner anmerken: Theorien sind so gut wie ihre praktischen Umsetzungsmöglichkeiten. Von dieser Warte her betrachtet, muß man die Annahmen von *Melzack* und *Wall* positiv kommentieren. Eher für als gegen die Gate-control-Theorie spricht auch folgendes: Neurophysiologische Untersuchungen und Stellungnahmen dazu waren weder in der Lage, die theoretischen Überlegungen in allen Punkten zu beweisen, noch sie zu erschüttern. Dies ist nicht verwunderlich, wenn man rückblickend die gesamte Entwicklung der Schmerztheorien, ferner die Komplexität der Materie und die Realität des Black-box-Begriffes in biologischen Systemen als Gegebenheit ansieht.
Auch die Gate-control-Theorie des Schmerzes baut auf den Ergebnissen der Voruntersucher auf und berücksichtigt

- den Spezialisierungsgrad der Rezeptorfasereinheiten und
- der Bahnen im Zentralnervensystem,
- die Kodierung der Information und Informationsübertragung,
- die affektive Dimension der Schmerzwahrnehmung und
- die Erscheinungen der zeitlichen und räumlichen Summation von Schmerzausbreitung und Schmerzdauer.

Der Zentralpunkt des Gate-control-Systems liegt in der Annahme eines Nervenmechanismus in den Hinterhörnern des Rückenmarks, der wie ein »Tor« (gate) funktioniert, welches Afferenzen im Zentralnervensystem verstärken oder abschwächen kann. Diese Funktion wird durch die Aktivität der dicken Fasern hemmend – bzw. der dünnen A-Delta und C-Fasern verstärkend - moduliert und über zentrale Impulse mitgesteuert *(Abb. 2).*

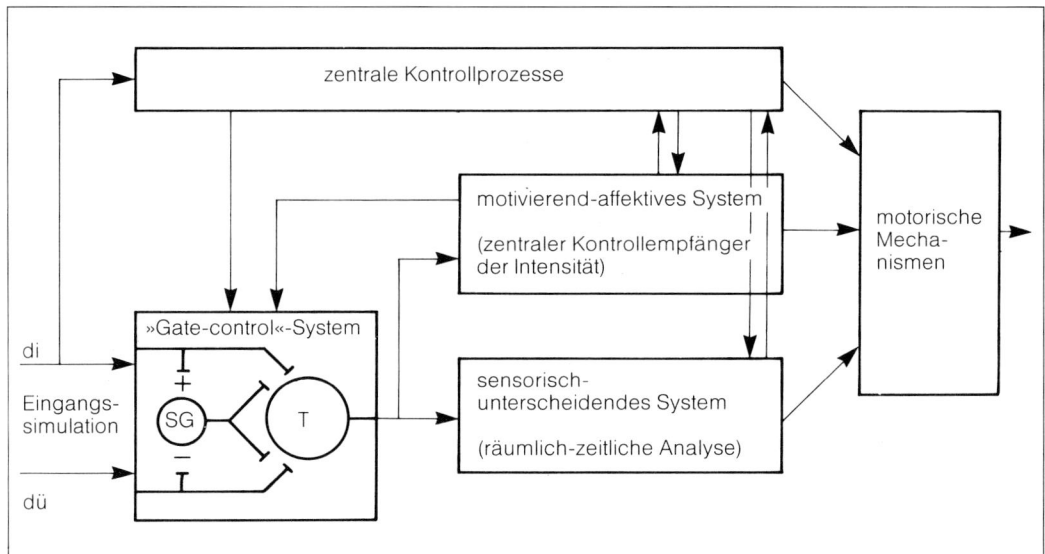

Abb. 2 Schaltbild der Gate-control-Theorie von *Melzack* und *Wall*
Aktivitäten der dicken, schnell leitenden Fasern schließen das »Tor« für Schmerzmechanismen, während andererseits Impulse, vor allem der C-Fasern, den gegenteiligen Effekt bewirken.

Reflextherapeutische Aspekte

Ein offenes Tor kann als Ergebnis des überwiegenden Reizeinstromes über dünne Fasern angesehen werden. Dies begünstigt Summationseffekte; sie werden durch die Konvergenz von Impulsen aus Hautorganen und Muskeln auf die T-Zellen noch verstärkt. Bei fehlender Hemmung bewirken nachfolgende Stimuli anhaltende Impulsserien. So erklärt sich auch der Umstand der Schmerzauslösung auf Tast- und Berührungsreize bei Kausalgien oder Phantomschmerz. Für den fortgeleiteten Schmerz, den Referred pain, bietet die Gate-control-Theorie ebenfalls Erklärungsmöglichkeiten, genauso wie für Dauerschmerzen oder aber auch für die Schmerzreduzierung durch Hyperstimulation, wobei diese Abläufe unmittelbaren Bezug zur reflextherapeutischen Materie besitzen.

Die Gate-control-Theorie erklärt für den therapeutischen Bereich aber nicht nur die Wirkung der Hyperstimulation über hemmende Einflüsse auf das Tor aus Hirnstammmechanismen. Sie erklärt auch die Effizienz schwacher Stimuli über die Aktivierung dicker Fasern, und sie erläutert die Erfolge beim Einsatz von Lokalanästhetika, die auf Ausschaltung der die T-Zellen erregenden Impulse zurückzuführen sind.

Im Anschluß an die Vorstellung der schmerztheoretischen Situation und der damit beabsichtigten Einstimmung auf das anschließende spezielle Thema jener Schmerzmechanismen, die für den klinischen Bereich relevant sind, sollten die folgenden Ausführungen eine besondere Beachtung und Einprägung erfahren.

2.2 Die Schmerzäußerung am Bewegungsapparat

Die Wertigkeit von Rezeptor und Faserstärke

> Der häufigste Schmerz des Bewegungsapparates ist der Rezeptorenschmerz

Diese Schmerzart geht von ubiquitären Nozizeptoren, den sogenannten freien Nervenendigungen, aus. Über dünne, myelinisierte A-Delta-Fasern vermittelte Signale imponieren dabei als Erstschmerz von hellem, scharfem oder schneidendem Charakter. Über dünne, marklose und langsamleitende C-Fasern aufsteigende Reize lösen den dumpfen, tiefen, schlecht lokalisierbaren Zweitschmerz aus. A-Delta-Nozizeptoren konzentrieren sich demzufolge besonders in der Haut, die zu den C-Fasern gehörenden Nozizeptoren liegen in den tieferen Strukturen des Bewegungsapparates und in inneren Organen.

Der Nozizeptionsbegriff

Die erste Station der aufsteigenden Nozizeption liegt im Hinterhorn. Hier, im ersten »Verrechnungszentrum«, wo auch aus allen anderen Rezeptoren (Mechano-, Thermo-, Propriorezeptoren) einlaufende Afferenzen gesammelt und integriert werden, entscheiden einerseits die eintreffende Reizintensität der Nozizeption, andererseits absteigende hemmende Impulse aus höheren Steuerebenen, ob eine Weiterleitung erfolgt. Da die Schmerzschwelle selbst deutlich höher liegt als die Erregungsschwelle der Nozizeptoren, bewirkt erst die räumliche und zeitliche Summierung im zentralen Nervensystem eine Schmerzwahrnehmung. Schon aus diesem Grund sollte man den Nozizeptorenbegriff nicht mit der zu einfachen Formulierung Schmerzrezeptor abtun. Nozizeptoren dienen, wenn schon verallgemeinert werden soll, primär der Schadensmeldung. Bei zunehmender Reizintensität steigt dann die Frequenz der Aktionspotentiale des Nozizeptors linear im Sinne einer Intensitätskodierung an, bis der Schmerzschwellenwert überschritten wird. Zusätzlich ist zu bedenken, daß jeweils viele afferente C-Fasern ein Hinterhornneuron ansprechen, damit zur Reizsummation beitragen (Konvergenzprinzip) und darüberhinaus auch das Erregungsniveau auf spinaler Ebene nur langsam abklingt. Dieser Vorgang ist als Korrelat der Schmerznachempfindung anzusehen.

> Reize bevorzugen vorerregte Bahnen, in häufig erregten Synapsen klingen Reize langsamer ab

Wesentlich für therapeutische Überlegungen erscheint der Umstand, daß bereits im Hinterhorn die ersten hemmenden Mechanismen ablaufen, die teils über absteigende Bahnen aus dem periaquäduktalen Grau, dem Locus ceruleus, den Raphekernen und der Formatio reticularis vermittelt werden, aber auch durch afferente Stimulation zustande kommen können. Dazu wird vermutet, daß zum Beispiel die periphere therapeutische Stimulation über Mechanorezeptoren und A-Beta-Fasern spinale Aktivitäten anregt, die nach Eintreffen in periaquäduktalem Grau wiederum über absteigende Signale die Schmerzhemmung bewerkstelligen. Zurückblickend auf die Gate-control-Theorie wäre im Zusammenhang zu bemerken, daß eine reflextherapeutische Stimulierung über dicke myelinisierte Fasern das Tor für Schmerzreize auch direkt im Hinterhorn selbst schließen soll.

Zentrale Schaltebenen

Die im Zentralnervensystem aufsteigende nozizeptive Information, die nach Umschaltung auf das zweite Neuron im Hinterhorn über den Vorderseitenstrang der Gegenseite verläuft (Tractus spinothalamicus und spinoreticularis), erreicht teils direkt, teils multisynaptisch zuerst die Gehirnstamm-Umschaltebene, aus der affektive und emotionelle Reaktionen resultieren und schließlich die kortikalen Zentren, die das nozizeptive Signal zum bewußten Schmerzerlebnis machen. Auf diesen höheren Schaltebenen differenziert sich das Schmerzgeschehen in die situationsgebundenen, verschieden vordergründig in Erscheinung tretenden psychischen Schmerzdimensionen, die

- sensorisch-unterscheidende,
- motivierend affektive und
- kognitiv abwägende

Qualitäten beinhalten. Hier entwickeln sich auch die seelisch-körperlichen Rückkoppelungen, die über zentrifugale Aktivitäten das primäre Schmerzgeschehen fördernd oder hemmend beeinflussen und über vegetative Begleiterscheinungen, Emotionen und kortikal psychische Reaktionen das klinische Bild variieren.
Wesentlich für die Gestaltung der klinischen Symptomatik sind aber schon jene spinalen Umschaltungen der Nozizeption auf das zweite Neuron im Hinterhorn, die direkte Verbindungen zum motorischen Vorderhorn eröffnen, und nicht zuletzt diejenigen, die das sympathische Kerngebiet im Seitenhorn erregen.

Die Erregungsübertragung selbst wird in allen Abschnitten durch biochemische Reaktionen gesteuert, die schon deshalb praktisches Interesse erwecken, weil einerseits Verlauf und Intensität des Schmerzgeschehens von diesen Reaktionen abhängen, andererseits hier auch schmerztherapeutische Maßnahmen angreifen. Bereits im Bereiche der Nozizeptoren wirkt das umgebende Mikromilieu auf die Erregbarkeit ein. Bei erhöhter Freisetzung bestimmter körpereigener Substanzen wie KCl, H^+-Ionen, Serotonin, Bradykinin und Prostaglandinen kommt es zur Stimulierung der Erregungsbereitschaft; gleichzeitig muß in Erinnerung gerufen werden, daß diese Stoffe ja auch an Entzündungsvorgängen maßgeblich beteiligt sind. Bei hoher Konzentration wirken die erwähnten algetischen Substanzen, wie der dafür gewählte Name schon aussagt, schmerzerregend, in unterschwelliger Konzentration immer noch sensibilisierend, so daß die Schwelle der Nozizeptoren für andere Reize (z.B. thermische, mechanische) absinkt. Die Wirkungskomplexität der algetischen Substanzen wird noch deutlicher, wenn man als Beispiel deren Effizienz auf Muskelnozizeptoren erwähnt, die durch Bradykinin hochgradig erregbar werden, wenn gleichzeitig Serotonin und Prostaglandin vorhanden sind, wobei wiederum Bradykinin die Prostaglandinsynthese verstärkt. Die Hemmung der Prostaglandinsynthese über das Enzym Zyklooxygenase, welches die Aufbereitung von Prostaglandinen, Prostazyklinen und Thrombexanen aus der Arachidonsäure steuert, ist durch die Gabe von Azetylsalizylsäure und anderen nichtsteroidalen Antirheumatika zu erreichen, eine Maßnahme, die millionenfach täglich therapeutisch genutzt wird. Auf spinaler Ebene ist dann noch ein Neuropeptid, die Substanz P, in die Schmerzmechanismen eingeschaltet, ein Stoff, der stärker schmerzerregend wirkt als Bradykinin. Diese Substanz P wird bei Nozizeptionen im Rückenmark freigesetzt und fördert bzw. verstärkt die Schmerzübertragung.

Entzündungschemismus und algetische Substanzen stimulieren die Sensivität der Schmerzmechanismen

---

Glücklicherweise oder – besser ausgedrückt – einer inneren Logik gehorchend, produziert unser Organismus aber auch Substanzen mit hemmendem Einfluß auf das Schmerzgeschehen. Ihr pharmakologisches Wirkungsbild entspricht dem der Opiate, ist also morphinähnlich, ein Umstand, der zur Benennung als Endorphine geführt hat. Chemisch als Fragment des Betalipotropins entschlüsselt, werden sie im Zentralnervensystem gebildet und blockieren die Schmerzübertragung vor allem im Hinterhorn des Rückenmarks. Einen weiteren Hinweis auf die Komplexität biochemischer Vorgänge der Schmerzleitung erbrachten Forschungsergebnisse über das vorgestellte Serotonin, die diesen Stoff nicht nur als peripher algetisch wirksam erwiesen, sondern darüber hinaus erkennen ließen, daß Serotonin im zentralen Bereich als Transmitter für absteigende Bahnen schmerzhemmend wirkt *(Abb. 3)*.

Während die bisherigen Ausführungen zum Thema der Schmerzäußerung am Bewegungsapparat vornehmlich die afferente Seite der Abläufe und diesbezügliche biochemische Grundlagen berücksichtigt haben, Vorgänge, die zum Gesamtverständnis sicherlich unerläßlich sind, sollen im folgenden die efferenten Reaktionen, also das, was das klinische Bild gestaltet, vorgestellt werden.

Schmerzausstrahlung

Wie schon erwähnt, stellt der Rezeptorenschmerz, der am Entstehungsort empfunden wird, den Hauptanteil am Schmerzgeschehen des Bewegungsapparates. Da aber auch ihm Ausstrahlungstendenzen zugeschrieben werden müssen, die vielfach segmentalen Ausbreitungsgebieten ähneln, wurde er – und wird er gelegentlich noch heute – mit radikulären Schmerzmechanismen verwechselt. Dabei hat *Kellgren* schon 1938 zur Differenzierung beigetragen, als er nachwies, daß die Reizung verschiedener paravertebraler Strukturen (Gelenke, Bänder, Muskulatur) mittels Injektionen von hypertoner Kochsalzlösung einen segmentähnlichen Ausstrahlungsschmerz hervorrief. Erhärtet wurden seine Versuchsergebnisse von *Taillard,* der identische Experimente bei gleichzeitiger Wurzelblockade mit einem Lokalanästhetikum durchführte, um den Einwand einer für die

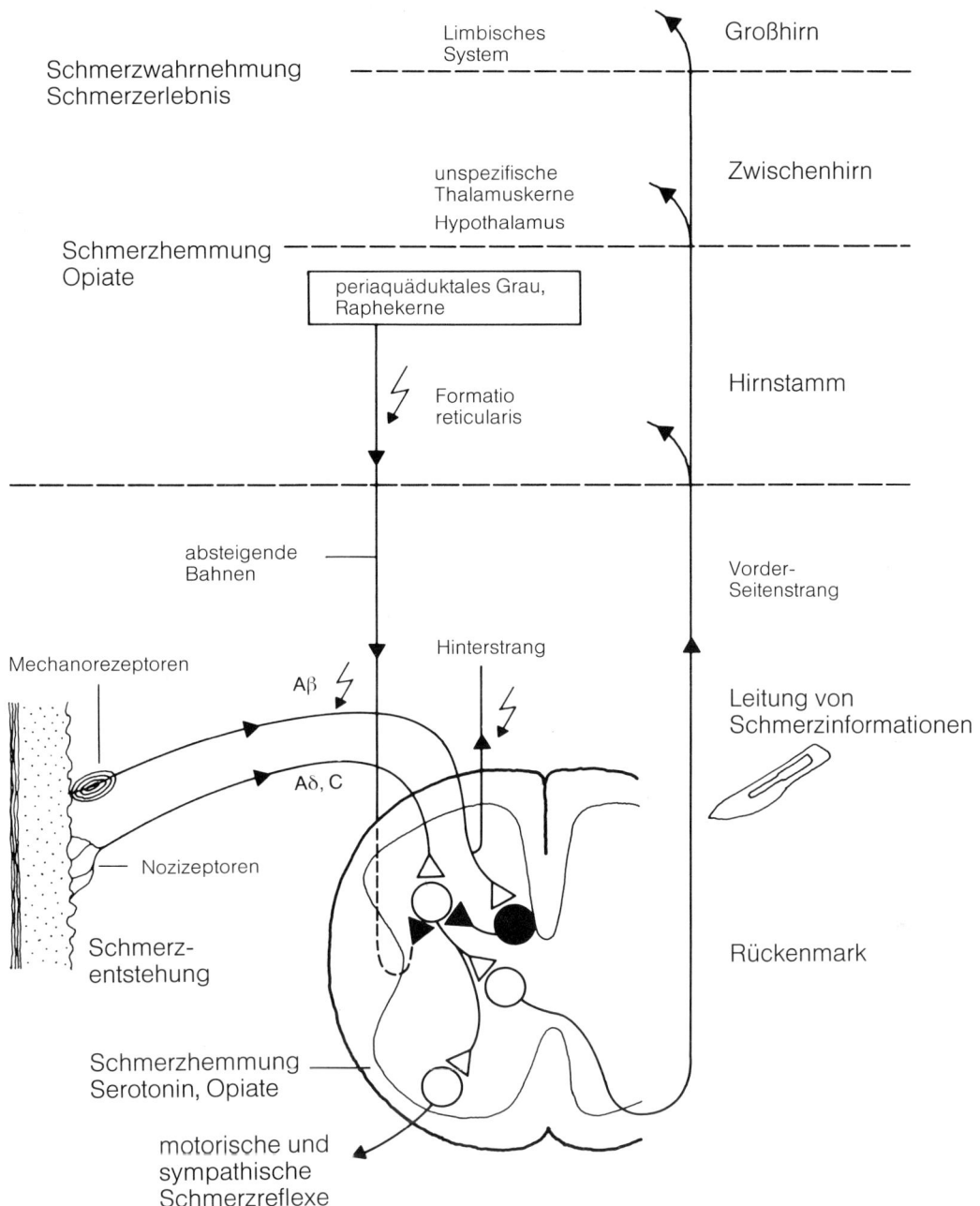

Abb. 3 Übersicht über die Verarbeitung von Schmerzreizen im Rückenmark
(nach Zimmermann)

Afferenzen von Nozizeptoren (Aδ, C-Fasern) erregen über Synapsen Rückenmarksneuronen, Verbindungsglieder zu sympathischen und motorischen Reflexen sowie zu aufsteigenden Bahnen (Vorderseitenstrang). Die Information aus den Nozizeptoren wird über die aufsteigenden Bahnen zu mehreren Bereichen des Gehirns geleitet, neurologische Substrate von Schmerzwahrnehmung und -verhalten. Die Rückenmarksneuronen können gehemmt werden, symbolisiert durch hemmende Synapsen (schwarz). Hemmung geht aus von spinalen Neuronen (schwarz) und vom Hirnstamm über absteigende Bahnen. Die Elektropfeile zeigen an, wo durch elektrische Stimulation Hemmungen von Schmerzinformation bzw. Analgesie ausgelöst werden kann. Das Skalpell symbolisiert die neurochirurgische Schmerzausschaltung durch Chordotomie. Die Bezeichnungen in den weißen Feldern geben einige funktionelle und pharmakologische Zuordnungen zur Anatomie an.

Ausstrahlung verantwortlichen Mitirritation der Nervenwurzeln zu entkräften. Später hat dann der bekannte Neurochirurg *Cloward* ähnliche Beobachtungen bei Diskographien beschrieben und so ebenfalls zur Erkenntnisfindung bei Ausstrahlungsschmerzen beigetragen. Auf *Brügger* (1962) geht schließlich die Benennung dieser Schmerzform als pseudoradikulär zurück, ein Ausdruck, der nicht unwidersprochen geblieben ist, der aber nach Meinung der Autoren einmal zu Ehren der gewaltigen Arbeit, die *Brügger* mit der Vorstellung »pseudoradikulärer Syndrome« geleistet hat, und zum anderen, weil diese Benennung doch das radikuläre Schmerzbild eindeutig separiert, ruhig beibehalten werden kann.

2.2.1 Pseudoradikuläre Schmerzen und Syndromaufbau

Die Reizbeantwortung

Das Wesentliche der pseudoradikulären Symptomatik liegt darin, daß sie praktisch die gesamte Reizbeantwortung auf die eingetretene Nozizeption beinhaltet und deshalb als Repräsentationsmodell der Schmerzäußerung und begleitender Pathomechanismen am Bewegungsapparat bestens geeignet erscheint.

Wie schon angesprochen, wirkt die Nozizeption nach Umschaltung im Hinterhornkomplex, vereinfacht ausgedrückt, auf drei Wegen weiter:

- über die Vorderseitenstrangbahnen zu Hirnstamm und Kortex,
- via Seitenhorn mit sympathischem Kerngebiet und
- durch direkte Umschaltung auf das motorische Vorderhorn.

Vom Hartspann zur Myotendinopathie

Diese Direktschaltung zu den Motoneuronen des Vorderhorns bedingt, daß neben der Schmerzwahrnehmung via Kortex als erste Begleitreaktion der Nozizeption eine segmentale Tonuserhöhung eintritt. Bei anhaltenden Reizen entgleisen die Rückkoppelungsmechanismen mit dem Gammasystem, die Tonuserhöhung eskaliert zum Hypertonus und Hartspann mit konsekutiver Hypoxämie und schließlichen Strukturschäden im

Sinne der Myotendinopathie. Eingebunden in diese Entwicklung wirken die vom sympathischen Kerngebiet ausgehenden Efferenzen, über Gefäßsystem und Kapillarfiltration mit Veränderungen des segmentalen Kolloidzustandes und Bindegewebsmilieus. (Schmerzchemismus!), am Symptomenaufbau mit. Die ursprünglich segmental beschränkte muskuläre Reaktion greift infolge der meist multisegmentalen Muskelinnervation und durch das Eingebundensein der Muskeltätigkeit in Funktionsketten auf benachbarte Myotome über, wobei die Richtung der Hartspannentwicklung eine unscharfe Pseudoradikularität wahrt.

Bei lange bestehender Krankheitsdauer kann sich auf diesen Wegen eine Systematisierung, ja schließlich und endlich eine Generalisierung der Symptomatik entwickeln, ein Vorgang, der in die Überlegungen zur Ausbildung des sogenannten Weichteilrheumatismus einbezogen gehört *(Abb. 4).*

Triggerpunkte und Referenzzonen

Auch die von verschiedenen Autoren als muskulofasziale Triggerpunkte bezeichneten druckempfindlichen Irritationsstellen im Einzelmuskel mit typischen zugehörigen Ausstrahlungszonen dürften auf die vorerwähnten Pathomechanismen zurückzuführen sein. Nach *Travel* und *Simons,* die sich mit den Triggerpunktproblemen in extenso beschäftigt haben, soll es vor allem dann über die lokale Druckschmerzhaftigkeit hinaus zu fortgeleiteten Schmerzen kommen, wenn im irritierten Muskel viele Fasern von der Überspannung betroffen sind. Auch wird je nach Aktivitätsgrad zwischen latenten Triggerpunkten, die erst bei deutlicher Punktreizung (Nadel oder starker Druck) Ausstrahlungen zeigen, und aktiven Triggerpunkten, die bereits anläßlich physiologischer Belastungen fortgeleitete Schmerzen in den Referenzzonen auslösen, unterschieden. Für therapeutische Überlegungen wichtig ist der Umstand, daß Triggerpunkte ein gewisses Autonomisierungsbestreben besitzen und bei längerem Bestehen auch nach Ausschaltung der primären Verursacher schmerzerhaltend weiterwirken.

Schmerzwahrnehmung und Lokalisierung, die mit der aufgezeigten Entwicklung pseudoradikulärer bzw. myofazialer Triggerpunkte einhergehen, lassen sich, gleich ob

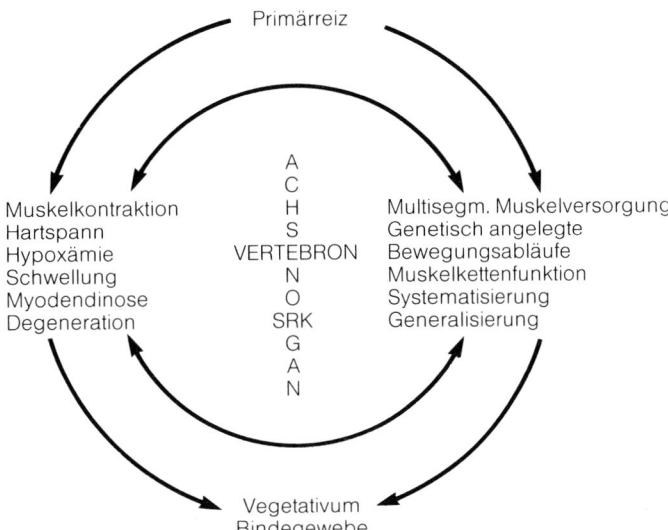

Abb. 4   Schematische Darstellung pseudoradikulärer Pathomechanismen

man dazu die Begriffe referred pain, Projektionsschmerz oder pseudoradikulärer Schmerz gebraucht, grundsätzlich gleich interpretieren.

Pseudoradikuläre Schmerzen, Triggerpunkte und Referenzzonen sind das Resultat der reflektorischen Schmerzverarbeitung

---

2.2.2 Projektionsschmerzen – referred pain

Headsche Zonen

Der Beginn dieses Kapitels reicht zurück ans Ende des 19. Jahrhunderts, zu *Head* (1889) und den nach ihm benannten hyperalgetischen Zonen, die sich im Verlaufe von Organerkrankungen in stets gleichen Hautarealen nachweisen lassen. Die Erklärung dafür, die auch heute noch Geltung besitzt, kam allerdings erst viele Jahre später aus der Neurophysiologie. Und man nimmt dazu an, daß das gemeinsame Einströmen der Afferenzen aus den verschiedensten Körperstrukturen ins Hinterhorn bzw. die Weiterleitung der nozizeptiven Signale über den Tractus spinothalamicus bis zum Kortex dort eine Wahrnehmungstäuschung hervorruft, die darauf zurückgeht, daß die Haut als Angriffspunkt der meisten Reize in den kortikalen Zentren am stärksten repräsentiert wird. Das bedeutet, daß alle eintreffenden Schadens-

meldungen, entsprechend der segmentalen Ordnung, in zugehörigen Regionen projiziert empfunden werden.

Die Haut als Repräsentationsgebiet

Die Untersuchungen von *Head,* die auf Zusammenhangsfragen zwischen Organen und Hautzonen beschränkt waren, brachten wegen der multisegmentalen Organversorgung keine gleich erkennbaren Analogien für entsprechende monosegmentale Projektionen aus den Strukturen des Bewegungsapparates. Hält man sich allerdings vor Augen, was über Reiz und Reizbeantwortung bzw. Schmerzentstehung und -empfindung bereits gesagt wurde, so wird ohne weiteres klar, daß hauptsächlich die metamere Ordnung und der Umstand der Mono- oder Plurisegmentalität der nozizeptiven Signale für die Ortung der Schmerzausgangspunkte und die Ausstrahlungs- bzw. Projektionsschmerzempfindungen maßgeblich sind.

2.2.3 Radikuläre Schmerzen

Die Rolle der Kompression

Voraussetzung für das Auftreten radikulärer Schmerzen bzw. echter Neuralgien ist die Schädigung der Leitungsbahn zwischen Rezeptor und Synapse. Solche Ereignisse bewirken im peripheren Körperbereich echte Neuralgien, oder, – wenn es prolapsbedingt im Foramen intervertebrale geschieht –, die radikuläre Läsion, die, je nach Ausdehnung und Lage der Kompressionsmassen, sensorische, motorische, aber auch kombinierte Läsionen verursacht.

Sensorische und notorische Ausfälle

Normalerweise können Nervenfasern durch mechanische, lokal einwirkende Reize kaum geschädigt werden. Erst lang anhaltende Dauerkompressionen wie sie etwa beim erwähnten Bandscheibenvorfall im Foramen intervertebrale oder beim Karpaltunnelsyndrom zur Wirkung kommen, führen zur Faserentartung, die dann die Eigenschaften sensorischer Rezeptoren annehmen. Der bei langer Kompression resultierende Leitungsblock schädigt zuerst die myelinisierten Fasern (vorwiegend der Gruppe A-Delta). Tast- und Berührungswahrnehmung fallen aus, gleichzeitig sind die nozizeptiven Afferenzen gesteigert; die Kombination baut eine besonders unangenehme Schmerzform auf. Einfache muskuläre Verspannungen, wie sie gelegentlich noch immer als Erklärungsversuch für die Irritation peripherer Nerven, somit als Neuralgieursache angegeben werden, etwa bei der sogenannten Okzipitalneuralgie (die schon aus anatomischen Gründen sicher keine echte Neuralgie ist!), führen hingegen nicht zu den erwähnten Schädigungen. Der radikuläre Schmerz wird nicht am Ort der Kompression empfunden, sondern ins distale Ausbreitungs- bzw. Versorgungsgebiet projiziert. Auch hier kommt es zur bereits erwähnten Fehlinterpretation, so als ob die afferenten Signale aus den zugehörigen peripheren Rezeptoren kommen würden. Bei der Kompression von Spinalwurzeln richtet sich die Schmerzempfindung genau nach der zugehörigen segmentalen Ordnung. Sensorische Ausfälle wirken sich daher nur im entsprechenden Dermatom, motorische Ausfälle nur in den Muskeln des Myotoms aus.

> Das Charakteristikum radikulärer Syndrome ist die Defizitsymptomatik (Hypalgesie, Reflexausfälle, Paresen)

Das segmentgebundene Algesieverhalten

Für segmentdiagnostische Überlegungen ist der Umstand von Bedeutung, daß bei der Nadeluntersuchung der Dermatome nur das Algesieverhalten streng segmentgebunden gefunden werden kann, denn Oberflächenempfindlichkeit der Haut und hyperästhetische Zonen sind durch überlappende Versorgung unscharf begrenzt. Darüber hinaus treten Hyperästhesien auch bei pseudoradikulärer Symptomatik in Erscheinung, hypalgetische Zonen findet man hingegen nur bei echten radikulären Läsionen als Ausdruck des Leitungsblocks.

2.2.4 Vegetative Schmerzreaktionen

Anatomische Vorbemerkungen

Die Einbindung des Vegetativums in die Abläufe des Schmerzgeschehens wurde bereits im Zusammenhang mit der Vorstellung des pseudoradikulären Symptomenaufbaues kurz erwähnt. Aber nicht nur dabei, sondern praktisch bei allen Schmerzformen sind vegetative Begleiterscheinungen gegenwärtig und müssen auch therapeutische Berücksichtigung finden. Um diese nicht leicht durchschaubaren Reaktionen verständlicher zu machen, sollten zumindestens einige Sätze die anatomischen Gegebenheiten skizzieren.

C-Fasern und sympathische Efferenz

Von der sympathischen Kernsäule des Seitenhorns, die sich von C 8 bis L 1 erstreckt und Ausgangspunkt der Antworten auf nozizeptive Signale ist, verlassen sympathische Efferenzen über das Vorderhorn und markhaltige präganglionäre Fasern das Rückenmark. Sie ziehen als Rami communicantes albi zu den Grenzstrangganglien, wo sie teilweise umgeschaltet werden, um als postganglionäre Fasern über die Rami communicantes grisei zurück zum Spinalnerv oder mit peripheren Nerven weiter zu Erfolgsorganen zu gelangen, bzw. auch über die Adventitia der Gefäße die Peripherie zu erreichen. Während die Rami communicantes albi für die Versorgung mehrerer Segmente zuständig sind, zeigen die Rami communicantes grisei ein segmentgebundenes Verhalten.

> Sympathische Fasern im R. dorsalis des Spinalnervs leiten die Reizreaktion zum segmentalen Bindegewebe. Die resultierenden Gewebsveränderungen sind palpable segmentdiagnostische Hinweise

Erschwerend für die Durchschaubarkeit sympathischer Aktivitäten ist die Ungültigkeit des *Bell-Magendie-Gesetzes* für das Vegetativum, denn sowohl afferente wie auch efferente Fasern benutzen Vorder- und Hinterhörner, um mit dem Rückenmark in Kontakt zu treten, das heißt, daß bei weitem nicht alle sympathischen Fasern über den Grenzstrang laufen. Bezüglich der Schmerzthematik wäre noch besonders zu vermerken, daß afferente sympathische Fasern ebenfalls in der Lage sind, Schmerzempfindungen zu vermitteln. Bei Erwähnung der peripheren Schmerzvermittlung bleibt noch anzuführen, daß in den dafür hauptsächlich vorgesehenen C-Fasern nicht nur nozizeptive Afferenzen laufen, sondern diese auch efferente sympathische Signale vermitteln. Aus alldem wird klar, daß schon von der anatomischen Konzeption her speziell das sympathische System mit allen ablaufenden Schmerzmechanismen verwoben ist. Der thematisch relevante Angriffspunkt der sympathischen Efferenzen ist das Gefäßsystem: Durchblutungsgröße, Kapillarfiltration und Quellungs- bzw. Kolloidalzustand des betroffenen Bindegewebes werden beeinflußt.

Die drei Phasen der vegetativen Antwort

Auf einen einfachen Nenner gebracht, läßt sich sagen, daß die vegetative Komponente der Schmerzgestaltung in drei Phasen abläuft. Als erstes zeigt die Nozizeption über die anlaufende Sympathikusaktivierung im zugehörigen segmentalen Bereich über die veränderte Durchblutungsgröße eine Verquellung des Bindegewebes. Wie bereits aufgezeigt, ziehen in den nozizeptive Afferenzen führenden C-Fasern auch efferente sympathische Signale zum Reizgebiet und verändern dort das Mikromilieu. Die damit eingeleitete nächste Stufe der sympathischen Nozireaktion wird durch die bekannten freiwerdenden algetischen Substanzen, aber auch durch die Neurotransmitter des Sympathikus (Adrenalin, Noradrenalin), im Sinne einer weiteren Erregungsförderung und Herabsetzung der Schmerzschwelle begünstigt. Eine so gestartete Regelkreisentgleisung über ablaufende positive Feedbacks läßt die Gewebeirritation in Intensität und Dimension eskalieren. Die segmentüberschreitende und quadrantenorientierte Ausbreitung der sympathischen Stimulation trägt schließlich und endlich auch zur Verwischung und Ausbreitung der ursprünglich segmental gebundenen Pathomechanismen bei. Die dritte und intensivste Stufe der vegetativen Schmerzbegleitreaktion bleibt stärksten und dramatischen Nozizeptionen vorbehalten. Sie ist der Alarmreaktion des Adaptationssyndroms nach *Selye* gleichzusetzen.

2.2.5   Synopse des Schmerzgeschehens

Die protektive Bedeutung des Schmerzes ist unübersehbar. Das Schmerzerlebnis, die Schmerzempfindung sind das Ergebnis physio-psychischer Wechselbeziehungen. Schmerztheorien und neurophysiologische Untersuchungsergebnisse erklären die überaus komplexe Schmerzmaterie bis heute nur unvollkommen. Folgendes scheint gesichert:

- Der physiologische Schmerz des Bewegungsapparates ist der Rezeptorenschmerz.
- Die erste Umschaltstelle, das primäre »Verrechnungszentrum« eintreffender Reize, liegt im Hinterhorn des Rückenmarks. Die zweite und dritte Schaltebene liegen im Hirnstamm und Kortex.

  Psycho-physische Schmerzdimensionen stehen in Relation zu diesen Schaltebenen:
- Sensorisch-unterscheidende Qualitäten entstehen auf spinaler Ebene
- motivierend-affektive im Hirnstamm und kognitive-abwägende kortikal.
- Die Erregungsübertragung selbst wird in allen Abschnitten durch biochemische Reaktionen gesteuert und solcherart fördernd oder hemmend beeinflußt (algetische Substanzen, Neurotransmitter, Endorphine).

  Aus der Verarbeitung und Weiterleitung der im Hinterhorn eintreffenden Schmerzsignale resultieren stets:

- Schmerzwahrnehmung und -projektion,
- die direkte Aktivierung der Motoneurone im Vorderhorn und vegetativ-sympathische Begleitreaktionen.
- Der wesentlichste Punkt für die Klinik der Schmerzen am Bewegungsapparat ist der Circulus vitiosus aus überschießender Muskelerregung und vegetativen Begleitreaktionen mit Aufbau der pseudoradikulären Symptomatik.
- Referred pain und Projektionsschmerz gehen in ihren Grundmechanismen auf die Untersuchungen von Head zurück und sind prinzipiell Wahrnehmungstäuschungen auf metamerer Basis.
- Echte radikuläre Schmerzen bzw. Neuralgien entstehen bei anhaltender Kompression von Nervenfasern (Diskusprolaps, Karpaltunnelsyndrom usw.) und führen zu Ausfallserscheinungen sensorischer (Hypalgesie im Dermatom) und/oder motorischer Art (Parese im Versorgungsgebiet). Der resultierende Schmerz wird ebenfalls metamer projiziert.
- Radikuläre Schmerzen lösen besonders heftige und anhaltende vegetative Begleitreaktionen aus.
- Ein wesentliches Moment der Reflextherapie des Schmerzes liegt in der Unterbrechung der inadäquaten Skeletomotorik und der Blockade sympathischer Erregungskreise.

3 Der segmentalreflektorische Komplex

Wie die vorgestellten Schmerzmechanismen folgen auch die von reflextherapeutischen Methoden ausgelösten Reaktionen den Gesetzmäßigkeiten der segmentalen Ordnung. In ihren Grundzügen werden sie als bekannt vorausgesetzt. Es sollen nur jene Punkte in Erinnerung gerufen werden, welche die Komplexität der Reflexwege betonen.

Bewegungssegment und Vertebron
Segmentale Abläufe sind im Bereich des Bewegungsapparates schon durch die embryonale Verschiebung von Dermatomen und Myotomen und wegen der meist plurisegmentalen neuralen Muskelversorgung bei therapeutischen Überlegungen schwierig durchschaubar. Darüber hinaus muß stets die Wirbelsäule als Drehscheibe des Gesamtgeschehens Beachtung finden. Nicht nur, weil sie in vielen Fällen den Ausgangspunkt der Pathomechanismen darstellt, sondern ebenso, weil praktisch auch alle primär peripher ansetzenden Störungen letztlich über segmentale Rückkoppelungen das Achsenorgan in die Syndromentwicklung einbeziehen. Als Reaktionsort ablaufender Störungen liefert das sogenannte *Junghanns*sche Bewegungssegment eine erste gedankliche Brücke zwischen Wirbelsäule und Schmerzmechanismen. Über die bekannten Bausteine Diskus, Wirbelgelenk und Bandverbindungen hinaus, muß dieses Funktionsmodell jedoch noch um weitere regulationsverbundene segmentale Strukturen wie Bindegewebe, Muskulatur, Gefäß- und Lymphsystem sowie alle neuralen Elemente vervollständigt werden. *Gutzeit* hat für ein solches erweitertes Modell den Begriff *Vertebron* geprägt und damit die anatomische Funktionsbasis gut umrissen.

Die segmentale Funktionsverkettung
Geht man jetzt noch weiter und bezieht die neurophysiologischen Verknüpfungen der anatomischen Segmentpartner einschließlich der peripheren Strukturen in die Überlegungen ein, so wird das entstehende Modell noch viel komplexer, denn Reflexmechanismen zwischen segmental verbundenen Elementen betreffen nicht nur so bekannte Reaktio-

nen wie Viszerokutanprojektionen (*Head*sche Zonen), Viszeroviszeral-Reflexe oder viszerovertebrale Reflexmechanismen, sondern erfassen praktisch alle regulationsaktiven Strukturen des Segments. Die biokybernetisch ausgerichtete Funktionsverknüpfung im Segment geht jedoch über die primär dazu vorhandene gedankliche Einstellung der horizontalen Reizverarbeitung weit hinaus. Die segmentüberschreitende Ausbreitungstendenz via intersegmentale Querverbindungen sowie die ebenfalls die segmentale Ordnung sprengende Organisation des Vegetativums binden zusammen mit axonreflektorischen Reaktionen vertikal orientierte Reflexmechanismen in die Regulationsvorgänge ein. Dazu kommt noch, und das erscheint für den Bewegungsapparat erst recht bedeutungsvoll, daß auch zentrale absteigende Signale des Gammasystems das horizontal ausgerichtete Servosystem der segmentalen Gammaschleife stimulieren und damit den Muskeltonus mitbestimmen. Die Gesamtheit der vorgestellten Regulationsverbindungen kann somit als horizontal und vertikal vermaschtes Regelkreissystem verstanden werden, für das der Terminus segmentalreflektorischer Komplex (SRK) vorgeschlagen wurde (*Bergsmann, Eder*).

Die Integration von Schmerz- und Therapiemechanismen
Zurückkommend auf die Ausführungen des Schmerzkapitels und die dort erfolgte Vorstellung einzelner Verlaufsformen, wie radikulärer und pseudoradikulärer Schmerz bzw. vegetative Schmerzreaktionen oder Referredpain-Mechanismen, wäre zu ergänzen, daß unter Berücksichtigung der nahezu undurchschaubaren Vermaschung, die sich aus der Integration des Schmerzgeschehens in den SRK ergibt, reine unverfälschte Schmerzformen kaum zu erwarten sind. Die getroffene Unterteilung in verschiedene Schmerzäußerungen bestimmt im klinischen Anwendungsbereich daher nur die pathogenetisch vorbestimmte Hauptcharakteristik eines vorliegenden Schmerzsyndroms. Ebensolche Überlegungen sind angebracht, wenn es dar-

um geht, jene Regulationseffekte, die durch reflextherapeutische Aktivitäten anlaufen, bestimmten Systemen zuzuordnen. Auch hier wird es nur möglich sein, Haupteffekte in den Vordergrund zu stellen, und darüberhinaus zufrieden zu sein, daß der Normalisierungsanstoß letztlich den SRK in seiner Gesamtheit entlastet. Auf einen Nenner gebracht, läßt sich sagen, daß sowohl pathogene, als auch therapeutische Reize und die entsprechenden Reizbeantwortungen damit eine gemeinsame Basis besitzen. Ergänzende Ausführungen zum Thema Reiz und Reizbeantwortung bilden den Inhalt des nächsten Kapitels.

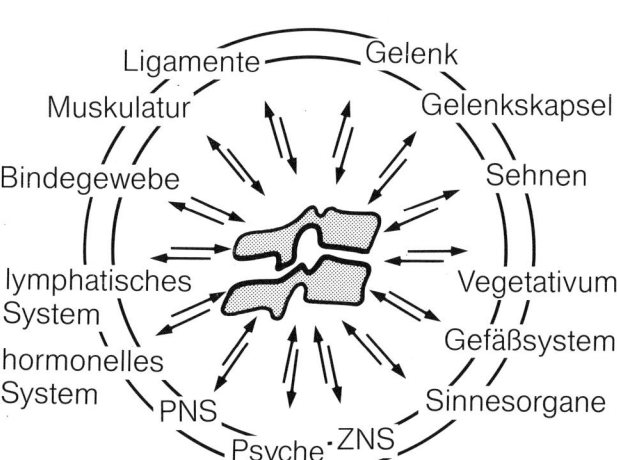

Abb. 5   Die schematisierte Darstellung des Denkmodells »Segmental-reflektorischer Komplex« will die horizontal und vertikal orientierte Reaktionsverknüpfung aller Strukturen und Systeme mit dem Bewegungssegment bzw. Vertebron versinnbildlichen.

4 Reiz und Regulation

Reiz und Gewöhnung

Leben bedeutet Reiz und Reizbeantwortung. Wie schon im Schmerzkapitel angeführt wurde, zeitigt das Fehlen von Reizen eine Verkümmerung protektiver Mechanismen. Aber nicht nur Schmerzreaktionen, sondern praktisch alle Regulationsvorgänge in unserem Organismus bedürfen eines steten Reizzuflusses, um effizient zu bleiben. Art und Stärke der Reizkonfrontation bestimmen dann allerdings die Grenze zwischen biologisch und pathologisch. Diese gesetzmäßig ablaufenden Vorgänge von Reiz und Reizbeantwortung haben für reflextherapeutische Aktivitäten ganz vordergründige Bedeutung. Als regulationswirksame Reize müssen alle exogenen und endogenen Beeinflussungen des Organismus angesehen werden, die als Antwort eine Reaktion bewirken. Daß mit diesen Vorgängen die zeitabhängige Entwicklung der Gewöhnung verbunden ist, hat für das physiologische Regulationsgeschehen den Vorteil, daß Reizüberladungen ohne biologische Bedeutung vermieden werden. Die bereits zitierte innere Logik biologischer Systeme verhindert dagegen eine Gewöhnung an schädliche Reize. Für den reflextherapeutischen Bereich, der ja vielfach mit reizsetzenden Verfahren operiert, bedeutet das Phänomen der Gewöhnung eine Wirkungsverminderung der ursprünglichen Dosierung bei längerer Anwendung.

Impuls- und Sprungantwort

Die Reizverarbeitung im Organismus hängt von Stärke und Dauer der Reizsetzung ab. Kurzzeitreize verursachen eine Beantwortung mit nur temporärer Auslenkung der Istwerte (Impulsantwort) und sofortiger Wiedergewinnung der Sollwerte. Länger andauernde Reize verstellen die Istwerte auf ein Niveau, das entsprechend der Reizstärke verändert bleibt (Sprungantwort).

Die Wildersche Ausgangsregel

Treffen nun Zusatzreize ein durch einen Dauerreiz in Sprungbeantwortung verharrendes Regulationssystem, dann erfolgt die weitere Reaktion im Sinne des Law of initial value (*Wilder*sche Ausgangsregel), das heißt,

es kommt zu Istwertverstellungen, die von der Vorspannung des Systems durch den Primärreiz abhängig sind, und das wiederum bedeutet, daß solcherart labilisierte Systeme inadäquat und überschießend zur Reizstärke antworten.

> Labilisierte Systeme (Strukturen) reagieren überschießend auf Zusatzreize (Unterkühlung, Streß etc.)

Bei dieser Form des Regulationsverhaltens überschreiten die Adaptionsmechanismen den Kompensationswert bzw. erreichen diesen erst nach einer gewissen Einschwingzeit, ein Ablauf, der darüberhinaus dem Ökonomieprinzip widerspricht. Die Regelsysteme unseres Organismus arbeiten ferner mit verschiedenen Zeitkonstanten, und Regulationsvorgänge im Nervensystem oder der Muskulatur laufen verständlicherweise rascher ab als solche im Bindegewebe, humoralen oder hormonellen Bereich. Die Art der Einschwingvorgänge selbst spielt sich jedoch in allen Systemen in gleicher Form ab und ist nur abhängig vom gegebenen Stabilitätsoder Labilitätszustand. Das angesprochene Ökonomieprinzip, bzw. seine Störung bei aufklingender Regulationsentartung, machen es auch verständlich, daß bei langandauerndem pathologischem Reizgeschehen eine Erschöpfung der Regulationskapazität eintritt, ein Umstand, der wiederum das Nichtansprechen auf reflextherapeutische Maßnahmen bei solchen Zuständen erklären kann.

Reflextherapeutische Konsequenzen

Ohne weiteres mehr erscheint jetzt auch verständlich, daß beim Einsatz von Reflextherapien die diesbezüglichen Gegebenheiten berücksichtigt werden müssen. Voll labilisierte Akutsituationen verlangen konsequenterweise eine völlig andere Behandlungsführung als chronisch regulationsverarmte Krankheitsverläufe. Das kurz geschilderte Verhalten von Reiz und Regulation bildet den nahtlosen Anschluß und die ideologische Basis für die therapeutischen Kapitel.

5 Kriterien der Auswahl und Anwendung reflextherapeutischer Methoden

> Reflextherapien sind nichtmedikamentöse Behandlungsmethoden, die via neurale Schaltebenen (Rückenmark, Stammhirn, Kortex) wirksam werden und ablaufende Nozireaktionen dämpfen oder aufheben

Ehe die Kriterien zum Gebrauch reflextherapeutischer Methoden vorgestellt werden können, erhebt sich als erstes die Frage: Wann sollen entsprechende Maßnahmen bei Erkrankungen des Bewegungsapparates zur Anwendung kommen? Die Antwort ist einfach und lautet: Immer. Allerdings erfordert dieses kategorische Statement einige erklärende Sätze, die die Wertigkeit des Ausdrucks »immer« ins rechte Licht rücken sollen.

Das Primat der gestörten Funktion

Rückblickend auf die in der Einleitung getroffene Feststellung über den pathogenetischen Status der Funktionsstörung als Starter des klinischen Bildes ergibt sich eine klare Konsequenz. Je früher und gezielter Reflextherapien dazu beitragen, Funktionsstörungen des Bewegungsapparates zu beseitigen und eine volle Rehabilitation zu erreichen, desto besser. Denn eines darf nicht in Vergessenheit geraten: Erst die gestörte Funktion führt zur zerstörten Funktion. Daß letztere dann rückwirkend bleibende Funktionsstörungen im Sinne des Leidens unterhält, erscheint klar, genauso wie die Überlegung, daß diese Entwicklungsrichtung therapeutisch verhindert werden kann. Und damit ergibt sich die Aussage, daß bei gestörter Funktion Reflextherapien sicherlich als Remedium cardinale anzusehen sind, wobei wir glauben, daß dieser der Pharmakologie entliehene Begriff des Hauptmittels schon deshalb berechtigt ist, weil er einmal klar die Wertigkeit festlegt, zum anderen ein Dosierungsprinzip enthält, welches auch für Reflextherapien nicht vernachlässigt werden darf. Aber auch dann, wenn bereits eine chronische Symptomatik bei pathomorphologischen Veränderungen und teilzerstörter oder zerstörter Funktion das klinische Bild bestimmt, sollen Reflextherapien als unterstützende und medikamentensparende Maßnahmen im Sinne eines Remedium adjuvans zum Einsatz kommen.

> Als *erster Merksatz* für den Einsatz reflextherapeutischer Methoden ergibt sich:
> ● bei gestörter Funktion als Remedium cardinale,
> ● bei zerstörter Funktion als Remedium adjuvans.

Pathogenetische Führungsstruktur und Akuität

Der nächste Punkt, der klarzustellen ist, betrifft die Kriterien der Wahl anzuwendender Therapiearten, und auch hier führen die dazu notwendigen Überlegungen zum Teil auf Ausführungen zurück, die bereits in der Einleitung enthalten sind und die in der Aussage gipfelten, daß konsequenterweise der Ort der Funktionsstörung den Hauptansatzpunkt gezielter therapeutischer Bemühungen darstellt. Und weiter wurde festgehalten, daß erst die Ergebnisse der Struktur- und Aktualitätsdiagnose eine kausale Therapie ermöglichen.

Beide Feststellungen ergeben zusammengenommen den beabsichtigten Sinn, und auf den therapeutischen Alltag übertragen, heißt das:

> ● Das Aufdecken der pathogenetischen Führungsstruktur (Gelenk, Muskulatur, Bandapparat u.a.m.) und die Zuordnung der klinischen Symptomatik (Schmerzen, Bewegungseinschränkung, sekundäre Reizzonen etc.) an die einzelnen am Syndromaufbau involvierten Strukturen und Systeme bestimmen zusammen mit dem Wissen über Wirkungsweise und Angriffsort der Einzelmethoden Ort und Art des reflextherapeutischen Einsatzes.

Überträgt man diese Verallgemeinerung auf beispielgebende klinische Modellfälle, so werden etwa bei einer schmerzhaften akuten gelenkbedingten Bewegungseinschränkung primär eine intraartikuläre Injektion mit einem Lokalanästhetikum, dazu ruhigstellende und kryotherapeutische Anwendungen verordnet und mobilisierende Methoden erst nach Abklingen der Akutphase ins Auge gefaßt werden. Oder aber: Bei einem chronischen pseudoradikulären Syndrom mit ausgeprägter muskulärer Verspannungssymptomatik kommen als Initialmaßnahme thermische Verfahren (Packungen, Bäder etc.) zur Durchblutungssteigerung und Auflockerung in Frage. Massagen sowie postisometrische Relaxationsbehandlungen und bei bestehenden Blockierungen von Wirbelgelenken chirotherapeutische Manipulationen, oder bei Gelenksinstabilitäten gezielte Infiltrationen, greifen dann anschließend direkt in den gestörten Funktionskreis ein, um das Krankheitsbild über die pathogenetische Führungsstruktur aufzulösen.

> Therapieprinzip:
> Akutsituation – Reizabbau
> Chronizität – Reizsetzung

Ein weiterer Faktor, der damit Hand in Hand geht und die Auswahl der Methoden beeinflussen muß, ist, wie schon angeklungen, durch Akuität oder Chronizität der anliegenden Beschwerden gegeben, wobei prinzipiell vorweggenommen werden kann, daß Akutsituationen reizabbauende Maßnahmen (z.B. therapeutische Anwendung lokalanästhetischer Substanzen, Ruhigstellung, Kryotherapie) erforderlich machen, während chronische, sozusagen festgefahrene Beschwerden reizsetzende, aktivierende Therapiearten (Thermo-, Mechanotherapie, Elektrostimulation u.a.m.) verlangen.

Art und Ausmaß des zu behandelnden Krankheitsbildes bzw. die Vielfalt der resultierenden Krankheitssymptome (Lokal- und Projektionsschmerzen, Hyperästhesien, arthrogene und/oder muskulär bedingte Bewegungseinschränkungen u.a.m.) liefern darüber hinaus die Rechtfertigung zum Einsatz mehrerer entsprechend aufeinander abgestimmter Einzelmethoden.

Probebehandlung und gezielte Polypragmasie

Während im allgemeinen der Begriff der Polypragmasie, als Bezeichnung für die gleichzeitige Anwendung verschiedener Behandlungsarten, einen abwertenden Beigeschmack besitzt, kann beim Einsatz verschiedener reflextherapeutischer Verfahren für das vorliegende Einzelsyndrom, bei Einhaltung der aufgezeigten Kautelen, durchaus die Bezeichnung »gezielte Polypragmasie« Verwendung finden, ohne daß damit eine negative Wertung verbunden sein müßte.

> Aus allen Gegebenheiten und Vorbedingungen läßt sich der *zweite Merksatz* zur Auswahl reflextherapeutischer Methoden ableiten:
> ● Strukturanalyse und Aktualitätsdiagnostik bestimmen sowohl die Selektion der Einzelmethoden als auch die Kombination in der gezielten Polypragmasie.

Bei in diesem Sinne diagnostisch und therapeutisch-prognostisch erschwert durchschaubaren Krankheitsbildern ist es durchaus keine Schande, sondern oft ein Gebot der Umstände, über sogenannte Probebehandlungen Entscheidungshilfen zu erhalten. Im Zusammenhang damit sei herausgestellt, daß bereits Einzelbehandlungen diesbezüglich beurteilt werden müssen. Das ist ohne weiteres möglich, wenn die Reaktion auf die gesetzte Therapieart aufmerksam beobachtet und der häufige Fehler vermieden wird, etwaige Verschlechterungen zu bagatellisieren oder sogar als erwünschte Reaktion zu interpretieren. Solche Antworten des Organismus sagen klarerweise aus, daß die gesetzten therapeutischen Maßnahmen inadäquat zum krankheitsbedingten Reizgeschehen waren. Art und/oder Dosierung der Anwendung müssen dann eine dementsprechende Änderung erfahren. Übliche Verordnungen wie »10 x Heißluft und Massage« sollten daher in diesem Sinne überdacht werden, genauso wie die immer wieder zitierten und falsch positiv bewerteten Kurreaktionen bei diversen Heilverfahren (Kurorte!).

> Der *dritte Merksatz* beim Gebrauch reflex-
> therapeutischer Maßnahmen lautet daher:
> ● Die Antwort des Organismus auf ver-
>   wendete Methoden bildet die Maßein-
>   heit der Behandlungsführung.

Dieser Satz faßt nicht nur das, was über Reiz und Regulation angeführt wurde, nochmals zusammen, sondern steht gleichzeitig als Leitmotiv für die folgenden Ausführungen.

Konstitutions- und Reaktionstypologie

Die angesprochene Grundtatsache, daß der kranke Mensch das Maß aller reflextherapeutischen Maßnahmen vorgibt, läßt in Fortführung der Gedankengänge schließen, daß sich damit ja gleichzeitig eine unendliche Vielfalt an individuellen Vorbedingungen ergeben muß. Diese Überlegung ist auch grundsätzlich richtig, und die daraus resultierenden Konsequenzen bei der Behandlung bleiben nur deshalb überschaubar, weil glücklicherweise das menschliche Reaktionsverhalten auf einige typische und voraussehbare Reaktionsabläufe beschränkt bleibt. Die typologischen Besonderheiten, die themenbezügliche Beachtung finden sollten, lassen sich unter dem übergeordneten Begriff des Konstitutionsfaktors zusammenfassen, der ja nicht nur körperbauliche Aspekte, sondern auch solche des Reaktionsverhaltens enthält.

Der Versuch, die Vielfalt menschlicher Erscheinungsbilder über besonders häufige Charakteristika in Untergruppen zu teilen, geht bis ins Altertum zurück. *Hippokrates* benützte körperbauliche Gegebenheiten und unterteilte in schmale und breite Individuen. *Theophrast* und *Galen* wiederum bevorzugten Charakter und Temperament als Parameter ihrer Typologie. Für unsere Bedürfnisse genügt es, die wesentlichsten Punkte der Konstitutionstypenunterteilung von *Kretschmer* (1961) und die vor allem reaktionsbezüglichen Charakteristika der W- und K- Typen von Curry, aut simile der A- und B- Typen nach *Lampert* (1965), zu berücksichtigen. Die anatomisch-strukturellen Besonderheiten der einzelnen Typen nach *Kretschmer* betreffen die therapeutischen Überlegungen zu Störungen des Bewegungsapparates vorwiegend hinsichtlich der Qualität des Stütz- und Bindegewebes und erfordern keine nähere Begründung, wenn dazu beispielgebend angeführt wird, daß hypermobile Astheniker bei instabilitätsbedingten Gelenksbeschwerden und muskelstrotzende Athletiker mit gelenksnahen Insertionstendinopathien, trotz ähnlicher Symptomatik, unterschiedlich behandelt werden müssen.

Anläßlich typenpsychologischer Forschungen ergaben sich interessante Korrelate zwischen Körperbau und Charaktereigenschaften bzw. psychischer Basissituation und darüber hinaus auch Zusammenhänge mit typischen Abläufen wichtiger Regulationsvorgänge vegetativer, endokriner und metaboler Art. Diese Untersuchungen bildeten dann auch die Grundlagen für die Erstellung der angeführten Reaktionstypen von *Curry* und *Lampert*. Dabei entspricht in etwa der Reaktionstyp A von *Lampert* dem K-Typ von *Curry*. Charakteristische Eigenschaften dieser Gruppe sind Reaktionsschwäche, Kälte- und Kaltfrontempfindlichkeit sowie Bevorzugung der Wärme, um nur thematisch Wichtiges zu erwähnen. Der Reaktionstyp B von *Lampert* deckt sich fast mit dem W-Typ von *Curry*. Hier findet sich ein gegensätzliches Verhalten. Der B-Typ ist hitze- und warmfrontempfindlich, neigt zu entzündlichen Krankheitsverläufen und starken Reizreaktionen. Aber auch im psychischen Verhalten unterscheiden sich diese Reaktionstypen deutlich, ein Umstand der wiederum bei der allgemeinen Patientenführung wichtig werden kann. A-Typen sind ruhige, gründliche, überlegte Menschen mit guter Selbstbeherrschung. B-Typen dagegen reagieren impulsiv, überschießend, intuitiv und weniger überlegt. Die körperbaulichen Korrelate zeigen Tendenzen des A-Typs zum leptosomen Habitus und solche des B-Types zum Pykniker. Ergänzend wäre noch zu vermerken, daß eine rein durchgezeichnete Typencharakteristik eher selten ist und Mischtypen überwiegen, wobei es aber meistens trotzdem möglich ist festzustellen, welche Kriterien dominieren, welche Reaktionsweise erwartet werden kann und wie der Behandlungsplan dementsprechend auszurichten sein wird.

Zusätzlich zur typengebundenen Differenz des Reaktionsverhaltens muß auch der »Betriebszustand« des Organismus abgeschätzt werden. Aus entsprechenden Untersuchungen hat sich ergeben, daß gesetzte Reize im ruhenden Organismus ganz andere

Reaktionen zeitigen als solche im aktivierten. Am augenscheinlichsten läßt sich dies am Beispiel der Massagen erkennen. Während im Ruhezustand vorgenommene Massagen entspannend-sedierend wirken, bringen nach körperlicher Anstrengung ausgeführte, gesteigerte Erregbarkeit und temporäres Leistungsplus. Der physiologische Hintergrund dieser Differenzierungen ist sicherlich durch die jeweils geänderte vegetative Ausgangslage und ein damit verschieden reagierendes Gefäßsystem sowie verbundene Spannungsvariationen im Gammasystem mitbestimmt. Die Beachtung der eben angesprochenen vegetativen Ausgangslage und ihrer tageszeitlichen rhythmischen Schwankung stellt einen weiteren Punkt dar, der bei der Therapieplanung ins Gewicht fällt. Es ist sicherlich nicht gleichgültig, ob reizstarke Physiotherapiearten in der noch parasympathisch eingestellten Morgenphase zur Anwendung kommen, oder ob dieselben in der bereits sympathisch dominierten Nachmittagszeit erfolgen. Trifft dieses Außerachtlassen der vegetativen Tagesrhythmik noch dazu ohnehin schon an der Absicherungsgrenze angelangte Hyperergiker vom B-Typ, dann sind Mißerfolge und Verschlechterung praktisch gesichert. Schwer faßbare und kalkulierbare Einflüsse auf das Reaktionsverhalten der Patienten ergeben sich auch aus biometeorologischen Einflüssen. Wie entsprechende Untersuchungen von *Machalek, Tilscher* u. Mitarb. (1980) zeigten, war das Algesieverhalten durch Witterungseinflüsse signifikant veränderbar, was in weiterer Folge natürlich bedeutet, daß Reaktionen auf therapeutische Reize einen witterungsabhängigen Verlauf nehmen, und daß an aufeinanderfolgenden Tagen angewandte identische Reflextherapien einmal schmerzlindernd, das andere Mal wirkungslos oder sogar schmerzverstärkend empfunden werden können.

In ähnlicher Weise in die Reizbeantwortung eingreifend, aber wissenschaftlich noch ungenügend interpretierbar, sollen Ionenmilieu, Spherics und Technics biologische Regulationssysteme tangieren. Als unspezifische, allerdings sehr wahrscheinliche Erklärung bietet sich dazu die Hypothese an, daß die genannten biometeorologischen Faktoren nur dann ihre Pathotropie entfalten, wenn bereits eine Vorbelastung und Labilisierung besteht. In solchen Fällen empfindet

der Organismus die erwähnten Faktoren als aufgezwungene Fremdenergie, als Zusatzreiz und beantwortet diese überschießend im Sinne der *Wilder*schen Ausgangsregel. Sollen täglich mehrere sich ergänzende Reflextherapiemethoden verordnet werden, wie das bei verschiedenen Heilverfahren in Kurorten oder Rehabilitationsanstalten an der Tagesordnung ist, so wird dies nur dann sinnvoll und zweckentsprechend sein, wenn die zwischen den Einzelbehandlungen liegenden Intervalle so bemessen sind, daß der gesetzte therapeutische Reiz vom Organismus verarbeitet werden kann. Je nach Intensität der angewandten Methode und abhängig von der Ausgangslage des Patienten liegen diese notwendigen Abstände zwischen drei und 24 Stunden! Dazu kommt, daß sich das Reaktionsverhalten des Patienten während einer Serienbehandlung therapiebedingt verändert, ein Umstand, der natürlich wiederum nur durch laufende Kontrollen erfaßbar wird und Dosis-, resp. Reizstärkenveränderungen nach sich ziehen muß.

Die therapeutische Reizintensität

Faßt man die angeführten Wirkungen der verlaufbestimmenden Kriterien der Reflextherapien zusammen, ergibt sich ein Erkenntniskomplex, dessen Nutzanwendung in der medizinischen Routinearbeit prima vista illusorisch anmutet.

- Konstitutionsgegebenheiten,
- Reaktionstypologie,
- vegetative Ausgangslage (Tagesrhythmik),
- ruhender oder vollaktivierter Organismus,
- biometeorologische Faktoren,
- Intervalle zwischen Einzelmaßnahmen und
- therapiebedingt geändertes Reaktionsverhalten

wurden dazu vorgestellt. Tatsächlich ist es so, daß sich hier Einzelfaktoren überschneiden bzw. voneinander abhängig sind, und sich deshalb bei der praktischen Umsetzung die Möglichkeit bietet, darauf einzugehen.

- Konstitutions- und Reaktionstyp sowie vegetative Grundsituation lassen sich bereits bei der Erstuntersuchung abschätzen.
- Für die notwendigen Intervalle zwischen Einzelmaßnahmen existieren Richtwerte.

● Das während einer Behandlungsserie eintretende geänderte Reaktionsverhalten ergibt sich bei einiger Aufmerksamkeit aus entsprechenden Patientenangaben.

● Kaum beeinflußbar sind lediglich die biometeorologischen Gegebenheiten.

Als hauptsächlichstes Steuerelement der Therapieführung bietet sich demnach, und das klang zwischen den Zeilen schon immer an, die Auswahl und Dosierung der einzusetzenden Methoden an. Dazu folgende Anhaltspunkte:

Geringe Reizintensität geht im allgemeinen von lokal beschränkt ausgeführten Reflextherapien aus. Wattepackungen, langsam sich erwärmende Teilpackungen und Wickel, ansteigende Fuß- und Handbäder, heiße Moor- und Paraffinpackungen können die Skala der zunehmenden Reizintensität mäßigen Ausmaßes für thermische Verfahren vertreten. In die gleiche Kategorie wären auch normale Teilmassagen, die Lymphdrainage-Massage und passive Bewegungsübungen sowie niedrig dosierte Kurz- und Mikrowellenbehandlungen und zarte Ultraschall-Anwendungen einzureihen.

Stärkere Reize verkörpern: Kälteanwendungen in Form der Kryotherapie, die verschiedenen Güsse nach *Kneipp,* wobei sich Abstufungen der Reizstärke, z.B. vom Knie- über den Schenkel- bis zum Vollguß ergeben, Senfpackungen und andere Rubrefazientien, Muskelvollmassagen und Bindegewebsmassagen, mobilisierende Techniken der Chirotherapie, höher dosierte Kurz- und Mikrowellenbestrahlungen sowie Reizstromanwendungen.

Bei den hier aufgelisteten Methoden muß bereits mit einer Reaktionszeit von drei bis fünf Stunden gerechnet werden bzw. sollen ebensolange Intervalle zwischen weiteren Anwendungen liegen.

Starke Reize gehen im allgemeinen von allen Ganzkörpermaßnahmen aus. Dazu zählen wiederum im Sinne der Intensitätsskala: Vier-Zellen-Bad, medizinische Bäder, Unterwassermassagen, Überwärmungsbäder.

● Bei manuellen Behandlungen lösen intensive Bindegewebsmassagen und Manipulationen der Chirotherapie (speziell im Kopfgelenksbereich) starke Reaktionen aus.

Das Abklingen der durch diese Methoden ausgelösten Regulationsvorgänge ist nicht vor sechs bis 24 Stunden zu erwarten und kann speziell nach Manipulationsbehandlungen im Kopfgelenksbereich mehrere Tage benötigen (Abb. 6).

	Balneotherapie	Thermotherapie	Bewegungstherapie	Massagen	Chirotherapie
R E I	Ansteigende Teilbäder	Wattepackung	Passives Üben	Standardteilmassagen	Weichteiltechniken, Extensionstechniken
Z I N	Kneippgüsse Teil- bis	Wärmelampen	Isometrische Gymnastik	Lymphdrainage	Muskelenergietechniken
T E N	Vollgüsse	Kurz- und Mikrowellen	Lockerungsgymnastik	Vollmassage	Mobilisationen
S I T	Medizinische Bäder	Moorpackungen	Widerstandsübungen	Intensive Bindegewebsmassage	
Ä T	Thermalkurort	Heißluft			
		Überwärmungsbad		Unterwassermassage	Manipulationen an LWS BWS Manipulation der Kopfgelenke

Abb. 6 Reizintensitätsskala therapeutischer Reize. Intensität von oben nach unten zunehmend. Zusätzlich zu bedenken ist die Ausgangssituation bei Reizeinwirkung und das konstitutionsgebundene Reaktionsverhalten.

Tab. 2: Therapieergebnisse bei vertebragenen Schmerzsyndromen

Ergebnis	1008 Pat./1102 Syndrome Nur Manuelle Medizin	330 Pat./441 Syndrome Kombinierte Reflextherapie
Behandlungserfolg	6,06%–62.09%	14,3%–88,1%
Gesamtdurchschnitt	34,8%	72,1%

Eine Sonderstellung im Rahmen reflextherapeutischer Maßnahmen nehmen die reizsubtraktiven Methoden wie die therapeutische Anwendung der Lokalanästhetika oder die Akupunktur ein. Ihre Anwendungskriterien ergeben sich überwiegend aus strukturdiagnostischen Überlegungen und werden durch Akuität oder Chronizität bestehender Syndrome nicht prinzipiell betroffen.

Wie schon angeschnitten wurde, hängt die Effizienz von Reflextherapien von der richtigen Therapiewahl bzw. auch von der Kombination sich ergänzender Behandlungsmethoden ab. Dieses Statement läßt sich statistisch belegen, und die nachfolgende Tabelle zeigt ganz deutlich, daß selbst Therapieergebnisse der bei Erkrankungen des Bewegungsapparates besonders effizienten Manuellen Medizin beim Einsatz zusätzlicher Reflextherapiemethoden (TLA, Bindegewebsmassage, Elektrotherapie) noch deutlich verbessert werden können *(Tab. 2)*.

> Kriterien reflextherapeutischer Methoden
> **wann?**
> Bei gestörter Funktion als Remedium cardinale
> Bei zerstörter Funktion als Remedium adjuvans
> **wo?**
> An der gestörten Struktur: Gelenk, Muskulatur, Bänder, Bindegewebe, Haut
> **wie?**
> Akutsituation: Reizabbauende Methoden
> Chronizität: Reizsetzende Therapiearten
> **welche?**
> Akutsituation: Ruhe, Medikamente, Kryotherapie Chronizität: Bewegung, Manuelle Therapie, Balneotherapie, etc.

In den folgenden Ausführungen soll noch allgemein ergänzend ausgeführt werden, wann und welche Reflextherapien

● über Kutis und Subkutis,
● an der Muskulatur,
● an Gelenken und Bandapparat,
● über periphere Nerven, Nervenwurzeln und an Ganglien

zur Anwendung kommen sollen (siehe Kasten).

5.1 Reflextherapien über Kutis und Subkutis

Haut und Subkutis bilden als Funktionsverbund nicht nur das rezeptorenreichste Organ des Menschen und vermitteln solcherart einen Großteil des Reizgeschehens verschiedener Qualitäten, sondern stellen darüber hinaus auch das Projektionsfeld tieferliegender Strukturen und Organe dar. Über die sich daraus ergebenden reflektorischen Wechselbeziehungen begründen die verschiedensten auf die Haut einwirkenden Therapieverfahren ihre Effizienz. Betrachtet man die einzelnen dafür üblichen Methoden genau, so stellt sich heraus, daß bei vielen davon sicherlich das Rezeptorenfeld der Haut den Angriffspunkt bildet, bei einigen allerdings auch tiefere Rezeptoren und zentrale Schaltungen angesprochen werden.

Salben und Linimente
Aus der überreich bestückten Palette der über die Haut applizierbaren Heilverfahren sind für die Erkrankung des Bewegungsapparates die verschiedenen Salben und Linimente am bekanntesten. Ihre Wirkung beruht zum Teil auf Reflexmechanismen, die über Hautreizung durch chemische Substanzen wie Nikotinsäureester oder ätherische Öle, Capsaicin, Bienengift, um nur einige zu nennen, entfacht werden; ihre Effizienz ist hauptsächlich darauf zurückzuführen, daß in den zugehörigen segmentalen Strukturen

eine verbesserte Durchblutung einsetzt, teils aber auch darauf, daß nichtsteroidale Antirheumatika in hautdurchgängiger Salbengrundlage ihre schmerz- und/oder entzündungsblockierenden Eigenschaften entfalten. Weitere allgemein bekannte, über die Haut direkt wirkende Behandlungsmöglichkeiten bieten thermische Verfahren. Sowohl Wärme- als auch Kälteanwendungen kommen dazu in Frage. Die Entscheidung, welche der beiden Formen Verwendung finden muß, richtet sich nach der aktuellen Schmerzsituation. Grundsätzlich verlangen Akutzustände eher Kaltanwendungen, chronische Krankheitsbilder Wärmeapplikationen.

Thermische Verfahren

Die therapeutischen Möglichkeiten reichen von der Kryotherapie über Kneippgüsse, Wickel der verschiedensten Temperierung bis zu Moor- und Paraffinpackungen oder umfassen auch den Einsatz strahlender Wärme (Infrarot, Blaulicht, Lichtbäder etc.). Prinzipiell ist festzuhalten, daß die reflexgebundene Wirkung thermischer Verfahren über die Hautrezeptoren vor allem bei Kurzzeitapplikationen vorherrscht, wobei die Reizintensität durch Temperatur und Anwendungsart vorgegeben wird. Bei längerdauernden Behandlungen wirken neben dem initialen, über die Thermorezeptoren ausgelösten Effekt auch die Mitreaktion tieferer Strukturen auf das veränderte Wärmemilieu und zentralnervöse Mechanismen der Wärmeregulation.

Bindegewebsmassage

Eine der intensivsten reflextherapeutischen Methoden im Haut-Subkutis-Bereich hat man im wahrsten Sinne des Wortes mit der Bindegewebsmassage zur Hand. Die damit erzielbaren Therapieeffekte greifen weit in das gesamte segmentalreflektorische Regulationsgeschehen ein. Die Bindegewebsmassage stellt besonders in jenen Fällen, in denen zonale Bindegewebsverquellungen als Folge langdauernder Schmerzsyndrome zu sekundären Irritationszonen geworden sind, ein reflextherapeutisches Muß dar.

Quaddelung und Akupunktur

Als Reflextherapie par excellence und auch mit breitestem Indikationsbereich sind im Hautbereich die Quaddelungen mit lokalanästhetischen Substanzen und die Akupunktur anzusehen. Ihre Wirkungsmechanismen lassen sich mit den in den Schmerzkapiteln angeführten Theorien erklären; der Haupteffekt der Quaddeltherapie dürfte in der Reduzierung des Afferenzstromes aus den durch die Primärstörung mitsensibilisierten Nozizeptoren der Haut bestehen. Die damit erzielbare Regelkreisentlastung ist beachtlich und genügt gar nicht so selten bei leichteren schmerzbegleiteten Störungen des Bewegungsapparates zur anhaltenden Schmerzausschaltung. Die Wirkungsmechanismen der Akupunktur sind komplexer, hängen verständlicherweise auch von der Einstichtiefe ab und werden, soweit bekannt, im Akupunkturkapitel angesprochen.

Elektrotherapie

Das Wirkungsprinzip der Schmerzverminderung mittels Elektrotherapie entspricht wahrscheinlich gleichfalls einer Reizsubstitution, wobei die Überlagerung der primären nozizeptiven Afferenzen durch die variablen elektrischen Frequenzmuster, etwa im Sinne der Gate-control-Mechanismen, zur Diskussion steht.

Indikationen und Kontraindikationen

Als Indikationsbereich reflextherapeutischer Maßnahmen über die Haut ergibt sich somit in allgemeiner Ausrichtung:
Salben und Linimente dienen in erster Linie zur Überbrückung der ärztlichen Behandlungsintervalle und werden vom Patienten selbst angewendet.
Die *Kryotherapie* ist ebenfalls zur Selbstbehandlung geeignet und kann bei allen Akutsyndromen des Bewegungsapparates zur Schmerzverminderung beitragen. Auch in der Nachbehandlungsphase nach orthopädischen Operationen (z.B. Kniegelenk), bei der Rehabilitation von Kontrakturen (z.B. Schulter), nach Zerrungen und Prellungen und sogar zur Therapie des sogenannten Weichteilrheumatismus (Eiswürfelmassage) können kryotherapeutische Verfahren erfolgreich miteingesetzt werden.
Wärmeanwendungen bleiben, wie schon erwähnt, chronischen Krankheitsbildern vorbehalten und leisten besonders dann gute Dienste, wenn tiefe Strukturen Störungen zeigen (chronische Entzündungen, nicht

aktivierte Arthrosen, chronische vertebragene Schmerzsyndrome).

Die *Quaddeltherapie* mit Lokalanästhetika ist unabhängig vom Akuitätszustand einsetzbar. Gute Wirkung zeigt sie bei der Behandlung hyperalgetischer oder parästhetischer Zonen in Gebieten von Ausstrahlungsschmerzen, aber auch bei aktivierten Arthrosen großer Gelenke als Quaddelkranz. Generell gesehen wird ihr Einsatz immer dann sinnvoll sein, wenn Haut und Subkutis in der Symptomatik vertreten sind (Empfindlichkeit, Turgorveränderungen etc.) oder segmentalreflektorische Effekte auf tiefe Strukturen und Organe zur Überlegung stehen. Sehr breit ist das Wirkungsspektrum der *Akupunktur,* wobei schon angeführt wurde, daß es sich dabei nicht nur um eine über die Haut alleine wirkende Maßnahme handelt. Akupunkturbehandlungen können in allen Fällen gestörter Funktionen des Bewegungsapparates speziell dann, wenn sedierende-detonisierende Einflüsse erwünscht sind, im Behandlungsplan enthalten sein.

Zur Schmerzbekämpfung werden des weiteren verschiedene *elektrotherapeutische Methoden* vorgeschlagen, die ebenfalls über die Haut zur Anwendung kommen. Am längsten bekannt sind die Galvanisationen, die heute technisch variiert hauptsächlich in Form der sogenannten Impulsgalvanisation eingesetzt werden.

In letzter Zeit hat sich die elektrotherapeutische Schmerzbehandlung weiter durchgesetzt, und es wird verschiedentlich mit Erfolg die sogenannte transkutane Elektrostimulation mittels kleinster Taschengeräte und aufgeklebter Band- oder Punktelektroden angewendet. Die Methode bietet den Vorteil, daß der Patient selbst die Kontrolle über sein Schmerzgeschehen behält und es darüber hinaus den chronischen Schmerzpatienten möglich wird, solcherart Analgetika einzusparen. Unter der Kurzbezeichnung EPC (electric pain control) sind diese kleinen Elektrostimulatoren zu erschwinglichen Preisen im Handel erhältlich.

Die hoch einzuschätzenden Qualitäten der *Bindegewebsmassage* fanden schon Erwähnung, ebenso der Umstand, daß diese Spezialmassage sehr reizintensiv wirkt. Chronische vertebragene Störungen mit entsprechenden verquollenen Bindegewebszonen reagieren dankbar auf den Einbau der Bindegewebsmassage in das Heilverfahren. Sehr gut sprechen auch periphere Durchblutungsstörungen (Claudicatio intermittens) auf diese Massageform an.

Kontraindikationen für reflextherapeutische Methoden über Haut und Subkutis ergeben sich aus dermatologischen Überlegungen (Allergien, trophischen Störungen, Dermatosen), für thermische Verfahren auch bei instabilem Kreislauf (Koronarinsuffizienzpatienten vertragen Kälteanwendungen oft schlecht). Die Quaddeltherapie hat abgesehen von Allergiereaktionen auf das eingesetzte Lokalanästhetikum keine Kontraindikationen, und auch diese Komplikation läßt sich durch den Wechsel auf ein chemisch anders strukturiertes lokalanästhetisches Mittel ausschalten (z.B. statt Paraaminobenzoesäure-Abkömmlingen amidstrukturierte Substanzen). Als relative Kontraindikation für Quaddelung und Akupunktur sind noch eine übertriebene Ängstlichkeit und/oder Nadelscheu des Patienten anzusehen.

5.2 Reflextherapien über die Muskulatur

In den letzten Jahren ist die pathogenetische Bedeutung der Muskulatur für Erkrankungen des Bewegungsapparates stark angestiegen und tut es noch immer. Im gleichen Ausmaß haben natürlich auch jene reflextherapeutischen Methoden an Wertigkeit gewonnen, die unmittelbar an der Muskulatur angreifen.

Die Wirkung der Massage

Die wohl bekannteste Art, verspannte und schmerzhafte Muskelpartien zu behandeln, ist zweifelsohne die Massage. Primär damit angesprochen ist die als Standardmassage bezeichnete Vorgangsweise, die in ihrer heutigen Form auf den Schweden *P.H. Ling* zurückgeht. Die technische Ausführung umfaßt verschiedene Prinzipen (Streichen, Reiben, Kneten, Vibrieren, Klopfen), die in einem späteren Kapitel ausführlicher beschrieben werden.

Abgesehen von der unvermeidbaren und erwünschten Einbeziehung der Hautrezeptoren in die Wirkungsmechanismen der Massage sind es vor allem die über die Propriozeptoren ausgelösten Effekte und die Aktivierung von Durchblutung und Lymphfluß, die therapeutisch zum Tragen kommen. Durch die schon erwähnten verschiedenen Techniken läßt sich die Massage in Richtung Entspannung oder Tonisierung steuern und bietet demzufolge, Können und Einfühlungsvermögen des Masseurs vorausgesetzt, einen breiten Indikationsbereich. Beim reflextherapeutischen Einsatz werden in der Mehrzahl der Fälle gezielte Teilmassagen entweder als Hauptbehandlung oder vielfach auch in Kombination mit gleichgerichteten anderen Methoden zur Anwendung kommen.

Eine solche Kombination ergibt sich von selbst, wenn Massagen im warmen Wasser ausgeführt werden. Die gerne verschriebenen und bei Patienten beliebten *Unterwasserdruckstrahlmassagen* wirken auch als Thermotherapie, da Wasser durch seine Konvektion bereits bei einer Geschwindigkeit von 1 m/sec das Dreifache der Wärmemenge appliziert, als gleich warmes, ruhendes Wasser. Nicht zu vergessen sind auch der im Bad gegebene Auftrieb und die dadurch verminderte Schwere, Faktoren, die ebenfalls zur muskulären Entlastung beitragen. Die reine Massagewirkung des Unterwasserdruckstrahles läßt sich durch die Wahl der Austrittsdüsen und die Stärke des Druckes (meist 0,5 bis 3 atü) variieren und so von entspannend bis tonisierend gestalten.

Das postisometrische Dehnen

Als überaus wirksame Therapie für verspannte und verkürzte Muskeln, resultierende Myotendinopathien und eingeschränkte Beweglichkeit haben sich die Techniken der postisometrischen Relaxation erwiesen. Im Prinzip handelt es sich dabei um die isometrische Aktivierung des in seine größte Längsausdehnung gebrachten Muskels gegen geringen Widerstand. Nach einigen Sekunden der isometrischen Aktion benützt der Therapeut die postisometrische Entspannungsphase zur Dehnung des Muskels und wiederholt diesen Vorgang einige Male bis zur Beweglichkeitsverbesserung und/oder Schmerzverminderung. Für eine Reihe von Muskeln und Muskelgruppen wurden dazu auch Selbstbehandlungstechniken entwickelt, die der Patient nach entsprechender Schulung zur Überbrückung der ärztlichen Behandlungsintervalle ausführen

muß. Die postisometrischen Relaxationstechniken in ihrer Gesamtheit sind darüber hinaus gut geeignet, die bei den krankmachenden Eigenschaften viel zu wenig gewürdigten Fehlstereotypien abbauen zu helfen.

Behandlungstechnisch kann die muskuläre Dehnung sowohl über eine Hemmung der Agonisten als auch reziprok, über die Antagonisten, erreicht werden.
Muskelentspannungstechniken:
1) Techniken mit postisometrischer Hemmung der Agonisten:
   Muskelenergietechniken (MET benützen zur Dehnung in der Entspannungsphase nur Schwerkraft und Fazilitation (kein passives Nachdehnen durch den Behandler).
   Postisometrische Relaxationen (PIR): Dabei wird in der Entspannungsphase passiv mit geringer Kraft die Dehnung verstärkt.
   Kräftige Dehnungen nach starker isometrischer Aktivierung (KABAT)
2) Techniken mit reziproker Hemmung der Antagonisten

Die Rolle der Heilgymnastik

In die gleiche Richtung zielt die ebenfalls hauptsächlich an der Muskulatur angreifende Heilgymnastik. Durch Dehnen der verkürzten bzw. verspannten Muskeln, Stärkung abgeschwächter Muskelgruppen, Verbesserung der Gelenksbeweglichkeit und Korrektur von fehlerhaften Haltungs- und Bewegungsabläufen wird die Wiederherstellung des normalen Muskelspiels bzw. ein Ausgleich von Balancestörungen erreichbar.

Ultraschall und Muskulatur

Als Gerätetherapie über die Muskulatur hat sich die *Ultraschallbehandlung* bewährt, die entsprechend ihrer Wirkungsweise den Mechanotherapien zuzuordnen ist. Die größte Wirkung erreichen die abgegebenen Schallwellen in Grenzschichten von Strukturen verschiedener Dichte. Aus diesem Grunde sprechen auch Insertionstendinopathien besonders gut auf Ultraschallbestrahlungen an.

Infiltrationstherapie und Muskulatur

Die bei Beherrschung der Technik und Beachtung aller Richtlinien an Kontraindikationen arme therapeutische Anwendung der Lokalanästhetika kann bei muskulären Schmerzzuständen ebenfalls Verwendung finden. Wiederum sind es vor allem Insertionstendinopathien und von myofaszialen Triggerpunkten ausgehende Reizzustände, die auf topische Infiltrationen gut ansprechen.

Locus-dolendi-Akupunktur

Ähnliche, in manchen Fällen sogar bessere Ergebnisse als mit der Infiltration sind des weiteren mit der tiefen Nadelung, der *Locus-dolendi-Akupunktur* zu erreichen. Darüberhinaus wird später noch auszuführen sein, daß die Effizienz der Akupunktur auf das Muskelsystem weit über die Lokalwirkung hinausreicht.

Indikationen und Kontraindikationen

Für und Wider der angeführten Methoden ergeben sich aus den bisherigen Ausführungen von selbst. Hochakute Schmerzzustände vertragen offenkundig keine aktivierenden Therapien, verlangen nach antalgischer Lagerung, initialer Medikamentenverabreichung zur Blockierung von Schmerz und/oder Entzündungschemismus und ergänzendem Einsatz von Infiltrationen. Massagen aller Formen, Bäder, Heilgymnastik und Dehnungsbehandlungen dürfen erst nach Abklingen der Akutphase in Erwägung gezogen werden.

5.3 Reflextherapien an Gelenken und Bandapparat

Das Gelenk als Steuerungsorgan

Das Gelenk, vor allem die Gelenkkapsel, weist eine reiche Bestückung mit Rezeptoren auf. Neben den ubiquitären Nozizeptoren finden sich hier auch viel reichlicher als in der Muskulatur Propriozeptoren, die Ausgangsstellung und Winkeländerungen im unterbrochenen Strom als Afferenzmuster ins Rückenmark einbringen. Enge Wechselbeziehungen mit dem Gammasystem ergeben sich darüber hinaus auch über die aus Muskelspindeln und Golgi-Sehnenrezeptoren stammenden Afferenzen. Zusammen mit zentralen Mechanismen resultieren aus die-

ser regulatorischen Mehrschichtigkeit nicht nur ein feinfühliges Arbeiten der Gelenke im Dienst der Bewegungsvermittlung, sondern auch die Funktion eines peripheren Steuerungsorgans der Propriozeption. Eingebunden in die erwähnte Funktionsgemeinschaft sind auch die ligamentären Strukturen, die hauptsächlich im Bereich der Insertionen ebenfalls reichlich Rezeptoren aufweisen. Diese hochqualifizierten neuronalen Verschaltungen bewirken im Störungsfalle weitreichende Pathomechanismen. Aber auch der thematisch relevante Umstand, daß Gelenke und Bandapparat als reflextherapeutische Ansatzpunkte bei Störungen des Bewegungsapparates eine führende Bedeutung haben, läßt sich daraus unschwer ableiten.

Chirotherapie und Lokalanästhetika

Daher besitzen jene reflextherapeutischen Methoden die größte und weitreichendste Effizienz auf den Bewegungsapparat, die unmittelbar am Gelenk angreifen und pathologische Afferenzmuster aufzulösen imstande sind. Als unangefochtene Spitzenreiter müssen daher Chirotherapie und die therapeutische Anwendung lokalanästhetischer Substanzen im Behandlungsverfahren dominieren. Welche dieser beiden Methoden nun vorrangig zu bedenken ist, entscheidet einmal mehr die Aktualitätsdiagnose, die hier hauptsächlich die Faktoren Schmerzen und Motilitätsstörung zu berücksichtigen haben wird, und selbstverständlich auch die Akuität des Krankheitsbildes. In hochakuten Situationen stehen wiederum der Reizabbau durch antalgische Lagerung und intra- bzw. periartikuläre Infiltrationen mit Lokalanästhetika im Vordergrund der Behandlungsführung. Im Falle chronischer, von Gelenken und Bandapparat ausgehender Störungen, entscheidet die Funktionsuntersuchung das therapeutische Prozedere.

Eingeschränkte Gelenkbeweglichkeit bzw. Blockierungen verlangen nach mobilisierenden Maßnahmen der Chirotherapie (Mobilisationen, Manipulationen). Hypermobilität und Instabilität müssen nach dem Schmerzabbau über periartikuläre und intraligamentäre Infiltrationstechniken heilgymnastisch stabilisiert werden. Da beide Krankheitsbilder trotz differenter Ätiologie eine fast identische Symptomatik zeigen liegt die gesamte

Verantwortung bei der exakten Funktionsdiagnostik, deren Ergebnis aussagt, ob chirotherapeutische Techniken als indiziert oder kontraindiziert zu betrachten sind. Es braucht nicht ausdrücklich betont zu werden, daß Instabilitätsbeschwerden durch mobilisierende Behandlungen eine iatrogene Verschlechterung erfahren können.

Adjuvante Methoden

Neben diesen für Gelenkbereich und Bandapparat führenden Behandlungsmethoden können natürlich im Sinne der gezielten Polypragmasie unterstützende Maßnahmen der Thermotherapie entsprechend den bereits beschriebenen Kriterien Verwendung finden (Kryotherapie, Packungen, Bestrahlungen). Für die Akupunktur bewährt sich die tiefe Locus-dolendi-Stichführung in ligamentäre Insertionen, besonders bei Beckenbänderschmerzen und soll dabei sogar entsprechenden Infiltrationsbehandlungen mit Lokalanästhetika überlegen sein.

Die direkt am Gelenk und Bandapparat angreifenden und vorgestellten Reflextherapien werden neben den bereits erwähnten Indikationen auch bei traumatischen und posttraumatischen Störungen (Prellungen, Distorsionen und deren Folgezuständen, Rehabilitation nach Gipsverbänden oder Osteosynthesen u.a.m.) sowie bei Arthrosen, Periarthrosen, ja selbst bei chronisch entzündlichen Gelenkerkrankungen, zumindest als Remedium adjuvans, ihre berechtigte Anwendung beweisen können.

5.4 Reflextherapien über Ganglien, Nervenwurzeln und an peripheren Nerven

Die Wirkung der therapeutischen Blockade

Reflextherapie an sich und in jeder Form bedeutet schon Wirkungsvermittlung durch neuronale Elemente und zugehörige Schaltstellen verschiedenster Regulationsebenen. Wenn hier dennoch eine weitere Differenzierung der Reflextherapien für Brennpunkte des neuralen Systems vorgenommen wird, so heißt das nicht, daß die Wirkung bisher angeführter Methoden an diesen Stellen nicht

zum Tragen kommen würde, sondern nur, daß bestimmte Behandlungsarten beim gezielten Einsatz hier noch effizienter angreifen können. Es gibt im Grunde nur eine einzige wirklich verläßliche Methode, die hier vorzustellen ist, und das ist die sogenannte therapeutische Blockade. Die Angriffsorte der Blockaden bestimmen sich aus der Symptomatik, wobei grundsätzlich Schmerz und/ oder vegetative Begleiterscheinungen maßgeblich sind.

Dementsprechend werden therapeutische Blockaden

- an peripheren Nerven,
- an Nervenwurzeln und
- am Grenzstrang

ihre Anwendung finden.

Wie schon der Name Blockade besagt, versucht man dabei entweder, durch Unterbrechung der Leitfähigkeit am peripheren Nerv bzw. der Nervenwurzel den afferenten Reizstrom in seiner Gesamtheit zu unterdrücken und zentrale Summationseffekte sowie periphere Milieureaktionen abklingen zu lassen, oder man schaltet bei der Grenzstrangblockade die vegetativen Mechanismen der nozizeptiven Reizbeantwortung aus. Letzteres wird vor allem dann zur Überlegung stehen, wenn eine ausgeprägte vegetative Symptomatik vorherrscht. Infolge der übersegmentalen Ausbreitung des sympathischen Reizgeschehens wirkt sich die Blockade am Grenzstrang ebenfalls multisegmental, bei bestimmten Schlüsselstellen, wie dem Ganglion stellare, auch ein ganzes Körperviertel erfassend, aus.

Hauptindikationen

Die Indikation zu Blockaden liegt prinzipiell dann vor, wenn echte Neuralgien oder radikuläre Schmerzen vorherrschen. Wurzelkompressionssyndrome bei Bandscheibenvorfällen im Lumbal- und Zervikalbereich, postischalgische Durchblutungsstörungen oder das obere Quadrantensyndrom stehen beispielgebend für die verschiedenen Einsatzmöglichkeiten der Blockaden.

Verschiedentlich wird auch angegeben, daß Stromformen der Impulsgalvanisation, wie etwa die sogenannten diadynamischen Ströme nach *Bernard,* für eine Blockade einsetzbar sind, und als Anwendungsort dazu soll infolge seiner anatomischen Lage das Ganglion stellare besonders gut geeignet sein. Nach den Erfahrungen der Autoren sind die damit erzielbaren Effekte mit denen, die durch Lokalanästhetikablockaden eintreten, nicht vergleichbar.

Zur Therapiewahl:

Befunde an Haut und Subkutis (Dysästhesien, Verquellungen, etc.)	–	**Therapie über die Haut** (Quaddel, Akupunktur, Bindegewebsmassage)
Befunde an der Muskulatur (Verspannungen, Triggerpunkte, etc.)	–	**Therapie über die Muskulatur** (Massagen, Dehnungstechniken, Infiltrationen, Locus-dolendi-Akupunktur)
Befunde am Gelenk (Blockierung, Instabilität)	–	**Therapie über das Gelenk** (Chirotherapie, intra/periartikuläre Injektionen)
Radikuläre Syndrome	–	**Therapie über das Nervensystem** (Wurzel- und Ganglienblockaden)

6 Behandlungstechniken

Zur Wertigkeit von Einzelmethoden

Bei der Vorstellung der einzelnen Behandlungstechniken sind am Umfang der Darstellung gewisse Präferenzen erkennbar. Von vornherein schon lange bekannte Verfahren der physikalischen Medizin wie Thermotherapien, Massagen, Elektrotherapien u.a.m., die in reichlich aufliegenden entsprechenden Lehrbüchern und Monographien in den Details nachgelesen werden können, treten zugunsten noch wenig eingeführter und gebräuchlicher aber äußerst effizienter Methoden, etwas zurück.

Warum Präferenzen?

Das bedeutet keinerlei Abwertung bewährter Maßnahmen, wie auch die in den klinischen Kapiteln ständig zu findenden Hinweise auf diese Therapiearten beweisen, sondern soll nur Wiederholungen meist bekannter Einzelheiten auf ein Maß reduzieren, das genügt, jene Erinnerungen zu wecken, die dann Behandlungskombinationen im Sinne der empfohlenen gezielten Polypragmasie anregen. Allerdings, und diese Feststellung erscheint den Autoren nach langjähriger Erfahrung in der Schmerz- und Rehabilitationsbehandlung des gestörten Bewegungsapparates gerechtfertigt, zeigen bestimmte Reflextherapiemethoden eine überdurchschnittliche Eignung als Remedium cardinale, und die damit angesprochene Chirotherapie sowie, um das zweite Standbein zu nennen, die therapeutische Anwendung der Lokalanästhetika, dominieren daher auch inhaltlich.

Trotz des Eingeständnisses, daß therapeutische Prioritäten in Richtung manueller Behandlungsverfahren und der Lokalanästhetikaanwendungen gesetzt werden, braucht eine dahingehende Ausuferung des Textes nicht befürchtet werden. Auch in diesen Kapiteln haben nur solche Techniken Aufnahme gefunden, die bei richtiger Indikationsstellung sicher wirksam sind.

Bezüglich der Akupunktur ist vorwegzunehmen, daß dabei insofern Beschränkung geübt wurde, als nur eine von chinesischer Verbrämung, Nomenklatur und jeglichem Mystizismus befreite Darstellung in Frage kam. Dar-über hinaus bestand das Bestreben, für die Behandlung der einzelnen Krankheitsbilder nur solche Akupunkturpunkte vorzuschlagen, die von Autoren verschiedener Akupunkturschulen mit gleichen Wirkungsangaben angeführt werden. Berücksichtigung fanden des weiteren vor allem Punktkombinationen, die unserem westlich eingestellten Medizindenken durch Analogien mit segmentalen (dermatomalen, myotomalen) Überlegungen und/oder Muskelkettenfunktionen entgegenkommen. Als Zugeständnis an die überlegene Erfahrung chinesischer Akupunkteure werden allerdings auch einige Punkte vorgeschlagen, die außerhalb dieser Ordnung liegen und Allgemeinwirkungen im Sinne der Beeinflussung konstitutioneller und reaktionstypologischer Gegebenheiten ausüben.

Alles in allem liegt die Ausrichtung der Technikkapitel in der Beschränkung auf bewährte, einfache, ökonomische und somit praktikable Reflextherapieverfahren.

Die im Anschluß in einzelnen Kapiteln präsentierten Behandlungstechniken erheben in zweifachem Sinne keinen Anspruch auf Vollständigkeit: Einmal schon deshalb, weil verschiedene, vielleicht ebenfalls als Reflextherapien anzusehende Methoden keine Aufnahme fanden, und zum anderen auch wegen der Zielrichtung des Buches auf Störungen des Bewegungsapparates. Die gewählte Beschränkung ergab sich ferner aus Überlegungen zur Übersichtlichkeit und Praxisbezogenheit. Diese Leitgedanken bestimmen genauso die Stoffbehandlung der Unterkapitel, womit schon einmal festgehalten sei, daß durchaus bewußt in allen Belangen eine subjektive Auswahl getroffen wurde, die Präferenzen erkennen lassen wird, allerdings begründete, wie in den folgenden Abschnitten noch ausgeführt wird.

6.1 Thermische Verfahren

Einleitung

Der therapeutische Einsatz von Mitteln, deren Temperatur von der des Organismus verschieden ist, wird als Thermotherapie bezeichnet, und damit kommt schon zum Ausdruck, daß der Wärmebegriff etwas durchaus Relatives darstellt. Für den Physiker zum Beispiel gibt es den Begriff der Kälte überhaupt nicht, da ab dem absoluten Nullpunkt von minus 273 Grad Celsius nur mehr Wärmegrade existieren. Für medizinische Überlegungen hingegen ist wiederum der Mensch das Maß aller Dinge und für die Thermotherapie mithin die normale Körpertemperatur der Indifferenzpunkt, an dem sich die Geister scheiden. Alle Temperaturstufen, die jenseits des individuell leicht variierenden Neutralbereiches liegen, werden dann als wärmer oder kühler empfunden und lösen regulatorische Reaktionen aus, die um so deutlicher ablaufen, je größer die Differenztemperaturen sind. Weitere Reaktionsmodalitäten ergeben sich aus der Dauer der einwirkenden Temperaturdifferenz sowie aus der Größe der Reizfläche (Teil- oder Ganzmaßnahmen). Daß des weiteren konstitutionelle Momente, die aktuelle Regulationssensibilität und Gewöhnung reflektorische Äußerungen mitbestimmen, wurde schon ausgeführt und gilt in besonders hohem Maße für thermische Reize.

Die thematisch vordergründig interessierenden reflektorischen Veränderungen auf eingesetzte Thermotherapien betreffen Gefäß- und Muskelsystem sowie mitlaufende metabolische Abläufe. Als therapeutisch nutzbare Kältereaktion muß darüber hinaus die auffallende Schmerzlinderung vor allem bei Akutsituationen Erwähnung finden, die auf Reduktion der Nervenleitgeschwindigkeit und Beeinflussung des sensomotorischen Reflexgeschehens zurückzuführen ist, wobei natürlich wiederum die muskuläre Tonusabsenkung, über die Beruhigung überaktivierter Muskelspindeln, eine mitbestimmende Rolle einnimmt.

Als thermische Medien der Therapie dienen vor allem Wasser in allen Aggregatzuständen, Peloide (Moore, Schlamm), Paraffin, aber auch Luft (Heißluftkasten) und strahlende Wärme (z.B. Infrarotstrahler) sowie der elektrische Strom (Kurz- und Mikrowelle). Aus der großen Zahl der sich daraus ergebenden Einzelmethoden werden im folgenden jene herausgegriffen und beschrieben, die zur Behandlung von Störungen des Bewegungsapparates besonders geeignet und bewährt sind und bei denen weniger die Allgemeinwirkungen sondern mehr die lokalen reflektorischen Effekte zum Tragen kommen. Ergänzend dazu sollen einige einfache thermotherapeutische Maßnahmen angeführt werden, die zur Umstimmung eines mangelhaften allgemeinen Regulationsverhaltens, vor allem bei chronisch Kranken, von Nutzen sein können, und die die reflextherapeutische Ansprechbarkeit generell verbessern.

Die Kryotherapie

Die Silbe »Kryo« kommt, wie so vieles in der medizinischen Terminologie, aus dem Griechischen und bedeutet Eis. Somit bedürfen nur noch die verschiedenen Anwendungsarten zusätzlicher Erläuterungen, zumal damit auch gewisse therapeutisch verwertbare Verschiedenheiten in der Wirkung verbunden sind. Den deutlichsten Unterschied in dieser Hinsicht zeitigt die Einwirkungsdauer. Während Kurzzeitreize neben einer muskulären Durchblutungssteigerung eine fast ausschließliche reflektorische Effizienz im Sinne der Schmerzerleichterung erreichen, führt längere lokale Eiseinwirkung über mehrere Minuten auch zu einer Reduzierung des Entzündungsmetabolismus. Daraus leiten sich auch zwei voneinander differierende Behandlungsvarianten ab, entweder Kurzzeitapplikationen von Sekundendauer oder länger einwirkende Kälteanwendungen.

Als Kältetrager eignen sich einfache Behelfe:

- Im nassen Zustand tiefgefrorene Frotteetücher,
- Eiswürfel aus dem Tiefkühlfach (beides vor allem für den Heimgebrauch des Patienten)
- vorgefertigte Packungen verschiedener Größe mit synthetischen, peloidartigen Substanzen (Kryopac u.a.m.), die trotz Tiefkühlung formbar bleiben,
- Vereisungssprays.

Zur Aufbereitung der Frotteetücher als Kälteträger wäre anzumerken, daß es am günstigsten ist, zum Anfeuchten der Tücher nicht normales Wasser, sondern eine hochprozentige (etwa 20%) Kochsalzlösung zu verwenden und die Tücher anschließend, zusammengefaltet auf die notwendige Größe, für ca. 30 bis 40 Minuten im Tiefkühlfach einfrieren zu lassen. Solcherart vorbereitete Kryotücher bleiben für das Anmodellieren an die betroffene Körperregion besser formbar, besonders dann, wenn man sie nach dem Herausnehmen aus der Kühlanlage kurz mit kaltem Wasser übergießt.

Bei der Applikation selbst ist darauf zu achten, daß der zu behandelnde Abschnitt nicht vorunterkühlt ist und unbehandelte Körperregionen nässe- und kältegeschützt bleiben, ein Ratschlag, der auch für den Behandler (Handschuh, Abdecktücher) Gültigkeit besitzt und selbstverständlich bei allen kryotherapeutischen Anwendungen Beachtung finden sollte. Bei empfindlicher Haut ist es empfehlenswert, die Behandlungsregion vor der Eisanwendung mit einem Hautöl zu schützen. *Tabelle 3* gibt einen kursorischen Überblick über kryotherapeutische Anwendungen und ihren Indikationsbereich. Die darin enthaltenen Angaben zur Applikationsdauer dürfen nur als ungefähre Anhaltspunkte gewertet werden. In allen Fällen ist die Eisbehandlung bei ausreichender Analgesierung, genauso aber bei Anzeichen einer schmerzhaften Reizung, zu unterbrechen.

Die Hydrotherapie

Der therapeutische Einsatz von Wasser verschiedener Temperatur kann mannigfaltig variiert werden. Teil- oder Ganzanwendungen in Form von Bädern, Güssen, Packungen, Waschungen und Wickeln sind bekannt, und einige dieser Methoden bewähren sich auch

Tab. 3: Kryotherapeutische Anwendungen

Indikationen	Kurzzeitanwendung 10–20 sec	Langzeitanwendung 2–15 min
Chronische Polyarthitis	–	Frotteetuchpackungen 5–15 min
Aktivierte Arthrosen, akute Gelenkschmerzen	–	Frotteetuchpackungen oder Kryobeutel 5 min
Postoperative oder posttraumatische Gelenkskontrakturen	–	Kryobeutel bis 30 min und intermittierende Übungsbehandlung
Frozen shoulder	Zur Selbstbehandlung von Schmerzattacken Frotteetuchapplikation von 10–20 sec	Kryobeutel 5–10 min, leichte Übungsbehandlung
Akute Lumbalsyndrome	Zur Selbstbehandlung von Schmerzattacken Frotteetuchapplikation von 10–20 sec	Eiswürfelmassage der Muskelverspannungen 5–10 min
Akute Zervikalsyndrome	Zur Selbstbehandlung von Schmerzattacken Frotteetuchapplikation von 10–20 sec	Eiswürfelmassage der Schmerzregion 3–5 min, Mobilisationsbehandlung über die freie Bewegungsrichtung
Pseudoradikuläre Syndrome	Vereisungsspray und anschließende Isometrics	Eiswürfelmassage der Projektionszone 5 min
Triggerpunkte	Vereisungsspray und anschließende Isometrics	–
Myotendinosen	Zur Selbstbehandlung von Schmerzattacken Frotteetuchapplikation von 10–20 sec	Kryobeutel 5 min, leichte intermittierende Dehnungen
Zerrungen, Prellungen	Wiederholte Eiswassertauchbäder 20–30 sec (Sprung- und Handgelenk, Finger- und Zehengelenke)	Eiswürfelmassage, Kryobeutel 5–15 min (große Gelenke, Wirbelsäule)

Die Kontraindikationen der Kryotherapie wurden bereits in einem früheren Kapitel angeführt.

als reflextherapeutisches Remedium adjuvans bei Störungen des Bewegungsapparates. Allgemein gesehen müssen für hydrotherapeutische Anwendungen bestimmte Kriterien beachtet werden (*Brüggemann* u. Mitarb.), wobei auch für den Bewegungsapparat folgende Punkte im Vordergrund stehen:

● Keine Kälteanwendungen an kalten Körperregionen,
● Ausnützung konsensueller Reaktionen durch den Behandlungsbeginn an nicht betroffenen Körperteilen,
● mit kleinen Reizen beginnen, langsame Reizsteigerung,
● Berücksichtigung des zirkadianen Rhythmus der Thermoregulation (Crescendo von drei bis 15 Uhr, Decrescendo von 15 bis drei Uhr),
● gegenrhythmische Anwendungen wirken reizverstärkend,
● Kaltanwendungen sollten stets kurz sein, Warmanwendungen länger (kalt für Sekunden, warm für Minuten).

Bei Beachtung dieser Vorbedingungen und entsprechender Patientenaufklärung eignen sich einige der anschließend beschriebenen Methoden durchaus zur Selbstbehandlung für den Patienten, etwa um ärztliche Behandlungsintervalle sinnvoll auszunützen und/ oder zu überbrücken.

Peloidanwendungen (Moor, Fango, Lehm)

Peloide sind natürliche Substanzen, die mit Wasser vermischt als Packungen oder Bäder Verwendung finden, wobei die Konsistenz vom Wassergehalt abhängt. Zur entsprechenden Aufbereitung eignen sich Moore, Schlamm oder Lehm.

In Zusammenhang mit reflextherapeutischen Überlegungen kommen speziell Lokalanwendungen in Form von Packungen bei chronischen Gelenkbeschwerden in Frage, ferner auch Moorbäder, und zwar dann, wenn allgemein umstimmende aktivierende Effekte erwünscht sind.

Für beide Anwendungsarten gibt es industriell vorgefertigte Zubereitungsformen, die lediglich mit heißem Wasser getränkt oder dem Badewasser beigefügt werden müssen. Für beide Applikationen gilt auch ein Cave bei Akutsyndromen. Moorbäder beeinflussen zudem, und das sollte stets berücksichtigt

werden, deutlich Herz und Kreislauf (Entleerung der Blutdepots mit Anstieg der zirkulierenden Blutmenge und Erhöhung des Schlag- und Minutenvolumens des Herzens), weswegen sie bei Kardiopathien und stärkeren Hypertonien kontraindiziert sind. Die ebenfalls durch Moorbäder häufig auslösbaren starken Reizreaktionen lassen es auch ratsam erscheinen, zumindest bei ambulanter Anwendung, nur zwei bis höchstens drei Bäder pro Woche zu verordnen.

Bei akuten Gelenkbeschwerden läßt sich aus der Reihe der Peloide Lehm in Form von kalten Lehmumschlägen verwenden, die Entzündungswärme gut abziehen. Sie bleiben so lange aufgelegt, wie sie kalt sind, was durchschnittlich ca. 20 Minuten dauern dürfte. Mehrmalige tägliche Umschläge helfen Akutsituationen überbrücken.

Kneippmethoden

Aus dem großen Angebot hydrotherapeutischer Verfahren eignen sich zur ergänzenden Selbstbehandlung auch einige Techniken der Kneippmethode. Angesprochen werden damit eigentlich nur wenige der reflektorisch gut wirksamen Kaltwasserapplikationen aus einer Menge von über 130 in der Kneipptherapie bekannten Anwendungsmöglichkeiten des Wassers. Es hieße nahezu die Lehre des Pfarrers *Kneipp* (1821–1897) abwerten, erwähnte man nicht zumindest, daß seine Anweisungen nicht nur die Wasserbehandlung betrafen, sondern viel ganzheitlicher ausgerichtet waren und Diätetik, Gymnastik (im Sinne natürlicher Bewegungsbetätigung), Anweisungen zur vernünftigen Lebensführung und den therapeutischen Gebrauch verschiedener Heilpflanzen umfaßten. Am bekanntesten und, fast möchte man sagen, als Synonym seines Namens stehend, sind die von ihm empfohlenen und mit bestimmten Indikationen versehenen Kaltwasseranwendungen, speziell die Güsse.

Güsse stellen Behandlungen mit bewegtem Wasser dar, das fast drucklos appliziert wird und den ausgewählten Körperteil kurzzeitig mit einem dünnen, kalten Wassermantel umhüllt. Die ursprüngliche Anwendungstechnik mittels Gießkannen wird heute durch einen an den Kaltwasserhahn angeschlossenen Schlauch ersetzt. Dieser sollte einen Durchmesser von zwei Zentimetern besitzen und mindestens zwei Meter lang sein. Um den erwünschten niederen Wasserdruck zu erreichen, wird der Schlauch senkrecht mit der Mündung nach oben gehalten und der Hahn nur so weit aufgedreht, bis das Wasser handbreit über das Schlauchende überquillt. Beim Guß selbst sollte das Schlauchende in ungefähr zehn Zentimeter Abstand von der behandelten Körperregion geführt werden. Die Dauer des Gusses richtet sich nach der Reaktion, die in einer Gefäßerweiterung mit sichtbarer Hautrötung und subjektiver Wärmeangabe des Patienten besteht. Im allgemeinen dauert es bis zum Auftreten dieser reaktiven Erscheinungen je nach Gußart ein bis zwei Minuten. Auch hier gilt natürlich als Vorbedingung: Kaltes Wasser nur auf warme Körperteile.

Die angestrebte Normalisierung der Gefäßreaktion erfordert wiederholte Anwendungen und beginnt meistens erst nach 14tägiger bis dreiwöchiger Kurdauer.

> Kneipp-Kaltwassermethoden sollten vor allem dann zur Stabilisierung eingesetzt werden, wenn Abkühlungsreize (Kälte, Zugluft) Rezidive bewirken

Die Indikation für Kneippgüsse ist immer dann gegeben, wenn die gestörte Durchblutung das bestehende Störungsbild maßgeblich mitbestimmt bzw. wenn Unterkühlung in auffälliger Weise Rezidive auslöst. Im letzteren Falle ist einschleichendes, reizarmes Vorgehen besonders wichtig, und der Therapieplan muß unter strikter Vermeidung paradoxer Kältereaktionen einen langsamen Aufbau vorsehen. Dazu eignet sich als erstes zum Beispiel das morgendliche Tau- oder Wassertreten vorzüglich. Wenn weder taufrisches Gras noch Bach oder Tretbecken vorhanden sind, genügt die gut knöchelhoch mit kaltem Wasser gefüllte Badewanne. Der Tretvorgang im kalten Wasser erfolgt bis zum Auftreten der schon beschriebenen Reaktionen. Anschließend sollen die Füße nur abgestreift, trockene Strümpfe angezogen und für reichlich Bewegung gesorgt werden. Diese Anordnung gilt sinngemäß für die meisten Kaltwasseranwendungen, lediglich nach großflächigen Applikationen oder Ganzkörperanwendungen empfiehlt sich eine anschließende Liegeperiode bei gut zugedecktem Körper.

Als nächster Therapieschritt kommt ein sogenannter Kneiguß in Frage. Der Gießvorgang beginnt an der Kleinzehenseite des rechten Fußes und setzt sich rückwärts über die Wade aufsteigend bis knapp über die Kniekehle fort. Hier läßt man das Wasser einige Sekunden einwirken, führt den Schlauch an der inneren Wadenseite abwärts bis zum Knöchel und wiederholt den ganzen Vorgang am linken Bein. Dann dreht sich der Patient um und die Gießprozedur wird in analoger Weise vorne bis über die Kniescheibe hinaufreichend, wiederum zuerst rechts und dann links ausgeführt. Als Indikation dieser Gußform ist neben dem Kaltwassergewöhnungsaufbau vor allem die Varikose zu nennen. Kombinationsformen von Gonarthrose und Varikose, wie sie häufig zu beobachten sind, sprechen ebenfalls auf Kniegüsse günstig an, genauso wie statische Fußbeschwerden und allgemeine Beinmüdigkeit.

Der Schenkelguß stellt die Fortsetzungsbehandlung dar. Die Gußausführung entspricht dem Knieguß, nur wird der Wassermantel rückwärts nicht nur bis zur Kniekehle, sondern bis über das Gesäß und vorne bis zur Leiste geführt.

Der Rückenguß gilt als einer der reizstärksten Güsse und sollte daher erst nach Absolvierung einer entsprechenden und schon beschriebenen Aufbaubehandlung in das Therapieprogramm aufgenommen werden. Die Gießfolge startet mit einer Kurzausführung des Schenkelgusses und beginnt dann an der rechten Hand, von wo der Guß bis zur Schulter aufsteigt, in Schulterhöhe kurz verharrt, aber so, daß der Wassermantel nur über die rechte Rückenhälfte und nicht vorne über die Brust abfließt, dann paravertebral rechts bis zum Gesäß absteigt, zur linken Hand führt und den gleichen Ablauf spiegelbildlich wiederholt.

Der Vollguß stellt im Grunde nur mehr eine Erweiterung des eben vorgestellten Rückengusses dar. Ergänzend werden Arme und Oberkörper auch von vorne in analoger Weise zuerst rechts und dann links begossen. In Schulterhöhe kann beim Vollguß der Wassermantel sowohl bei der rückwärtigen als auch der vorderen Gießung die Schulter voll überfließen und somit Rücken und Brustgegend erfassen (Abb. 7).

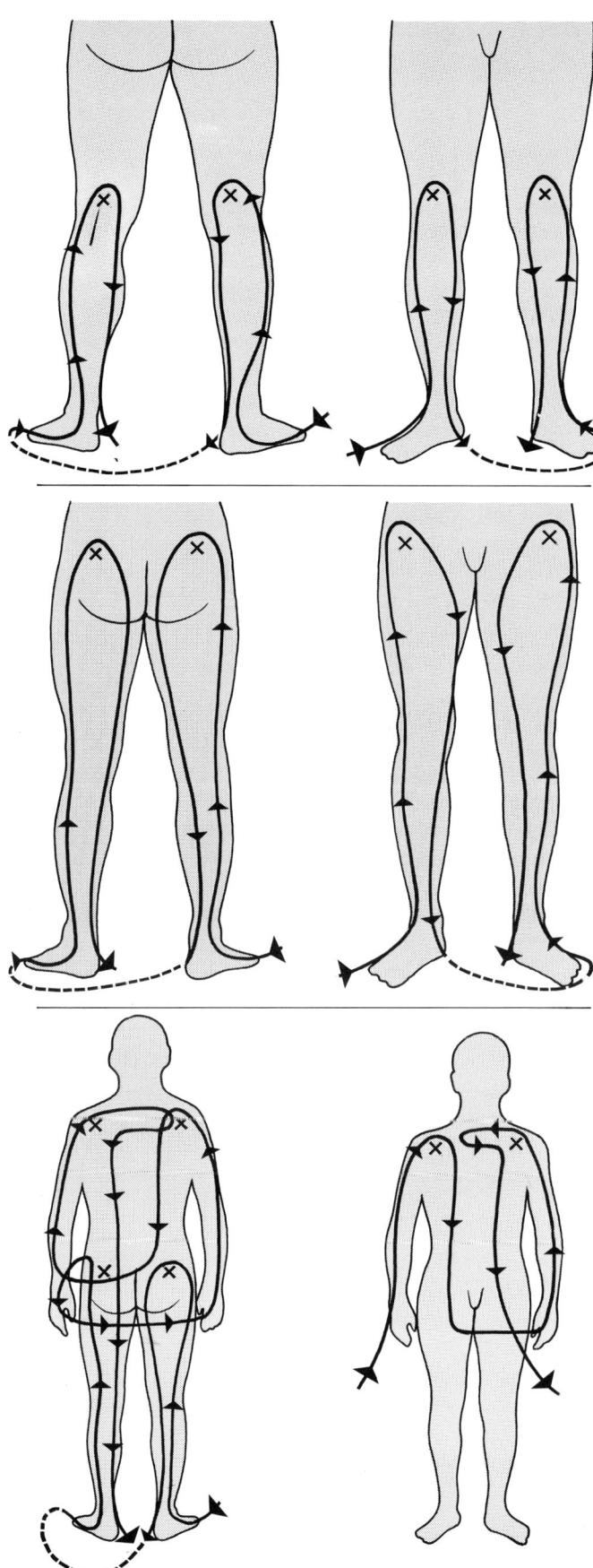

Abb. 7   Gießvorgang bei
Kneippgüssen
Von oben nach unten:
Knieguß, Schenkelguß,
Rücken- und Vollguß.

Rücken- und Vollguß wirken außer ihrer starken allgemeinen Zirkulationsanregung tonisierend, was ergänzend zu heilgmnastischen Maßnahmen bei Haltungsschäden verwertbar ist.

Das Überwärmungsbad

Abschließend zu den hydrotherapeutischen Verfahren wird noch das in der Reizintensitätsskala den Spitzenplatz einnehmende Überwärmungsbad nach *Schlenz* vorgestellt. Speziell dann, wenn beim chronisch Kranken nach langer Erkrankungsdauer eine gewisse Regulationserstarrung eingetreten ist, das Krankheitsbild sozusagen festgefahren erscheint und sonst bewährte reflextherapeutische Maßnahmen nicht mehr greifen, ist es Zeit, an den Einsatz des Überwärmungsbades zu denken. Die Wirkung dieser Methode beruht auf der Erhöhung der Körpertemperatur, die sich der Temperatur des Badewassers anpaßt. Wie weitgehend sich die Steigerung der Körpertemperatur auf Krankheit und Heilung auswirkt, haben schon die Ärzte des Altertums erkannt und *Parmenides* hat dazu enthusiastisch angemerkt: »Gebt mir die Macht, Fieber zu erzeugen, und ich heile jede Krankheit.«

Der diesbezügliche Wert des Überwärmungsbades darf, auch ohne Überschwang betrachtet, ebenfalls als hoch eingestuft werden. Als gedankliche Korrektur zum Fieberbegriff ist jedoch zu erwähnen, daß die mit der Überwärmung ansteigende Körpertemperatur nicht gleichbedeutend mit künstlich erzeugtem Fieber ist. Dieses stellt eine zentrale Irritation des Wärmezentrums dar, Überwärmung aber einen von der Peripherie ausgelösten Temperaturanstieg bei normaler Reaktionsmöglichkeit der Wärmeregulationsmechanismen. Überwärmung ist somit steuerbar, künstliches Fieber nicht und deshalb weniger empfehlenswert. Der thematisch interessierende Indikationsbereich des Überwärmungsbades umfaßt alle chronisch ablaufenden, dem rheumatischen Formenkreis zugehörigen Erkrankungen. Dabei hat es sich bewährt, die Körpertemperatur auf einen Wert von ca. 38,5 Grad zu erhöhen, eine Badedauer von einer Stunde einzuhalten und anschließend den erreichten Temperaturanstieg durch Nachliegen des gut eingepackten Patienten eine weitere Stunde aufrecht-

zuerhalten. Wichtig ist ebenfalls, daß die Überwärmungsbäder dem Zirkadianrhythmus der Temperatursteuerung angepaßt werden, das heißt, in die Crescendophase (vormittags) fallen.

> Das Überwärmungsbad gehört in die Überlegungen zur Therapie des chronisch Kranken

Bezüglich der Anwendungstechnik gelten folgende Regeln: Um eine entspannte Lage des Patienten im Bade zu erreichen, sollte die Badewanne nicht zu kurz sein. Eine Länge von 180 cm gilt als ausreichend. Die Temperatur des Badewassers liegt beim Badebeginn auf Körperniveau, also bei ungefähr 36 bis 37 Grad. Durch allmähliches Zufließenlassen von heißem Wasser wird die Badetemperatur dann langsam gesteigert. Nach ca. 15 Minuten paßt sich die Körpertemperatur der des Wassers an und liegt im Schnitt 0,5 Grad Celsius darunter, das heißt, die Wassertemperatur muß ein Niveau von rund 39 Grad erreichen und dieses halten. Das Konstanthalten der Temperatur wird durch Abdecken der Wanne erleichtert. Der Patient soll so tief eingetaucht liegen, daß praktisch nur das Gesicht aus dem Wasser ragt. Dazu ist es erforderlich, den Kopf durch einen an den Wannenrändern befestigten Gurt unter dem Hinterhaupt abzustützen. Überhaupt können während der ersten zwei bis drei Bäder bei empfindlichen Patienten Badebeschwerden auftreten, die sich in Herzklopfen und/oder Beklemmungsgefühlen äußern. Kurzzeitiges Aufsetzenlassen des Patienten und Verabreichung von warmem Kräutertee oder einigen Tropfen Tinct. Valeriana bringt die Beschwerden rasch zum Schwinden. Günstig ist es auch, nach halber Badedauer den Körper im Wasser abzubürsten, was den Vorteil hat, daß die Schweißausscheidung zusätzlich angeregt und der Kreislauf entlastet wird. Das Heraussteigen aus dem Bade muß langsam geschehen, um orthostatische Reaktionen gering zu halten. Der sofort mit einem vorgewärmten großen Frotteetuch eingehüllte Patient soll sich gleich ins bereitgestellte Ruhebett legen, wo er mit mehreren Decken gut eingepackt wird. Der Kopf sollte ebenfalls, ausgenommen das Gesicht, eingehüllt werden. Das einstündige Nachschwitzen beendet man am besten durch eine abschließende laue Abwaschung und ein kurzes Tauchbad im lauwarmen Wasser (30 Grad Celsius). Anschließend ist eine weitere Stunde Bettruhe angezeigt.

Selbstverständlich erfordern nicht nur der Allgemeinzustand des Patienten, sondern ebenso Körpertemperatur und Pulsverhalten während des Gesamtverlaufes häufige Kontrollen. Die Temperaturmessung erfolgt sublingual, und es empfiehlt sich, eine Temperaturkurve aufzuzeichnen, um die Reaktionen der aufeinanderfolgenden Überwärmungen beurteilen zu können. Auch bei guter Verträglichkeit erscheint es ratsam, die bei Überwärmungsbädern lange nachklingenden Reaktionen zu bedenken und höchstens drei Bäder pro Woche zu verordnen. Ausgenommen von dieser Regel sind nur verzögert reagierende Patienten, die zu Anfang der Bäderserie keine oder nur eine ungenügende Temperaturerhöhung produzieren. Hier kann bis zum Auftreten der angestrebten Reaktion auch ein täglicher Überwärmungsdurchgang zur Ausführung kommen. Nach *Schlenz* läßt sich die Intensität des Bades durch den Zusatz abgekochter Kräuter steigern, und er empfiehlt dazu, Birkenblätter, Schafgarbe, Arnika oder die üblichen Heublumen, also Badezusätze, die als »Rheumamittel« ohnehin bekannt sind.

Kontraindikationen

Kontraindikationen sind zu beachten, sie werden speziell dann gegeben sein, wenn die Herz-Kreislauf-Verhältnisse entsprechende Vorsicht gebieten.

6.2 Elektrotherapeutische Verfahren

Elektrizität kann durchaus als körpereigenes Agens betrachtet werden, denn eine Reihe biologischer Funktionen beruhen auf elektrischen Vorgängen. Im diagnostischen Bereich lassen deren abgeleitete Strombilder Rückschlüsse auf normales oder gestörtes Systemverhalten zu (EKG, EEG, EMG u.a.m.). Therapeutische Anwendungen der Elektrizität, die von außen über die Haut erfolgen, interferieren also schon primär mit inneren, bioe-lektrischen Abläufen, wobei das Wirkungsspektrum von den physikalischen Größen der zugeführten Stromformen abhängt.

Prinzipiell wäre hier noch anzufügen, daß elektrische Reize unmittelbarer in die Kette der zur Erregung führenden Vorgänge eingreifen, mithin in reflektorische Abläufe, als jeder andere virtuelle Reiz.

Diadynamische Ströme

Eine Reihe verschiedener Elektrotherapieverfahren sind lange bekannt und gehören zum Standardprogramm physikalischer Behandlungen. Als ältestes und in der ursprünglichen Applikationsweise kaum mehr eingesetztes Verfahren ist der Einsatz des unveränderten galvanischen Stromes zu nennen. Dabei wird ein kontinuierlich fließender Gleichstrom über Metallelektroden und flüssigkeitsgetränkte Unterlagen oder mittels Zellen- und Vollbädern eingebracht. Durch unterschiedliche Polung der Elektroden läßt sich der therapeutische Effekt variieren: Die Anode wirkt analgetisch, die Kathode reizsetzend. Moderne Gleichstrombehandlungen werden jedoch meist mit impulsförmig ablaufenden Strömen ausgeführt. Die bekanntesten hierzu verwandten Stromformen sind die sogenannten diadynamischen Ströme nach *Bernard,* das sind aus Wechselstrom gewonnene sinusoidale Gleichstromimpulse mit Variationen des Strombildes über Impulse von 50 und 100 Hz und verschiedener Pausendauer (10 msec bis 1 sec), wobei sich den einzelnen Impulsvarianten bestimmte Indikationen zuordnen lassen.

Für die Behandlung des Bewegungsapparates aus reflextherapeutischer Sicht kommen vor allem die Variante CP, eine im Sekundentakt wechselnde 100-Hz- und 50-Hz-Impulsfolge, sowie die Variante LP, bei der eine kurze 50-Hz-Periode mit einem längeren geschwellten 100-Hz-Abschnitt wechselt, in Frage.

Den permanenten 100-Hz-Impulsen (Variante DF) wird eine spezielle sympathikusdämpfende Wirkung zugeschrieben und diese Stromform zur Elektroblockade des Ganglion stellare empfohlen *(Abb. 8).*

Der Ultrareizstrom nach Träbert

Von *Träbert* wurde ein als Ultrareizstrom bezeichnetes Strombild angegeben, das sich aus Rechteckimpulsen von 2 msec und Pausen von 5 msec ergibt, was einer Frequenz von ungefähr 140 Hz entspricht. Diese Stromform bewirkt in behandelten Muskelgebieten sogenannte wogende Kontraktionen, so daß mit dem elektrotherapeutischen Reiz auch eine Massagewirkung verbunden ist. Diese Behandlungsart ermöglicht, zitiert nach *Wiedmer,* »maximale Stromstärken ohne nennenswerte Schmerzbelästigung sowie optimale Ergebnisse bezüglich der Schmerzbefreiung bei geringer Sitzungszahl«.

Die im Handel erhältlichen Geräte sind sozusagen vorprogrammiert und liefern die gewünschte Impulsfolge auf Tastendruck. Darüberhinaus ist es auch möglich, jede einzelne Strombildvariante mit konstantem Gleichstrom aus einem zweiten Stromkreis zu unterlegen und so durch entsprechende Polung die Wirkung im erwähnten Sinne zu steuern.

Schon aus diesen wenigen Details läßt sich entnehmen, daß die Frequenzen des Therapiestromes eine wichtige Rolle spielen; vorwegnehmend kann dazu gesagt werden, daß nur sogenannte niederfrequente Stromformen die gewünschte Wirkung erbringen. Es erhebt sich dabei die Frage, welche Veränderungen biologischer Abläufe durch niederfrequente Therapieströme zu verzeichnen bzw. bekannt sind. Von der reflextherapeutischen Warte interessiert der analgetische Effekt zweifelsohne am meisten. Aussagen dazu stehen aber, und das klang schon im Schmerzkapitel an, zumindest zum Teil im hypothetischen Raum. Zusammenfassend

Stromform (Stromqualität)

DF =
»disphasé fixe«
50-Hz-Wechselstrom, vollweggleichgerichtet

MF =
»monophasé fixe«
50-Hz-Wechselstrom, einweggleichgerichtet

CP =
»modulé en courtes périodes«
Stromformen MF und DF ohne Zwischenpause abwechselnd eingeschaltet

LP =
»modulé en courtes périodes«
Stromform MF, gemischt mit einer zweiten Stromform MF, die um eine Phase verschoben ist und geschwellt wird

RS =
»rythme syncopé«
Stromform MF mit eingeschalteten Pausen

Gleichstrom

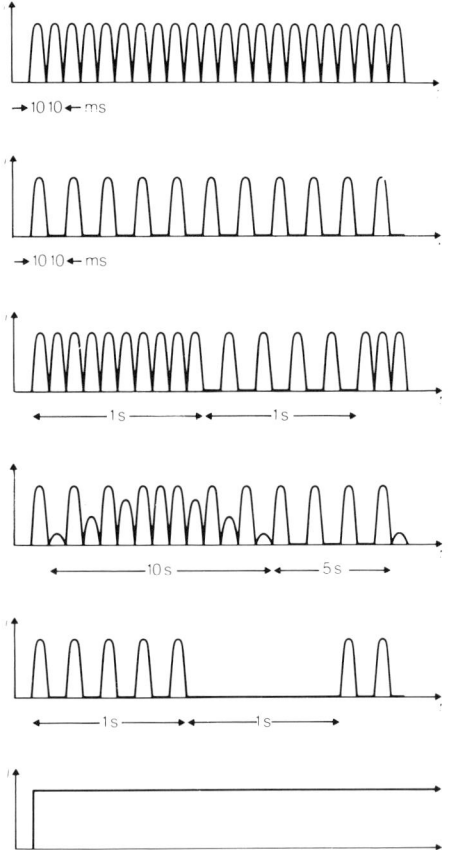

Abb. 8 Strombilder der diadynamischen Ströme
Die Indikationen für die einzelnen Stromformen sind im Text erwähnt.

kann man annehmen, daß durch die Elektrotherapie einerseits zentrale Schaltebenen des thalamischen Trakts mit einer Stimulierung von Endorphinen und Enkephalin angesprochen werden, andererseits im Bereich des ersten Neurons, bzw. bei den Umschaltstellen im Hinterhorn des Rückenmarks, eine Beeinflussung der Schmerzmechanismen wahrscheinlich ist. Nach jüngsten Ausführungen sollen die therapeutischen Stromimpulse die phasenartig summierten Schmerzimpulse wieder in zeitlich getrennte Aktionspotentiale zerlegen, das heißt, über die Änderung des Afferenzmusters die pathologische Größe des Signals reduzieren, bzw. wieder in den Toleranzbereich zurückführen. Diskutiert wird natürlich in diesem Zusammenhang auch die Gate-control-Theorie und das »Schließen des Tores« über entsprechende elektrotherapeutisch ausgelöste Afferenzen. Des weiteren ist anzunehmen, daß die Entlastung des Hinterhorns von nozizeptiven Reizen auch die Sympathikusaktivierung bremst und somit Durchblutung und Trophik des Schmerzareals günstig beeinflußt.

Die mit der elektrotherapeutisch ausgelösten Regulationsberuhigung mitlaufende muskuläre Tonusabsenkung stellt einen weiteren wichtigen Effekt bei der Behandlung von Störungen des Bewegungsapparates dar.

Interferenzstromtherapie

Um die bei der reinen Niederfrequenztherapie gegebene Hautbelastung und eventuelle Gewebsschädigungen im Bereiche von metallischen Fremdkörpern zu vermeiden, werden auch mittelfrequente Wechselströme konstanter Amplitude zu Therapiezwecken verwendet. Sie reduzieren die kapazitiven Widerstände der Haut auf etwa 1/100 des Wertes für Niederfrequenzen. Um im Behandlungsgebiet die notwendige Effizienz zu erzielen, die ja, wie herausgestellt wurde, an Niederfrequenzen gebunden ist, werden zwei getrennte mittelfrequente Wechselströme über gekreuzt angelegte Elektrodenpaare zugeführt. Die Frequenzen der beiden Ströme unterscheiden sich um einen niederfrequenten Betrag, der zwischen 0 und 100 liegt. Die Superposition der beiden frequenzdifferenten Ströme läßt dann im Kreuzungsgebiet einen neuen Strom entstehen, dessen Interferenzfrequenz dem Frequenzunterschied der beiden ursprünglichen Ströme entspricht. Diese Stromform wird deshalb auch als Interferenzstrom bezeichnet. Bei der Interferenzstrombehandlung ist daher die korrekte Elektrodensetzung für den Erfolg ganz besonders entscheidend. Die Elektrodenpositionen müssen dabei so gewählt werden, daß sich die Stromkreuzungsstelle mit der therapeutisch wirksamen niederfrequenten Interferenz und die Schmerzregion genau decken.

Der Indikationsbereich der geschilderten Elektrotherapieverfahren ist sehr weit gesteckt. Er umfaßt praktisch alle Schmerzsyndrome des Bewegungsapparates. Für welche Stromformen man sich entscheidet, hängt zum Teil sicherlich vom persönlichen Vertrautsein mit einzelnen Gerätetypen und von empirischen Aspekten ab. Wenn hier dennoch Empfehlungen gebracht werden, so sind diese ebenfalls so zu verstehen. Cum grano salis läßt sich dazu sagen, daß Schmerzsyndrome großer Gelenke (Schulter, Hüfte, Kniegelenk) auf Interferenzstrombehandlungen besonders gut reagieren, pseudoradikuläre und radikuläre Sensationen, aber auch posttraumatische Irritationen scheinbar besser auf diadynamische Stromformen ansprechen.

Transkutane elektrische Nervenstimulation zur Selbstbehandlung (TENS)

Für den Selbstgebrauch des Patienten gibt es, wie schon ausgeführt wurde, handliche Taschengeräte, die bei chronischen schwer erträglichen Schmerzzuständen dem Patienten empfohlen werden können, aber nur dann, wenn sich bei Probebehandlungen herausgestellt hat, daß damit zufriedenstellende oder zumindest eine gewisse Zeit anhaltende Schmerzerleichterungen erreichbar sind. Die Elektroden werden bei dieser *transkutanen elektrischen Nervenstimulation* (TENS) entweder im Schmerzgebiet, im Verlauf peripherer Nerven, oder paravertebral segmententsprechend angebracht. Dabei wird eine Stromdosierung gewählt, die ein Kribbeln auslöst, das zwar nicht schmerzhaft sein darf, die bestehenden Schmerzen aber überlagern muß. Um Adaptationseffekte an die TENS und ein damit verbundenes Nachlassen der Wirkung zu verhindern oder zumindest zu verzögern, sollten bei den empfohlenen Geräten Frequenzamplitude und Behandlungsdauer regelbar sein.

Kontraindikationen

Kontraindikationen zur Elektrotherapie gibt es nur wenige. Von elektrotherapeutischen Verfahren absolut auszuschließen sind nur Patienten, die Herzschrittmacher tragen. Ebenfalls als Kontraindikation ist die aktive Organtuberkulose zu betrachten. Nach *Wolff* sollte bei Mangel an ionisiertem Kalzium im Organismus eine Elektrotherapie nur bei gleichzeitiger intravenöser Kalziumverabreichung vorgenommen werden. Als relative Kontraindikationen wären noch übermäßige Stromempfindlichkeit, psychische Abwehrreaktionen und dermatologische Prozesse im Behandlungsgebiet zu erwähnen.

6.3 Die therapeutische Anwendung der Lokalanästhetika

Die historische Entwicklung

Die Geschichte der Anwendung lokalanästhetischer Substanzen hat ihre Vorläufer in der Kokainära des 19. Jahrhunderts. Kurioserweise gingen erste unbewußte Anregungen dazu von *Siegmund Freud,* dem Wiener Psychoanalytiker aus, der allerdings Kokain als Analeptikum und Antidepressivum einsetzen wollte und bei einem Selbstversuch (1883) eine anästhesierende Wirkung im Bereiche der Mundschleimhäute notierte. Diese Beobachtung teilte er dem damals ebenfalls in Wien tätigen Ophthalmologen *Karl Koller* mit, der darauf aufbauend nach entsprechenden Vorversuchen noch im gleichen Jahr die erste Staroperation in lokaler Kokainbetäubung erfolgreich ausführte. Danach ging es Schlag auf Schlag. *Halsted* in New York entwickelte die erste Leitungsanästhesie, *Carl Ludwig Schleich* in Berlin verschiedene Techniken der Infiltrationsanästhesie und *Bier* (1898) die Lumbalanästhesie. Zuvor hatte schon der amerikanische Neurologe *Corning* versucht, durch interspinale Kokain-Injektionen spinale Reizzustände

verschiedener Ursachen zu behandeln und war somit wahrscheinlich der erste Anwender eines Lokalanästhetikums zu therapeutischen Zwecken.

Dann kamen Rückschläge. Die anfänglich viel zu konzentriert verwendeten 25%igen Kokainlösungen erwiesen sich als toxisch und zeitigten zahlreiche Vergiftungen, Todesfälle sowie Süchtigkeit, und es bedurfte erst der Arbeiten des Pariser Chirurgen *Reclus,* um zu erkennen, daß schon mit halbprozentigen Kokainlösungen auszukommen sei. Er rettete damit die Anwendung der Lokalanästhetika vor der medizinischen Verbannung. Der endgültige Durchbruch war mit der 1905 erfolgten Einführung des von *Einhorn* entdeckten Novocains gegeben.

Die therapeutische, nichtchirurgische Verwendung der Lokalanästhetika entwickelte sich dann ab etwa 1920, nachdem es *Leriche* gelungen war, Migränepatienten durch Novocainumspritzungen der Arteria temporalis erfolgreich zu behandeln. 1926 veröffentlichte *Mandl* seine Erkenntnisse über paravertebrale Blockaden und 1931 wiederum *Leriche* einen Bericht über das sofortige Verschwinden ausgedehnter Schmerzen nach Infiltration von Operationsnarben.

Auf *Huneke* (1941) geht der Terminus »Sekundenphänomen« zurück, den er für das augenblickliche Sistieren von Fernstörungen bei Behandlung der pathogenen Primärzonen vorschlug, nachdem er erstmals, nach Infiltration einer Osteomyelitiszone an der Tibia, eine sofortige Beschwerdefreiheit im Bereiche einer schmerzhaften Schulter feststellen konnte. In Zusammenarbeit mit seinem Bruder *(F. u. W. Huneke)* wurde aus dieser und weiterer Fallbeobachtungen die sogenannte Neuraltherapie entwickelt und verbreitet.

Ebenfalls 1941 beschrieb *Fenz* die Behandlung rheumatischer Erkrankungen mittels Lokalanästhesie. *Wischniewsky* (1935), *Dittmar* (1949), *Kibler* (1950), *Gross* (1951), *Dosch* (1964) und andere setzten weitere Meilensteine auf diesem kontinuierlichen Wege der Aufwärtsentwicklung und Anerkennung der Methode, die – wie könnte es bei der großen Zahl ihrer Entwickler anders sein – unter den verschiedensten Bezeichnungen gehandelt wird. Als Synonyma für die therapeutische Anwendung der Lokalanästhetika findet man daher auch häufig folgende Bezeichnungen:

- Neuraltherapie,
- Infiltrationstherapie,
- therapeutische Lokalanästhesie,
- Infiltrationsanästhesie,
- Heilanästhesie,
- medizinisch-therapeutische Infiltrationen und sicherlich noch einige mehr.

Im allgemeinen Sprachgebrauch hat sich der von den Brüdern *Huneke* geprägte Terminus Neuraltherapie am weitesten durchgesetzt, wahrscheinlich weil er kurz, prägnant und unspezifisch ist.

Aber gerade letzteres muß als terminologische Schwachstelle betrachtet werden. Mit dem Begriff »neural« verbindet sich eindeutig der Ansatzpunkt Nervensystem, aber ergibt sich dieser nicht auch mit allen anderen Reflextherapien? Die ebenfalls vielfach eingesetzten Bezeichnungen Heilanästhesie oder therapeutische Lokalanästhesie machen bei kritischer Auslegung ebenfalls keine rechte Freude, da die Wirkungsmechanismen der Methode nicht unbedingt mit dem Anästhesieeffekt verknüpft erscheinen und es erwiesen ist, daß Lokalanästhesie auch in subanästhetischer Konzentration reflextherapeutisch wirksam ist. Nicht um ein terminologisches Spektakel aufzuziehen oder eine weitere Bezeichnung zu kreieren, sondern lediglich um der Neutralität willen wird im folgenden nur von einer therapeutischen Anwendung der Lokalanästhetika gesprochen werden, wobei eine Unterteilung in

- Quaddeltherapie,
- topische Injektionen und Infiltrationen in Muskulatur, Sehnen und Bänder,
- intraartikuläre Injektionen und
- therapeutische Blockaden

getroffen wurde.

Bevor die technischen Einzelheiten der aufgelisteten Unterformen zur Sprache kommen können, erscheint es notwendig, die chemischen, pharmakodynamischen und pharmakokinetischen Eigenschaften der Lokalanästhetika vorzustellen.

Die Chemie der Lokalanästhetika

Chemisch lassen sich die meisten der gebräuchlichen Lokalanästhetika in eine von zwei großen Gruppen einreihen:

Para-Aminobenzoesäure-Derivate:
Procain,
Novocain,
Impletol,
Causat u.a.m.

Amidstrukturierte Substanzen:
Lidocain,
Xylocain,
Xylonest
Xyloneural
Scandicain u.a.m.

In verschieden hohem Ausmaß zeigen die Präparate beider Gruppen, außer ihrem lokalanästhetischen Effekt, noch ein breites Wirkungsspektrum. Sie sind:

- kapillarabdichtend,
- antiphlogistisch,
- antihistaminisch,
- antihyperergisch,
- endoanästhetisch.

Diese Eigenschaften wurden durch zahlreiche Untersuchungen abgesichert. Als bekannte Beispiele seien die Unterdrückung der anaphylaktischen Reaktion nach *Shwarzman-Sanarelli* oder des Petzold-Jarisch-Reflexes angeführt.

Die für reflextherapeutische Überlegungen wichtigen pharmakologischen Eigenschaften der Lokalanästhetika zeigen Unterschiede der Einzelpräparate, wobei Gruppengemeinsamkeiten vorliegen. Die Präparate der *Para-Aminobenzoesäure-Abkömmlinge* haben:

- eine kürzere Wirkungsdauer,
- eine geringere Toxizität,
- sie verursachen gelegentlich Allergien,
- der Abbau erfolgt esterhydrolytisch im Serum, aber auch in der Leber, über die Prokainesterase (Serumcholinesterase).

Die *amidstrukturierten Substanzen* zeigen:

- eine längere Wirkungsdauer,
- ein besseres Penetrationsvermögen,
- ein fast völliges Fehlen allergischer Reaktionen,
- eine etwas höhere Toxizität,
- amidstrukturierte Substanzen werden in der Leber durch die Carboxylesterase hydrolysiert und über Monooxygenasen oxidiert und aufgespalten.

Tab. 4			
Parameter	Procain (Impletol®)	Lidocain (Xyloneural®)	
Chem. Struktur	Ester –COOH–	Amid COHN$_2$	
pH-Wert	4,0–4,3	6,6 ± 0,2	Je neutraler die Reaktion, desto weniger schmerzhaft die lokale Applikation
Anteil von Base bei normalem Gewebs-pH von 7,4 (Neumark)	3,1%	24%	Je größer der Anteil der Base, um so besser die Penetration durch die Nervmembran
Anästhetischer Effekt auf markhaltige (Aα, Aβ) und marklose Fasern (Aδ, C) (Fink und Cairns)	zuerst marklose, später markhaltige	beide Qualitäten gleich schnell	Die längerdauernde, dumpfe Schmerzqualität fällt bei Lidocain weg
Latenzzeit	5–10 Min.	< 2 Min.	Alle genannten Eigenschaften bedingen die geringere Schmerzhaftigkeit bei der Anwendung von Lidocain.

Wirkungsspektrum und -mechanismen

Jene Eigenschaften der Lokalanästhetika, die für den therapeutischen Einsatz im Rahmen der Reflextherapie maßgeblich sind, erfordern eine gesonderte Betrachtung. Dazu gibt es eine Reihe von Hypothesen, von denen die der Interaktion mit dem Natriumtransportsystem der neuralen Elemente am besten abgesichert erscheint *(Weidmann, Stämpfli, Hodgkin, Huxley)*. In Kurzform vorgestellt, sollen dabei Lokalanästhetika mit Kalziumionen konkurrieren, die ihrerseits sonst die Natrium- und Kaliumkanäle besetzt halten und solcherart die Ionokinese und verbundene Potentialänderungen bestimmen. Während dabei das Ruhepotential unter dem Einfluß der Lokalanästhetika unbeeinflußt bleibt, werden die durch Reizdepolarisation ausgelösten Erregungsvorgänge über die Abdichtung der Natriumkanäle verhindert. Zusammengefaßt bedeutet dies, daß die Membransensibilisierungen gegen sonst unterschwellige Reize, die bei Verschiebung des Ruhepotentials in Richtung Depolarisation auftreten, durch Lokalanästhetika über eine Absicherung des Schwellenpotentials unterbrochen werden.

Das Schema in *Abbildung 9* zeigt die auch für reflextherapeutische Überlegungen gültige optische Umsetzung der vorgestellten Abläufe.

Bei der Vorstellung der Wirkungsmechanismen der Lokalanästhetika steht des weiteren die Frage zur Beantwortung offen, inwieweit die geschilderten Effekte dosisabhängig sind bzw. welche Einzeldosen unbedenklich eingesetzt werden können.

Immer wieder erlebt man bei Kongreßdiskussionen diesbezügliche Anfragen, und dazu darf gleich eine für alle reflextherapeutischen Anwendungsarten gültige Feststellung vorweggenommen werden. Die für gewöhnlich angegebenen Maximaldosen der Lokalanästhetika liegen um ein Vielfaches über jenen Mengen, die durchschnittlich benötigt werden. Der therapeutische Effekt ist weitgehend dosisunabhängig; selbst kleinste Mengen entfalten die gewünschte Wirkung, allerdings nur dann, wenn die pathogene, reizauslösende Struktur exakt getroffen wird. Bei

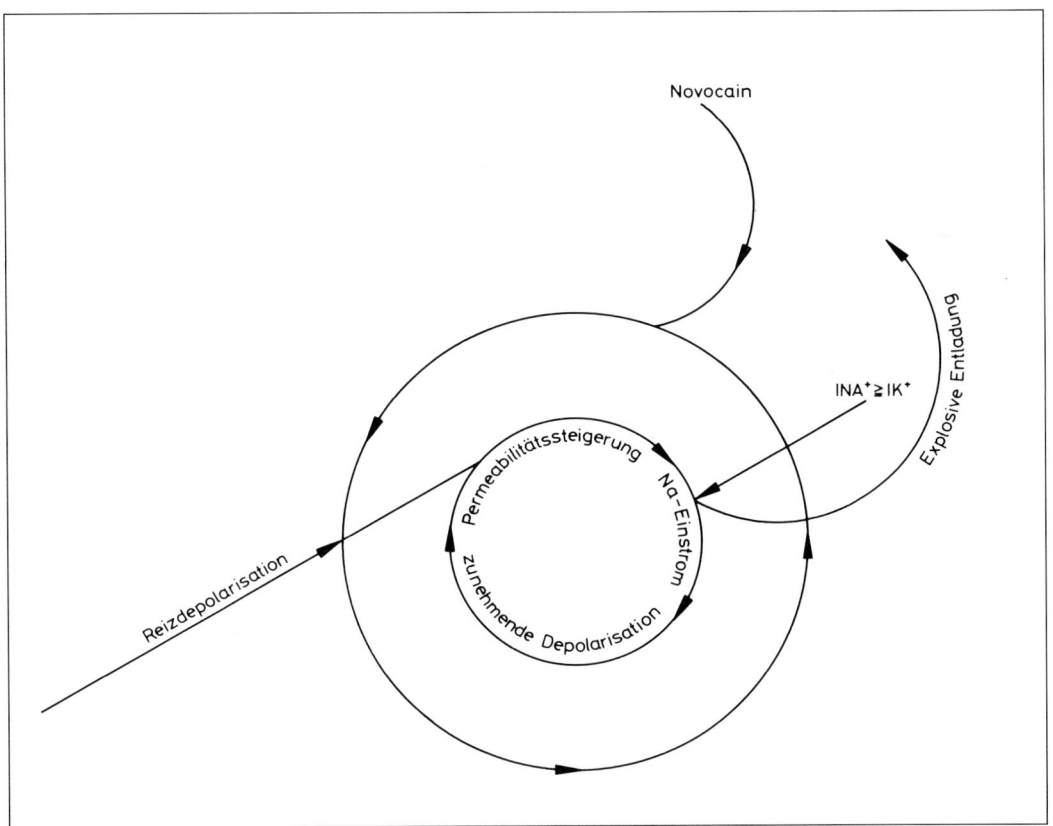

Abb. 9 Die Hauptwirkung der Lokalanästhetika im therapeutischen Bereich liegt in einer Unterbrechung der Reizdepolarisierung und einer Abschirmung gegen ausbrechende Spitzenpotentiale (modifiziert nach *Hodgkin*).

Beherrschung der nachfolgend vorgestellten Einzeltechniken werden in keinem Falle mehr als 10 ml des Lokalanästhetikums benötigt, wobei anzufügen wäre, daß niedrig konzentrierte Präparate ihren Dienst genauso zufriedenstellend erfüllen. Faßt man das über die Wirkungsmodalitäten Gesagte zusammen und versucht daraus die klinische Quintessenz abzuleiten, so ergibt sich, daß Lokalanästhetika, dosisunabhängig, ablaufende Reizreaktionen und sich daraus ergebende Sekundärfolgen blockieren und so dem Organismus die Möglichkeit eröffnen, sein Sollverhalten zurückgewinnen *(Abb. 10)*.

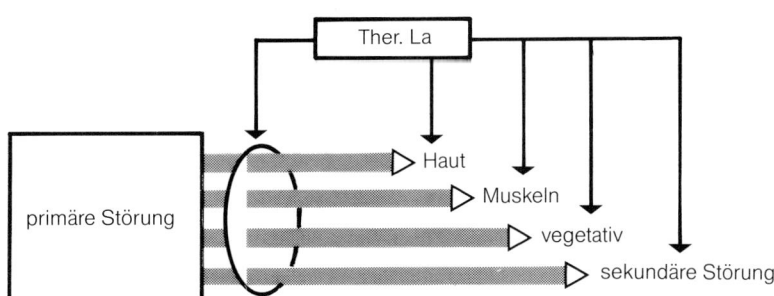

Abb. 10 Mit der Lokalanästhetikatherapie lassen sich primäre und sekundäre Störungen in allen Strukturen des Bewegungsapparates erfassen und vor allem der muskulo-vegetative Circulus vitiosus der Nozireaktion beeinflussen.

Nebenwirkungen und Kontraindikationen

Bei der Präparatewahl zeigt sich eine allgemeine Tendenz zur Bevorzugung amidstrukturierter Substanzen (Xylocain, Scandicain etc.), da bei der postulierten niedrigen Dosierung die geringgradig höhere Toxizität überhaupt nicht ins Gewicht fällt, praktisch nebenwirkungslos gearbeitet werden kann und vor allem keine allergischen Reaktionen zu befürchten sind. Damit erledigt sich gleichzeitig die ebenfalls häufig gestellte Frage: Welche Kontraindikationen müssen bei der therapeutischen Anwendung der Lokalanästhetika bedacht werden? Die Antwort darauf ist bezüglich der pharmakologischen Wirkungen klar und heißt: Für die notwendigen Mengen: keine! Aber auch zu den aus nosologischen Aspekten resultierenden Kontraindikationen kann man sagen: fast keine. Lediglich bei Hämophilie und für unter Antikoagulantien stehende Patienten gilt ein Cave. Tiefe Techniken wie Wurzelblockaden und intraartikuläre Injektionen sind dann kontraindiziert.

Als relative Kontraindikation gilt eine übertriebene Nadelscheu bei entsprechender psychischer Grundsituation. Die gar nicht seltenen Nadelstichreaktionen vegetativer Art, vom leichten Schwindel bis zum echten Kollaps, lassen sich bei entsprechender Patientenführung beherrschen und stellen keine Kontraindikation dar.

Teils nach bestehenden Aufzeichnungen, teils nach vorsichtigen Schätzungen haben die Autoren dieses Buches im Laufe ihrer reflextherapeutischen Lokalanästhetikaanwendungen in den letzten zwanzig Jahren ungefähr 250000 Injektionen der verschiedensten Techniken vorgenommen und dabei keine wirklich ernste Komplikation erlebt. Auf die bei einzelnen Anwendungsarten eventuell auftretenden Nebenwirkungen wird an entsprechender Stelle verwiesen werden.

Komplikationen der TLA

Allergische Reaktionen

Anaphylaktischer Schock

Vegetative Reaktionen (Kollaps-Nadelstich!, Schwindel)

Lokalreaktionen (bei Injekt. in musk. u. ligam. Insertionen)

Verletzung neuraler Elemente (langdauernde Dysästhesien)

Nachblutung (cave! bei Antikoagulantientherapie)

Pneumothorax (thorakale Techniken, Stellatumblock.)

Nur der Vollständigkeit halber sollen die bei Überdosierung oder Unverträglichkeit möglichen Komplikationen und die entsprechenden Gegenmaßnahmen Erwähnung finden. Allergische Reaktionen treten nahezu ausschließlich nach Verwendung der Para-Aminobenzoesäure-Abkömmlinge auf und sind selbst dann meist harmloser Art (Hauterscheinungen). Sie lassen sich vermeiden, wenn über eine Testquaddel die Verträglichkeit geprüft wird. Eine ausgedehnte Rötung in der Umgebung der Testquaddel (am besten in die Haut der Unterarmbeugeseite verabreicht) zeigt die Allergiebereitschaft an. Für die Präparate der eventuell allergieauslösenden Procaingruppe besteht des weiteren gelegentlich eine Paragruppensensibilisierung durch Sulfonamide.

Vermeidbare, überdosierungsbedingte Komplikationen reichen von Schwindel, Tachykardie, Mundtrockenheit und Muskelzuckungen, Bewußtlosigkeit und Krämpfen bis zu Koma, Hypotension, Bradykardie, Atemstillstand und letalem Ende. Die bei solchen Intoxikationen einzusetzenden Therapiemaßnahmen entsprechen denen der Notfallmedizin. Die Schockbekämpfung steht im Vordergrund und muß beim Vorliegen von Krampfzuständen durch intravenöse Gaben kurzwirkender Barbiturate unterstützt werden.

Zur Behandlung des schon erwähnten nadelstichbedingten Vasomotorenkollaps genügt die Trendelenburglagerung des Patienten (Kopf tief, Beine hoch). Die Erholung erfolgt sehr rasch.

Abschließend läßt sich zu Komplikationen und Kontraindikationen sagen, daß bei einwandfreier Beherrschung der Injektionstechniken sowie damit verbundener Instillation nur geringer Lokalanästhetikamengen und bei Beachtung der vorgestellten Einzelheiten eine risikoarme Reflextherapie gewährleistet ist.

Das therapeutische Rüstzeug

Vor dem Eingehen auf die einzelnen Techniken läßt sich mit wenigen Sätzen die Frage nach dem entsprechenden Rüstzeug beantworten. Benötigt werden Einmalinjektionsspritzen der Größe 2 und 5 ml und die dünnsten Kanülen, die man finden kann, um möglichst schmerzarm und atraumatisch arbeiten zu können. Die Kanülenlänge hängt von der geplanten Anwendungsart ab; bewährt hat es sich, Nadellängen von 2, 5, 8 und 10 cm vorrätig zu halten. Mit dieser Grundausrüstung lassen sich praktisch alle Techniken der Lokalanästhetikaanwendungen problemlos ausführen.

6.3.1 Die Quaddeltherapie

»Verachtet mir die Quaddel nicht« könnte man bei einer Sprachführung im Sinne *Richard Wagners* sagen und damit den hohen therapeutischen Wert dieser einfachen, rasch und überall ausführbaren Reflextherapie charakterisieren. Dieses »Nichtverachten« muß darüberhinaus wirklich betont werden, da Quaddelanwendungen häufig mit dem Beigeschmack des »ut aliquid« oder einer Verlegenheitstherapie versehen sind. Wie schon im Kapitel Reflextherapien über die Haut angeführt wurde, stellt die Quaddelsetzung eine hoch effiziente Reflextherapie dar, die eine ausgezeichnete Segmententlastung mit großer Tiefenwirkung verbindet.

Die richtige Applikation

Die technische Ausführung ist einfach. Mit kurzer, dünner Kanüle (Nr. 20) wird im spitzen Winkel fast tangential die Haut angestochen, gerade so weit, daß die Kanülenöffnung voll eintaucht. Pro Quaddel werden dann etwa 0,2 ml des Anästhetikums eingebracht. Die wirklich streng intrakutane Applikation ist das Geheimnis des Erfolges. Bei zu tiefem Einstich gelangt die Injektionslösung zumindestens teilweise in die Subkutis, und

die Methode verliert an reflextherapeutischer Wirksamkeit. Nach *Dosch* (1964) kann die Effizienz der Quaddelung über eine Quaddelvergrößerung durch Mitinjizieren von etwas Luft gesteigert werden. Dazu zieht man den Spritzenstempel der vorbereiteten Spritze noch etwas zurück, so daß sich im Innern eine kleine Luftblase bildet, die dann nach dem Intrakutanstich als erstes in die Haut gelangt, diese in sich aufsprengt und für eine weite Verteilung der nachfließenden Injektionslösung sorgt. Quaddeldurchmesser bis 2 cm sind solcherart leicht zu erzielen. Bei Störungen des Bewegungsapparates kommen nachstehende bewährte Quaddelmuster in Frage.
In Abhängigkeit vom vorliegenden Befund (Palpation, Projektionszone) können die vorgeschlagenen Applikationsstellen erweitert und/oder variiert werden.

Paravertebrale Quaddelung

2 bis 3 cm paramedian der Dornfortsatzreihe wird im angegebenen Schmerzgebiet (je nach Ausdehnung der Beschwerden) rechts und links je eine Quaddelkette mit segmententsprechenden Quaddelabständen angelegt.

Quaddelung der Sakralgegend

Die Einstiche erfolgen unter dem Dorn von L5 und seitlich rechts und links, der Sakrumform entsprechend nach kaudal konvergierend, so daß als letztes eine Einzelquaddel am oberen Ende der Rima ani gesetzt wird. Wichtig ist es dabei auch, direkt über dem Iliosakralgelenk zumindestens eine Quaddel zu setzen. Man sucht das Iliosakralgelenk palpatorisch medial der Spina iliaca posterior superior. Bei Störungen, die von diesem Gelenk ausgehen, findet sich meist schon bei der orientierenden Palpation eine deutliche Druckempfindlichkeit.

Quaddelung der großen Gelenke

Zur Behandlung des Schultergelenks bewährt sich ein Quaddelkranz von sechs bis acht Quaddeln, der vom oberen Ende der vorderen Axillarfalte über die Schulterhöhe zum oberen Ende der hinteren Axillarlinie verläuft. Das Ellbogengelenk verlangt nach einer Quaddelapplikation über medialen und lateralen Epikondylus sowie im Grübchen knapp kranial des Olecranons und in der Mitte der Ellbogenbeuge.

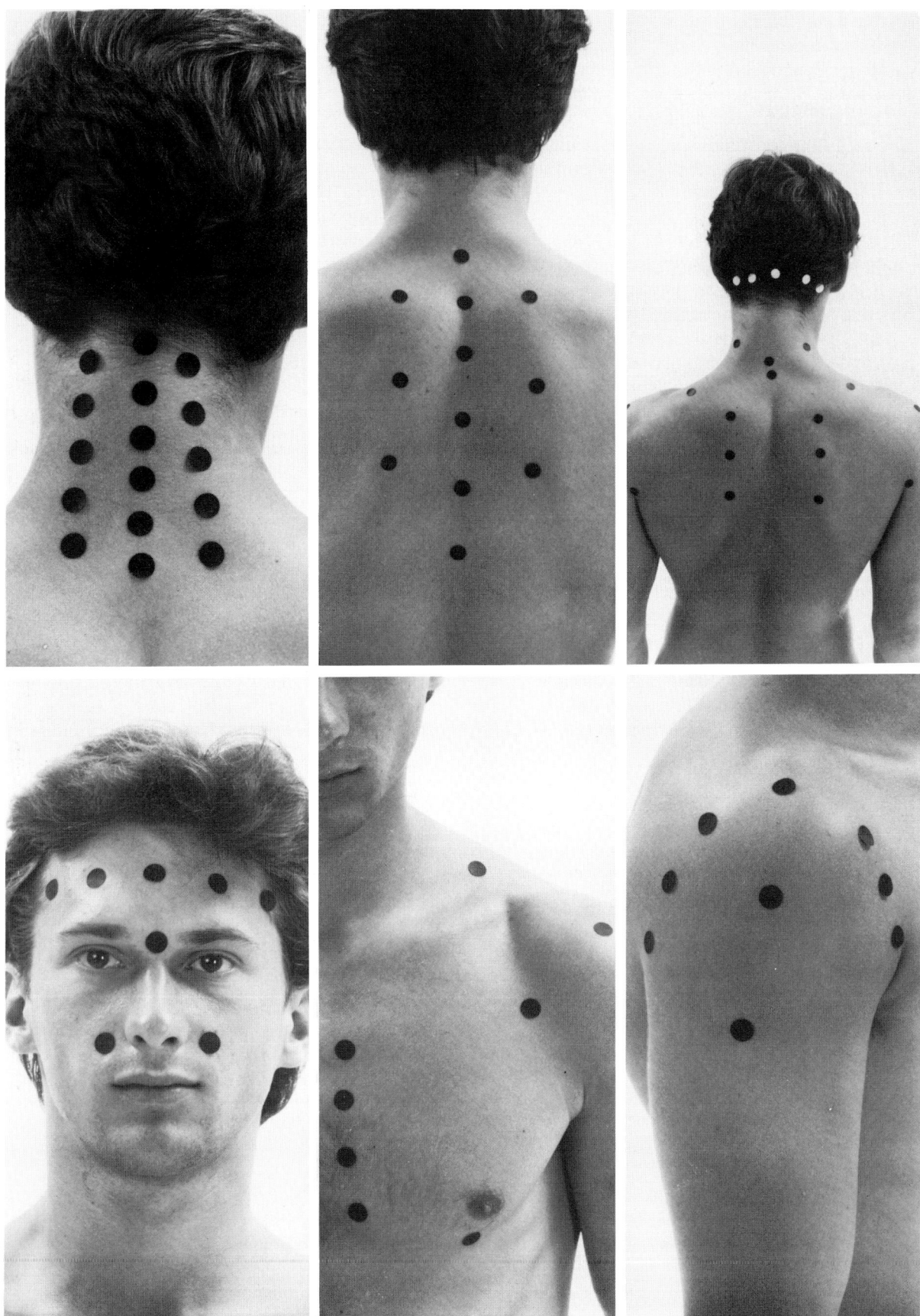

Abb. 11a   Von links nach rechts.
Obere Reihe: Quaddelmuster für Nackenschmerzen, thorakale Beschwerden, Schulter-Armsyndrome
Untere Reihe: Dornenkranz und Nasennebenhöhlenpunkte, Pseudostenocardiemuster, Schulterschmerz.

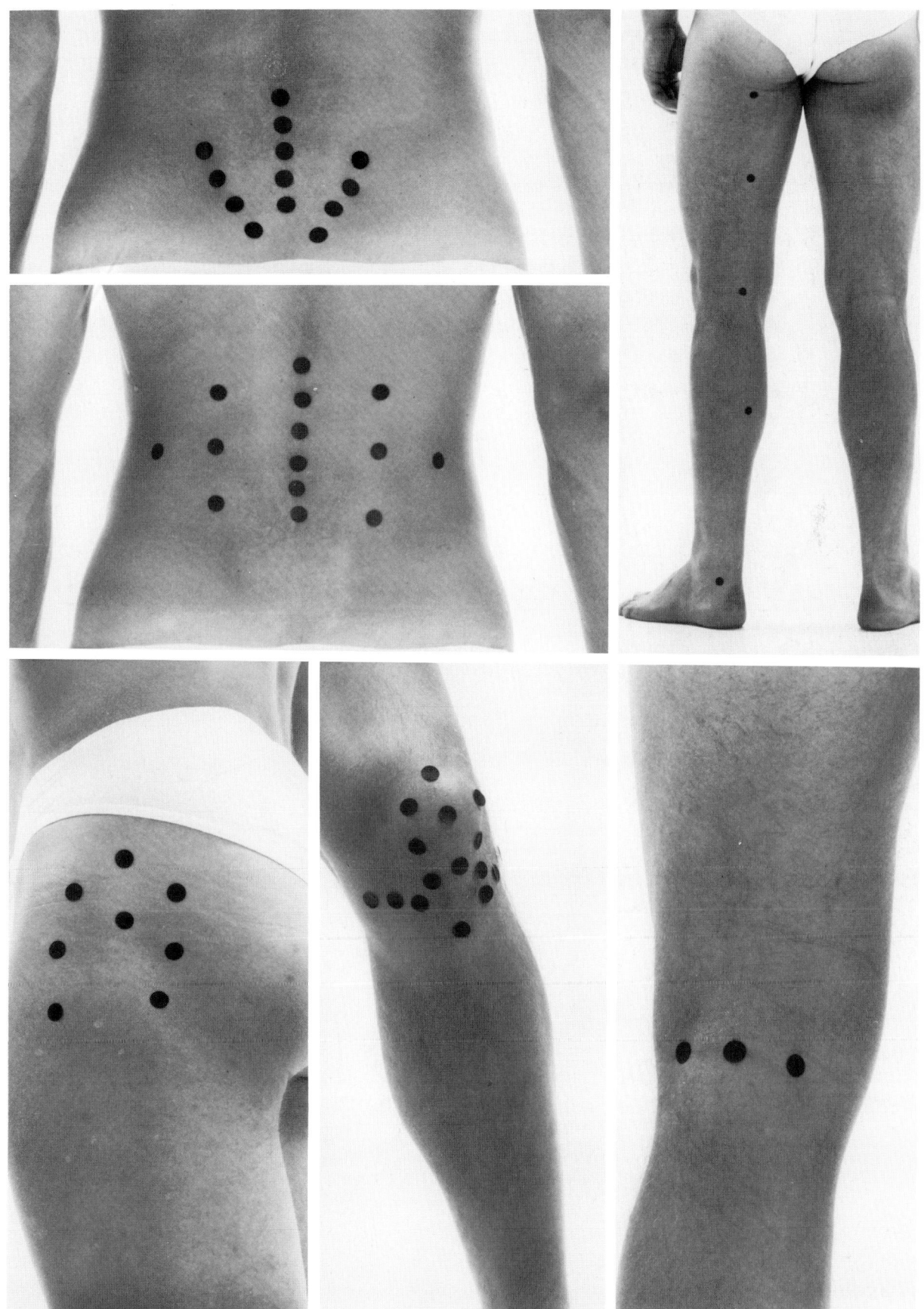

Abb. 11b   Von links nach rechts.
Obere Reihe Quaddelmuster »Iliosakralgelenk«, LWS-Syndrome, S 1 – Ischialgie
Untere Reihe: Hüftgelenksbeschwerden, Knie und Patella ventral, Knie dorsal

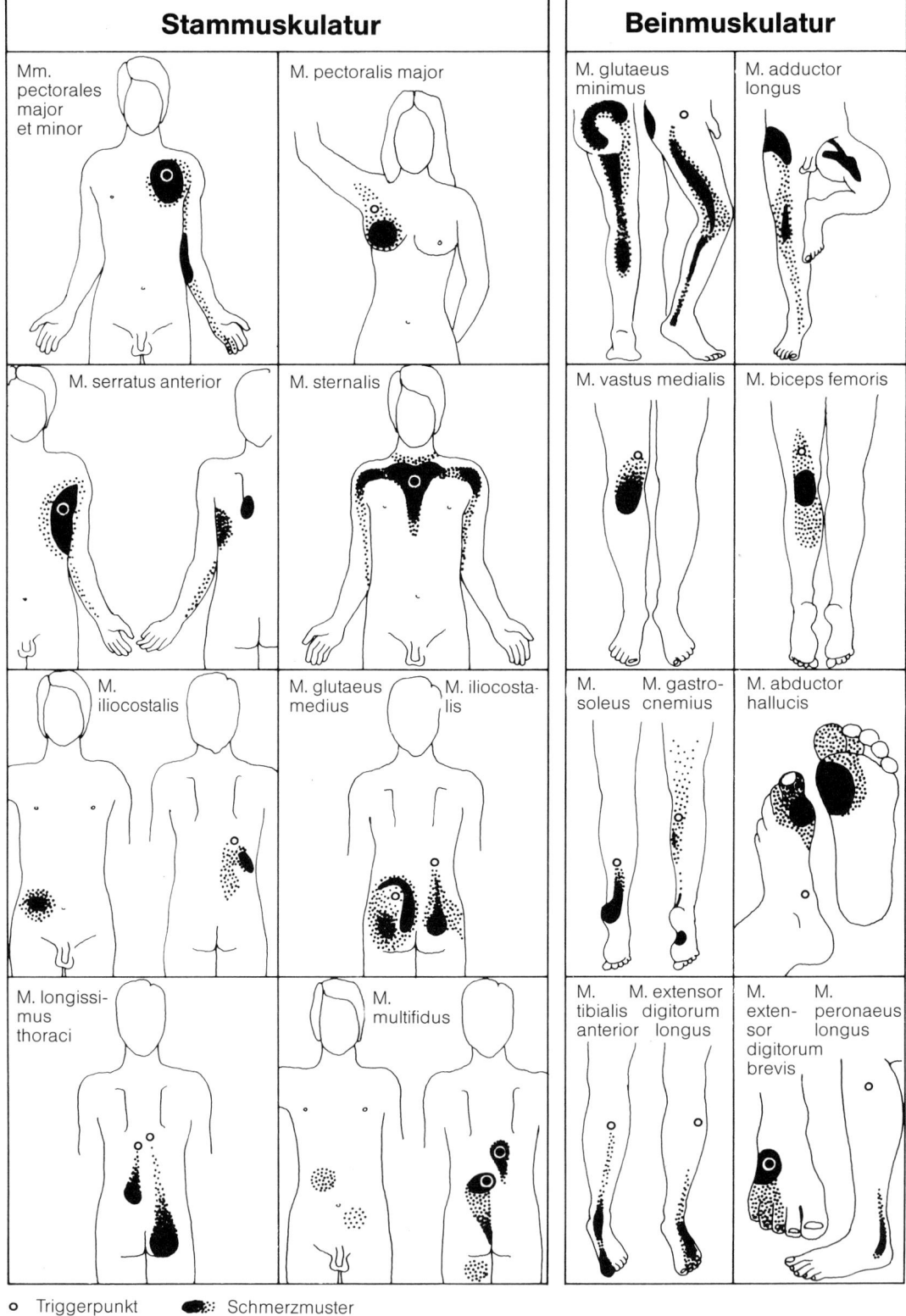

Abb. 12 u. 13   Die beiden Tafeln geben einen Überblick über häufige Triggerpunkte (kleine Kreise) und Ausstrahlungszonen (schwarz gepunktet).

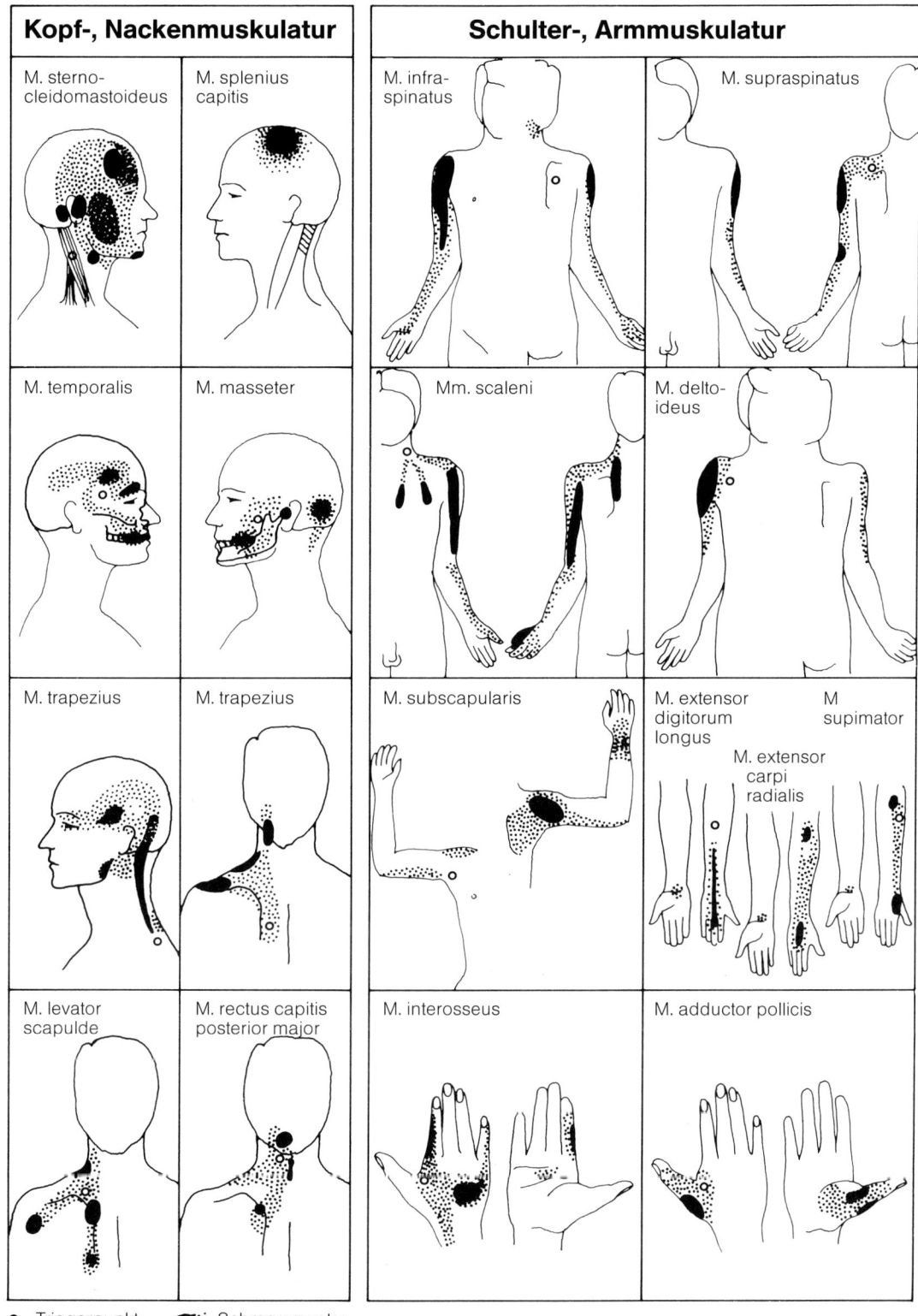

Kopf-, Nackenmuskulatur

M. sterno-cleidomastoideus	M. splenius capitis
M. temporalis	M. masseter
M. trapezius	M. trapezius
M. levator scapulde	M. rectus capitis posterior major

Schulter-, Armmuskulatur

M. infra-spinatus	M. supraspinatus
Mm. scaleni	M. delto-ideus
M. subscapularis	M. extensor digitorum longus M supimator M. extensor carpi radialis
M. interosseus	M. adductor pollicis

○ Triggerpunkt   ⬛: Schmerzmuster

Im Handgelenksbereich bewährt sich die Quaddelung über den Griffelfortsätzen von Speiche und Elle am Handrücken in der Mitte des Gelenks und volar in der Mitte der Handgelenksbeugefalte.

Für das Hüftgelenk empfiehlt es sich, die Quaddeln in Form eines nach kaudal offenen Halbkreises anzulegen und die Trochanterspitze als Mittelpunkt zu nehmen. Auch dazu sind sechs bis acht Quaddeln ausreichend.

Das Kniegelenk wird als Ganzes ringförmig mit Quaddeln umgeben, wobei der Gelenkspalt die Applikationsebene darstellt. Die Einstichstellen für die Einzelquaddeln liegen dabei medial und lateral am Schnittpunkt des Gelenkspaltes mit den Kollateralbändern, beiderseits neben dem Ligamentum patellae in den dort tastbaren weichen Grübchen und genau in der Mitte der Kniekehle, insgesamt also fünf Quaddeln.

Für die Sprunggelenke kommt man mit vier Quaddeln aus, die vor und hinter dem Malleolus tibialis und fibularis gesetzt werden.

Quaddelung von Projektionsschmerzzonen

Erinnert sei an das Schmerzkapitel und dort getroffene Aussagen über mono- und/oder plurisegmentale Schmerzausstrahlungen. Diese Sensationen lassen sich durch eine Quaddelbehandlung der Projektionsregionen positiv beeinflussen. Dauererfolge sind jedoch nur dann erreichbar, wenn die Primärstörung (Nervenwurzeln, Gelenk, Band- oder Sehnenapparat) strukturell gezielt ausgeschaltet wird. Das anzulegende Quaddelmuster ergibt sich aus dem Verlauf des gestörten Dermatoms und den Angaben des Patienten über das Ausstrahlungsgebiet. Als objektive Orientierungshilfe speziell bei pseudoradikulären Beschwerden kann der erhöhte Muskeltonus in den Schmerzprojektionszonen dienen. Auch bei diesen Indikationen kann die angeführte Quaddelvergrößerung mittels Luftblasen empfohlen werden.

6.3.2 Topische Injektionen und Infiltrationen in Muskulatur, Sehnen und Bänder

> Der Schlüssel zum Erfolg ist die subtile Palpation

Im Zuge der nozizeptiven Reizbeantwortung führt jedes länger anhaltende Reizgeschehen zu Muskelverspannungen und entsprechenden Folgeerscheinungen, wobei für den topischen Behandlungseinsatz der Lokalanästhetika vor allem die resultierenden Insertionstendinopathien, aktive myofasziale Triggerpunkte und ligamentäre Irritationszonen in Frage kommen. Die gezielte, punktgenau auf den Locus dolendi gerichtete Injektionstechnik erscheint hier besonders wichtig, weil das der erste Schritt ist, um die Autonomisierung dieser Schmerzbezirke zu hartnäckigen sekundären Reizzentren zu unterbrechen. Erst damit wird der Weg frei für zusätzlich notwendige weitere rehabilitatorische Maßnahmen der Manuellen Medizin, die nach einem vorausgehenden Schmerzabbau noch effizienter sind.

Die vorstehenden Übersichtsabbildungen versuchen, die häufigsten Ansatzpunkte diesbezüglicher Injektions- und Infiltrationstechniken anatomisch-topographisch vorzustellen. Sie sind in erster Linie zur Vororientierung gedacht und wollen das Auffinden der Individualpunkte erleichtern. Um einen optimalen Therapieeffekt zu erreichen, bleibt es darüber hinaus nicht erspart, in jedem Einzelfalle das Epizentrum der Beschwerden palpatorisch genau zu suchen *(Abb. 12, 13)*.

Die Suche und Behandlung von Triggerpunkten

Nach diesen einleitenden Feststellungen dürfte schon klar sein, daß das technische Hauptproblem topischer Injektionen und Infiltrationen im Bereiche der Palpationsfertigkeit liegt. Speziell das Auffinden der myofaszialen Triggerpunkte erfordert einige Übung. Als allgemeiner Hinweis auf aktive Triggerpunkte gilt die eingeschränkte und schmerzhafte aktive und passive Streckung, überhaupt dann, wenn der Muskelschmerz auch bei stärkerer isometrischer Aktivierung auftritt. Die weiteren Anhaltspunkte ergeben sich erst aus dem Palpationsbefund. Prinzipiell ist dabei zu beachten, daß bei der Lagerung zur Palpation der Schmerzzonen die zu untersuchenden Muskelpartien nur bis knapp vor die Schmerzgrenze gespannt werden dürfen. Im Durchschnitt liegt das diesbezüglich erreichbare Streckungsausmaß bei zwei Drittel der Gesamtstreckmöglichkeit des Muskels. Bei der nun quer zur Faserrichtung ausgeführten Palpation fühlt man dann einen 2 bis 4 mm dicken, rundlichen, gespannten Strang. Im Längsverlauf dieses schnurartigen Gebildes imponiert eine meist etwas verdickte Stelle als besonders empfindlich. Das ist der gesuchte Triggerpunkt, der auf verstärkten Palpationsdruck schließlich charakteristische Antworten gibt. Es sind dies:

● Als erstes eine kurze fühlbare Kontraktion der Strangbildung (local twitch response),
● bei stärkerem Druck eine unwillkürliche Ausweichbewegung des Patienten (jumping sign)
● und schließlich, wenn der irritierende Palpationsdruck länger als zehn Sekunden anhält, der zugehörige Projektionsschmerz (referred pain).

Dazu ist anzumerken, daß der druckbedingte Projektionsschmerz unter Umständen, je nach Irritationsgrad des Triggerpunktes, stunden-, ja tagelang anhalten kann und deshalb immer eine sofortige Infiltrationsbehandlung der Untersuchung folgen muß. Bei umfaß-baren Muskeln, wie etwa an bestimmten Partien des M. trapezius oder M. latissimus dorsi, kann die palpierende Hand mit Zangengriff (Muskelrand zwischen Daumen und Zeigefinger) quer zur Faserrichtung die Strangbildung fühlen (Abb. 14). Ansonsten wird mit flach aufgesetztem Palpationsfinger die Haut über dem untersuchten Muskel und seiner knöchernen Unterlage abschnittsweise hin und her verschoben bis Strang sowie Triggerpunkt gefunden und fixiert sind (Abb. 15). Jetzt braucht nur noch eine Menge von 1 bis 2 ml des Lokalanästhetikums direkt in den Triggerpunkt injiziert zu werden, wobei die Auslösung des local twitch response ein untrügliches Zeichen des Treffers darstellt, genauso wie die bei einer Nachpalpation feststellbare Auflösung der Strangbildung und das Sistieren des referred pain.

Mangelhafte Injektionserfolge gibt es wenn:

● der aktive Triggerpunkt nicht getroffen wird,
● beim Vorhandensein mehrerer aktiver Triggerpunkte in einem Muskel nicht alle behandelt werden,
● aktive Triggerpunkte benachbarter Muskeln unbehandelt bleiben, bei ungenügender Blutstillung im Triggerpunkt Blutungen entstehen und
● der Muskel nach der Infiltration der Triggerpunkte nicht in vollem Ausmaß bewegt wird.

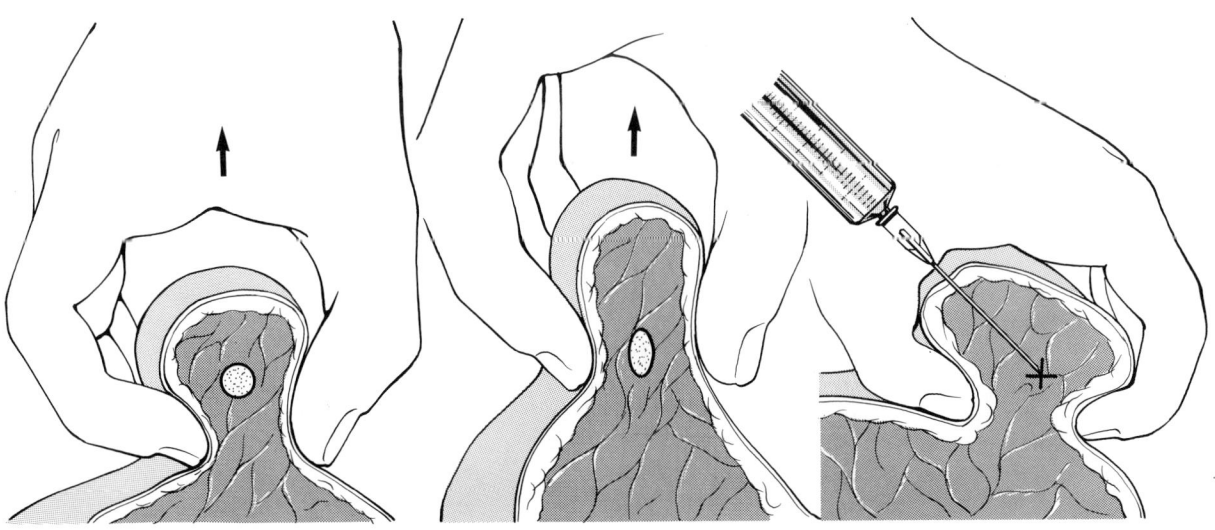

Abb. 14   Technik der Palpation und Infiltrationsbehandlung bei mittels Zangengriff umfaßbaren muskulären Triggerpunkten

*Die Infiltrationsbehandlung von Myotendino-
pathien häufig betroffener Regionen*

Insertionstendinopathien und ligamentäre
Schmerzpunkte stellen an die Palpationsfertigkeit weniger Anforderungen. Auch hier
kann es bei stärkerem Druck zur Auslösung
des Projektionsschmerzes kommen. Die
technische Durchführung der Infiltration ist
überhaupt bei oberflächlich gelegenen
Ansatzpunkten völlig problemlos. Vielfach
genügt eine 20er-Kanüle und 1 bis 2 ml des
Lokalanästhetikums. Die Infiltration erfolgt
bis zum Knochenkontakt.

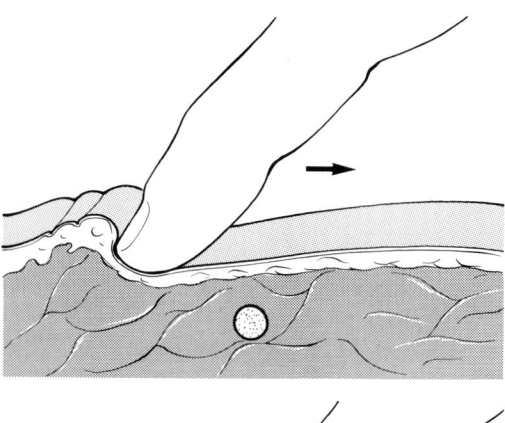

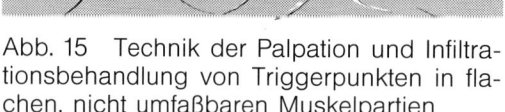

Abb. 15   Technik der Palpation und Infiltrationsbehandlung von Triggerpunkten in flachen, nicht umfaßbaren Muskelpartien

Am Rücken und im Bereich der Wirbelsäule
finden sich Insertionstendinopathien besonders häufig an folgenden Punkten:

● Im Insertionsgebiet der Nackenmuskulatur
an der Linea nuchae superior, es sind das
die sogenannten A-, B-, C-Punkte nach
Hackett (Abb. 16).
● Ansatzpunkte der oberflächlichen und tiefen Nackenmuskeln (M. trapezius, M. sple-
nius capitis, M. sternocleidomastoideus, M.
semispinalis capitis, M. longissimus capitis,
Mm. rectus et obliquus capitis).

Pro Injektionsstelle benötigt man 1 ml des
Lokalanästhetikums, das mit einer 20er-
Kanüle bis zum Knochenkontakt vordrin-
gend injiziert wird.

● Im Ansatzbereich des M. levator scapulae
am Angulus superior der Scapula. Die
beschriebene Injektionstechnik gilt auch
für diesen Punkt *(Abb. 18).*
● Die Insertionen des M. iliocostalis pars cervicalis am Angulus costae (hauptsächlich
befallen sind die Ansätze an der 3. bis 5.
Rippe). Die Punkte befinden sich ca. 7 bis 8
cm paramedian direkt auf den Rippen und

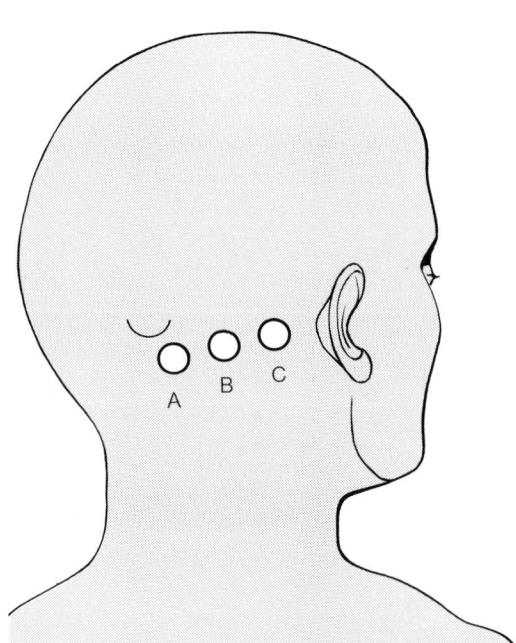

Abb. 16   Die A-, B-, C-Punkte nach Hackett
an der Linea nuchae superior sind häufige,
tendomyotisch bedingte, durckdolente Stellen.

sind am besten palpierbar, wenn der Patient in sitzender Haltung die Arme vor der Brust kreuzt, die Hände auf die kontralateralen Schultern legt (Pharaonenhaltung) und so einen Rundrücken bildet *(Abb. 18)*. Hat man den druckschmerzhaften Punkt gefunden, so bewährt sich folgende Injektionstechnik:

Um Pleuraverletzungen zu vermeiden, werden Zeige- und Mittelfinger gespreizt in den darüber- und darunterliegenden Interkostalraum gelegt. Die anzuspritzende Rippe liegt also genau zwischen den beiden Fingern. Mit einer 20er-Kanüle wird nun zwischen den gespreizten Finger senkrecht punktgenau bis zum Knochenkontakt eingegangen und dort 1 ml Injektionslösung infiltriert *(Abb. 18,* X). Im lumbosakralen Abschnitt sind es vor allem die Tendomyosen des M. glutaeus medius und die des M. piriformis, die häufig Beschwerden verursachen. Die myotendinotische Zone des M. glutaeus medius ist auch als D-Punkt nach *Hackett* bekannt. Man findet ihn etwas lateral und kranial der Spina iliaca dorsalis cranialis. Bei seiner Irritation entwickelt sich über ihn gerne eine Gelose. Zur Infiltration eignet sich eine 5-cm-Kanüle. Der Einstich erfolgt im rechten Winkel zum

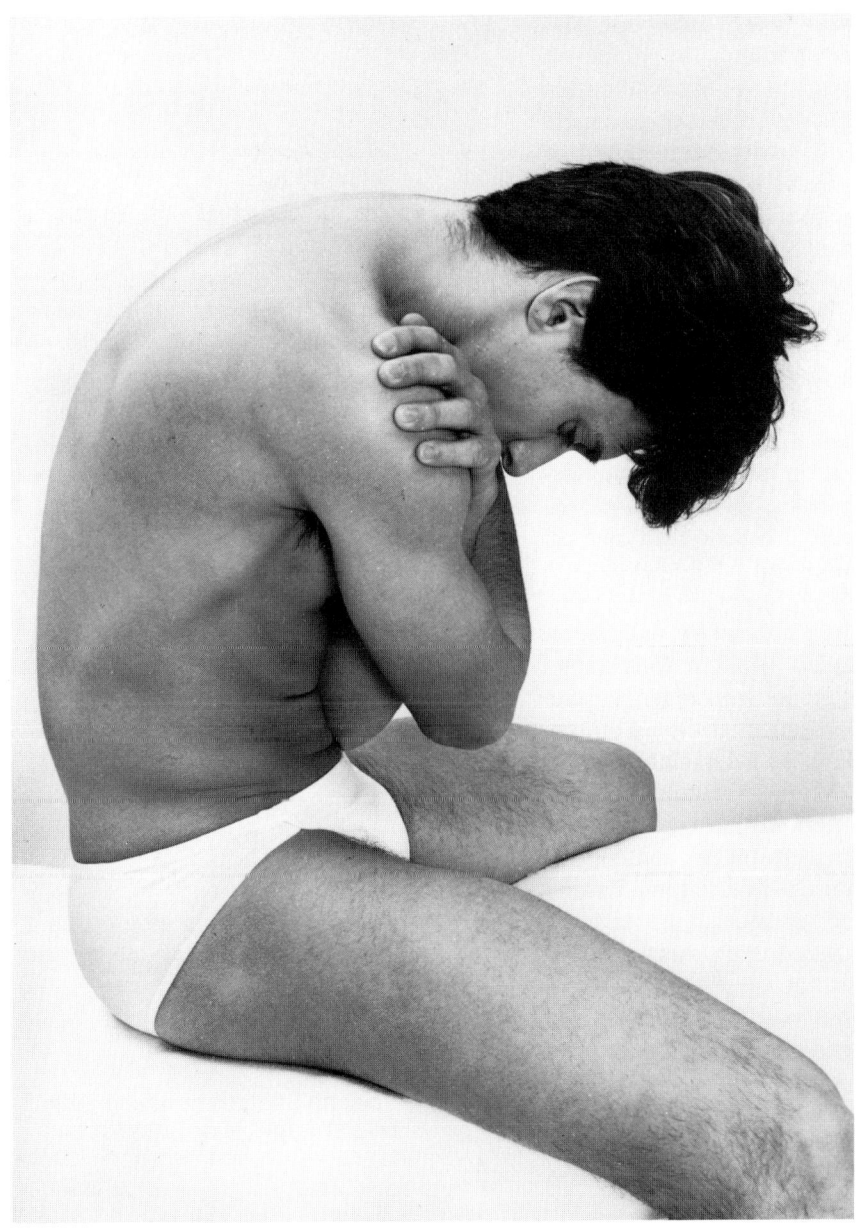

Abb. 17   Die »Pharaonenhaltung« dient als beste Einstellung zur Palpation der interskapulären Region und der Infiltrationsbehandlung entsprechender Schmerzzonen.

Punkt. Fächerförmig bis zum Knochenkontakt vordringend wird die Zone mit ca. 2 ml des Lokalanästhetikums infiltriert. Das Schmerzareal des M. piriformis liegt zwei bis drei Querfinger tiefer als der vorher erwähnte D-Punkt. Weitere tendomyotische Reizzonen finden sich in der Gegend des Trochanter major und im Bereiche des Tuber ischiadicum. Die Infiltration wird die genannten Areale berücksichtigen müssen und entspricht technisch dem gerade geschilderten Vorgehen *(Abb.19)*.

Die vom Becken bis zum Kopf ziehenden tiefen Muskelzüge, die in ihrer Gesamtheit als M. erector spinae bezeichnet werden, neigen als posturale Muskeln zur Verkürzung und zeigen besonders häufig im lumbalen Abschnitt als Antwort auf arthroligamentäre und/oder diskogene Störungen schmerzhafte Verspannungen, die eine Mitbehandlung sinnvoll erscheinen lassen.
Als Infiltrationsbehandlung bewährt sich dazu die Applikation des Lokalanästhetikums mit der 8-cm-Nadel von einer in der Mitte der Hartspannzone ausgehenden Einstichstelle, wobei der vorspringende Muskelwulst rechtwinklig von lateral her mit einem Neigungswinkel der Nadel von ca. 30 Grad angestochen werden soll. Von diesem einen Einstichpunkt aus kann nun durch fächerförmiges Infiltrieren von kaudal nach kranial die Behandlung erfolgen. Pro Seite sind ca. 5 ml Injektionslösung notwendig.

Im Schultergürtelbereich und für die oberen Extremitäten müssen weitere potentielle muskuläre Irritationsstellen diagnostische und therapeutische Berücksichtigung finden. Da ihre Behandlung mit Lokalanästhetika der schon beschriebenen Technik des Infiltrierens bis zum Knochenkontakt oder der Therapie von Triggerpunkten entspricht, genügt ihre anatomische Vorstellung. Es sind dies:
● der sternale und klavikuläre Ansatz des M. sternocleidomastoideus,
● die Insertionen des M. coracobrachialis und der kurzen Bizepssehne am Proc. coracoideus,
● die Insertionen der Rotatorenmanschette am Tuberculum majus et minus humeri,
● der distale Ansatz des M. deltoideus am Humerus,

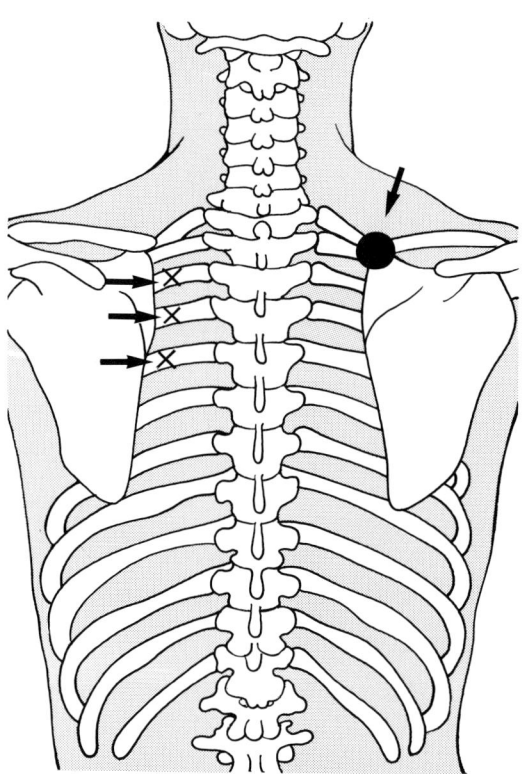

Abb. 18   Die Pfeile weisen auf tendomyotische Zonen hin (Schwarzer Punkt = Ansatz des M. levator scap., X = Ansatz des M. iliocostalis pars cervicalis)

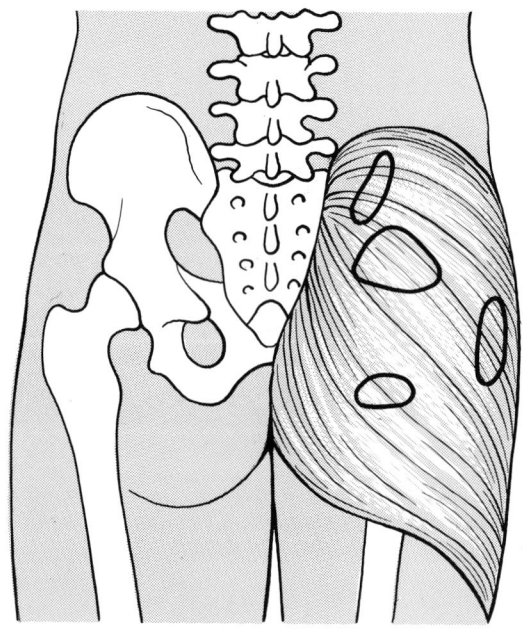

Abb. 19   Typische Schmerzzonen im Gesäßbereich Kranial D-Punkt, in der Mitte M. piriformis, kaudal-lateral tendomyotische Reizzonen am Trochanter major und kaudalmedial am Tuber ischiadicum.

- die Muskelinsertionen am medialen und lateralen Epicondylus,
- aktive myofasziale Triggerpunkte in den Muskeln des Schultergürtels und der oberen Extremitäten.

In der Beckenregion und den unteren Extremitäten entwickeln sich muskuläre und tendinöse Irritationspunkte häufig an folgenden Stellen:

- Suprasymphysär an den Bauchmuskelansätzen,
- am Trochanter major und minor
- an den Ursprüngen der Adduktorengruppe am Hüftbein,
- am Tuber ischiadicum,
- am Pes anserinus,
- im Insertionsgebiet des M. biceps femoris am Caput fibulae,
- im Bereich der Achillessehne,
- am medialen vorderen Rand des Tuber calcanei an den Ansätzen der kurzen Sohlenmuskulatur,
- in aktiven myofaszialen Triggerpunkten der Becken- und Beinmuskulatur.

Abgesehen von der Achillessehne (Achillodynie) können alle angegebenen Regionen mit den vorher erwähnten Injektionstechniken behandelt werden. Die Infiltration im Bereiche der Achillessehne selbst wird am Punkt der größten Druckempfindlichkeit mit feiner 20er-Kanüle ausgeführt. Empfehlenswert ist seitliches Eingehen und fächerförmiges Umspritzen der Sehne mit 2 ml des Lokalanästhetikums, am besten in Bauchlage des Patienten.

Immer wieder taucht bei der Vorstellung topischer Infiltrationen in Muskeln, Insertionen oder Bandapparat die Frage nach einer eventuellen Beimischung eines Steroidpräparates zum Lokalanästhetikum auf. Um diesbezüglich eine abgesicherte Auskunft geben zu konnen, wurden an einem größeren Kollektiv (*Wallner,* 1987) mit entsprechenden Schmerzsyndromen vergleichenden Infiltrationen mit und ohne Steroidzusatz ausgeführt.

Folgendes Resümee konnte erstellt werden:

> Steroidbeimischungen zum Lokalanästhetikum sind nur dann sinnvoll, wenn Gleitgewebe am Schmerzgeschehen wesentlichen Anteil haben (Rotatorenmanschette, Karpaltunnel, Pes anserinus, etc.)

Und hier noch ein Satz zur Dosierung:
Es genügen kleinste Zusätze eines Prednisolon-Präparates in der Größenordnung von 1 bis 2 mg auf 5 ml des Lokalanästhetikums, also gerade so viel, daß eine leichte Trübung der Injektionslösung auftritt. Die Verwendung bzw. der Zusatz hoher Dosen (10 bis 80! mg), eine häufig festzustellende Vorgangsweise, ist nicht nur nicht notwendig, sondern birgt darüberhinaus die Gefahr struktureller Schädigung!

Intraligamentäre Applikationen

Ligamentär bedingte Schmerzen erfordern spezielle Injektionstechniken, die nachstehend für die häufigsten Einsatzorte vorgestellt werden.

- Injektionen an die interspinösen Ligamente: Zeigt sich bei der Palpation ein Zwischenraum zwischen zwei benachbarten Dornfortsätzen deutlich druckempfindlich, so ist das ein möglicher Hinweis auf das Vorliegen einer interspinösen, ligamentären Irritation. In diesem Falle bringt die interspinöse Infiltration mit einem Lokalanästhetikum als erstes die diagnostische Klärung, ob das bestehende Schmerzsyndrom über die interspinösen Ligamente aufgebaut wurde oder nicht. Sistieren die Schmerzen nach der Infiltration, kann die Diagnose eines Interspinosussyndroms als abgesichert gelten.
Es empfiehlt sich, sowohl bei der Palpation als auch bei der anschließenden Infiltration den Patienten so zu lagern, daß die zu behandelnde Region kyphosiert ist und die Proc. spinosi weitgehend gespreizt werden. Für die Brustwirbelsäule eignet sich dazu eine sitzende Position, die Lendenwirbelsäulenentfaltung geschieht besser in Seitenlage mit angewinkelten Beinen. Zur Infiltration eignet sich eine 5-cm-Kanüle, die in einem Winkel von ca. 80 Grad zum Verlauf des kaudalen Dornfortsatzes knapp neben der Spitze des oberen Dorns eingestochen und unter ständiger Infiltration bis zum Knochenkontakt mit

dem unteren Proc. spinosus eingeführt wird *(Abb. 19).*

● Injektion ans Ligamentum iliolumbale: Um eine gute therapeutische Wirkung zu erzielen, ist es notwendig, Ursprung und Ansatz des Bandes zu infiltrieren. Die Injektion muß also die Querfortsätze des 5., eventuell auch des 4. Lendenwirbels und die Ansatzstellen an der Crista iliaca erreichen. In Bauchlage des Patienten wird die dazu benötigte 10 cm lange Nadel knapp unter dem Dornfortsatz des 5. Lendenwirbels eingestochen und schräg lateral und leicht kranialwärts gerichtet bis zum Knochenkontakt

mit dem Querfortsatz eingeführt. Das ist der erste der zu infiltrierenden Punkte. Dann holt man die Nadel etwa zur Hälfte zurück und wählt eine flachere und mehr seitlich ausgerichtete Nadelführung, um so die Beckenansätze an der Crista iliaca zu infiltrieren. Damit ist aber erst eine Seite versorgt, also muß die Nadel bis knapp unter die Einstichstelle zurückgezogen und der Vorgang auf der anderen Seite spiegelbildlich wiederholt werden. Besteht darüber hinaus noch die Notwendigkeit, die sakralen Insertionen der iliosakralen und sakrotuberalen Bänder zu infiltrieren, so kann dies von der gleichen Einstichstelle aus geschehen, ohne die Kanüle

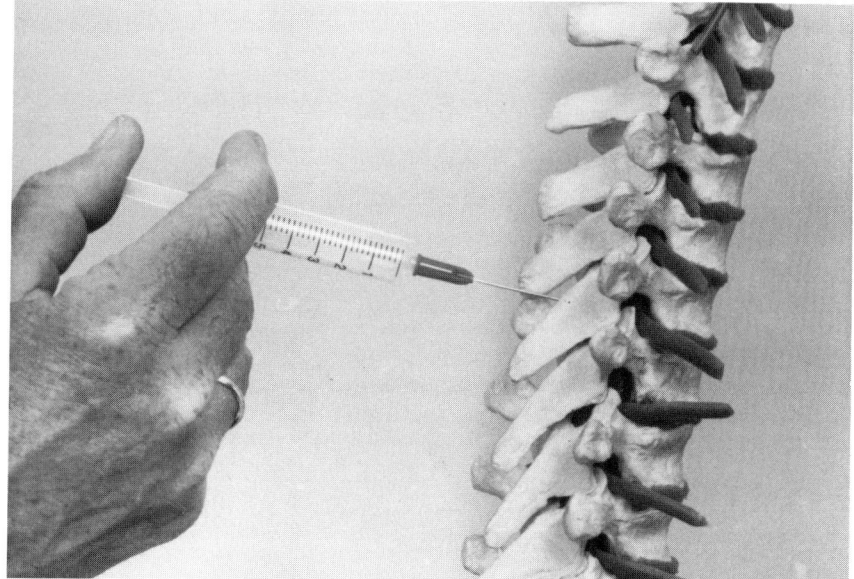

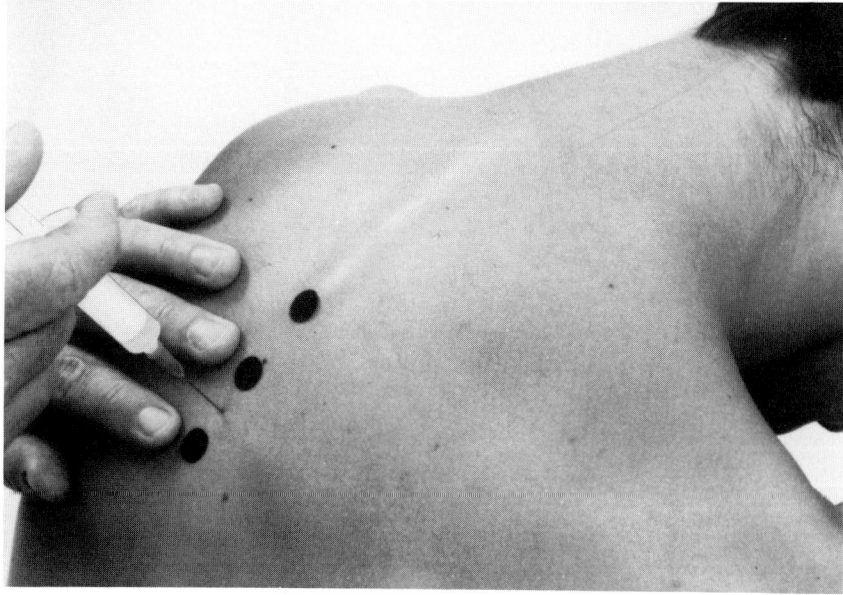

Abb. 20   Technik der interspinösen Injektion bei schmerzhaften Reizzuständen des interspinösen Bandapparates

neuerlich einstechen zu müssen. Lediglich die Nadelführung ändert sich gänzlich und zielt nun flacher nach kaudal und lateral zur Mitte des Kreuzbeinrandes erst einer und anschließend der anderen Seite. Vom Einstich aus gelingt es so, mit ca. 10 ml Injektionslösung die in Frage kommenden Bandansätze in toto zu behandeln *(Abb. 21).*

● Injektionen an die Bänder des Sprunggelenkes:
Speziell bei den oft lange anhaltenden posttraumatischen Schmerzen dieser Region finden sich nicht selten ligamentäre Reizzustände, die dafür verantwortlich sind. Die genaue Palpation zeigt den Locus dolendi und damit den Ansatzpunkt zur Infiltration. Medial ist das vor allem das Ligamentum deltoides mit seinen verschiedenen Abschnitten, lateral sind es die talokalkanearen, fibulokalkanearen und fibulotalaren Bänder und sehr häufig, aber auch oft übersehen, das Ligamentum tibiofibulare anterius. Zur Infiltration verwendet man eine feine 20er- Nadel und 1 ml der Injektionslösung pro Stelle. Auch hier ist zarter Knochenkontakt anzustreben.

● Die Unterspritzung des Ligamentum carpi transversum:
Bei entzündlichen oder chronisch-traumatisch bedingten Anschwellungen der Sehnenscheiden im Karpaltunnel tritt ein sogenanntes Engpaßsyndrom auf, das bei längerem Bestehen zu einer Schädigung des N. medianus führen kann. Vor einer operativen Behandlung sollte der Versuch unternommen werden, die Beschwerden konservativ durch Unterspritzung des Karpalquerbandes zum Abklingen zu bringen *(Abb. 22).*

Die Einstichstelle für die benötigte feine 20er-Kanüle liegt knapp distal der untersten Handgelenksquerfalte exakt in der Mitte zwischen Thenar und Hypothenar. Die Patientenhand sollte in leichter Dorsalflexion gehalten werden, die Stichrichtung geht von distal nach proximal mit einem Nadelneigungswinkel von ca. 30 Grad. Blitzschneller Einstich unter gleichzeitigem Instillieren reduziert das doch etwas Unangenehme dieser Prozedur. Mit 2 ml des Lokalanästhetikums werden dann die Tunnelstrukturen infiltriert.

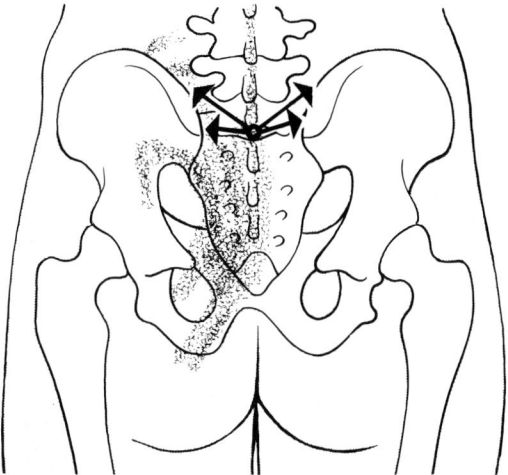

Abb. 21   Technik der Nadelführung zur Infiltrationsbehandlung der Beckenbänder über einen einzigen Einstichpunkt.

6.3.3   Intraartikuläre und periartikuläre Injektionen

Wesentliche Vorbemerkungen
Arthromuskuläre Pathomechanismen bestimmen in großem Ausmaß die klinische Symptomatik des erkrankten Bewegungsapparates. In vielen Fällen geht dabei das ursprüngliche Reizgeschehen vom Gelenk aus und muß dann reflextherapeutisch auch primär über dieses abgebaut werden. Überhaupt dann, wenn durch Instabilität bedingte oder aktiviert arthrotische Reizgelenke Schmerzen verursacht werden steht die Anwendung der Lokalanästhetika im Vordergrund der Überlegungen zur Behandlung. In Frage kommen intraartikuläre und periartikuläre Injektionstechniken, wobei die Selektion der anzuwendenden Methoden wiederum nur über eine genaue Gelenksuntersuchung mit Beweglichkeitsprüfung, Tast- und Schmerzpalpation ermöglicht wird.
Über intraartikuläre Injektionen wurde schon viel geschrieben, und das nicht immer nur zum Nutzen der Methode, sondern vielfach mit dem Unterton des »lieber nicht« oder aber eines unterschwelligen »sehr gefährlich« mit dem Hinweis auf das ständige Damoklesschwert der Gelenkinfektion.
Für eine Reihe von Präparaten mag das alles seine Gültigkeit besitzen. Bei der intraartikulären Applikation der Lokalanästhetika schei-

nen andere Voraussetzungen zu gelten, wie die in den letzten Jahren im Orthopädischen Spital in Wien XIII bei konservativen Gelenkbehandlungen ausgeführten rund 21000 intraartikulären Injektionen zeigen.

In keinem einzigen Fall kam es zu infektionsbedingten Komplikationen. Auch bei den von den Autoren in der freien Praxis verabreichten intraartikulären Injektionen – immerhin waren das im Laufe der letzten zwanzig Jahre abgerundet 50000 – gab es bei der Applikation lokalanästhetischer Substanzen keinerlei diesbezügliche Schwierigkeiten, und zwar – das soll ganz deutlich zum

Ausdruck kommen – ohne Zeremonien im Sinne der Operationssaalatmosphäre.

Prinzipielles zur Technik

In erster Linie durfte für die aufgezeigte Komplikationslosigkeit die entzündungshemmende Wirkung lokalanästhetischer Substanzen verantwortlich sein. Dazu kommt, daß die Applikation stets mit möglichst dünner Kanüle erfolgte und darauf geachtet wurde, daß der berüchtigte, durch den Stich ausgestanzte und im Nadelkavum befindliche Hautzylinder gleich subkutan ausgespritzt und erst anschließend die Nadel

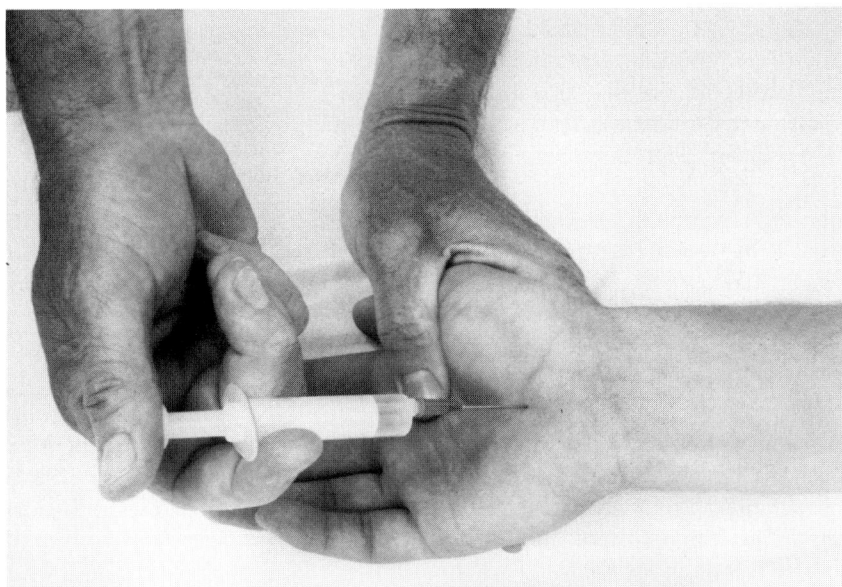

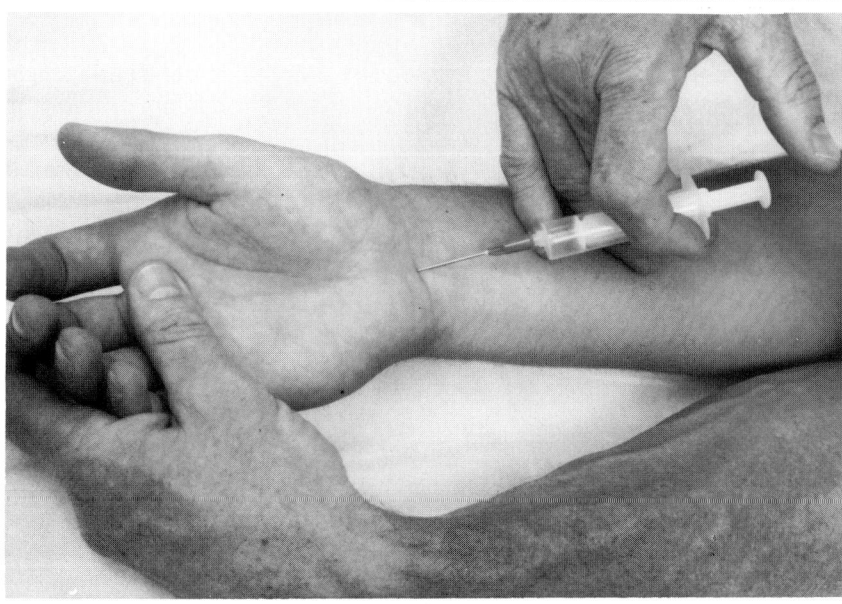

Abb. 22   Techniken zur Unterspritzung des Lig. carpi transversum

in den Gelenkraum zur Instillation eingeführt wurde. Unter diesen Voraussetzungen
wird die Behauptung verständlich, daß die
intraartikuläre Injektion nicht aufwendiger
sein muß als andere einfache Injektionstechniken, und das betrifft sowohl den Zeit- als
auch den Materialaufwand. Es ist zu hoffen,
daß diese Feststellung und der gebotene Zah-
lenhintergrund dazu beitragen, die übertriebene Scheu vor intraartikulären Gelenkbehandlungen reflextherapeutischer Art abzu-
bauen. Rein injektionstechnisch bereiten die
meisten Gelenkbehandlungen wenig
Schwierigkeiten. Im folgenden sollen die
wichtigsten in Wort und Bild vorgestellt werden, wobei aus didaktischen Gründen das
Achsenorgan, die großen und die kleinen
Gelenke zu Blöcken zusammengefaßt sind.

*Intra- und periartikuläre Injektionen im Wir-
belsäulenbereich*

Vorwegzunehmen ist, daß die injektionstechnisch einschränkenden anatomischen Gegebenheiten der kleinen Wirbel- und Rippen-
Wirbel-Gelenke eine sichere intraartikuläre
Applikation kaum jemals zulassen und sich
so a priori die bei den gleichen Indikationen
in Frage kommenden, gut wirksamen periar-
tikulären Injektionen anbieten. Für die Lokalisierung der Lage der Wirbelgelenke in den
einzelnen Wirbelsäulenabschnitten muß
bedacht werden, daß die zur Vororientierung
gebräuchlichen Dornfortsatzspitzen verschieden weit kaudaler liegen als die zu inji-
zierenden Gelenksareale. Eine Faustregel
sagt, die Dornfortsatzspitzen stehen kaudaler:

● In der Halswirbelsäule um 1 bis 1,5 Querfinger,
● vom 1. bis zum 4. Brustwirbel um 2 Querfinger,
● vom 5. bis zum 9. Brustwirbel um 3 Querfinger,
● vom 10. bis zum 12. Brustwirbel um 2 Querfinger,
● in der Lendenwirbelsäule um 1 bis 1,5
Querfinger.

Um das Gelenksareal zu treffen, muß die
Einstichstelle also um den genannten
Abstand kranialer liegen. 2 cm paramedian
wird dann mit 5 bis 8 cm langer Nadel je nach
Region und körperbaulicher Voraussetzung
bis zum Knochenkontakt eingegangen und
dort das Lokalanästhetikum deponiert.

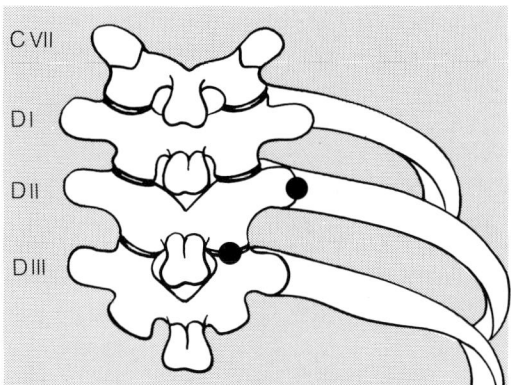

Abb. 23   Topographische Situation der
Zielpunkte. Oberer Punkt Kostotransversalgelenk, unterer Punkt Intervertebralgelenk

In der Halswirbelsäulenregion liegen die Einstichstellen nur 1 Querfinger neben der
Dornfortsatzlinie. Die Kostotransversalgelenke erreicht man von einem 3 Querfinger
paramedian gelegenen Einstich am besten in
sitzender Position des Patienten und der
bereits beschriebenen Pharaonenhaltung.
Bei leicht medial gerichteter Nadelführung
gelingt es so, das Ende des Querfortsatzes mit
dem Ligamentum tuberculi costae und durch
dieses hindurch das Kostotransversalgelenk
zu treffen *(Abb. 23).*

*Die intraartikuläre Injektion ins Iliosakralge-
lenk*

Die Trefferquote, das heißt die Häufigkeit des
Umstandes, daß die Injektionslösung tatsächlich in den Gelenkraum eingebracht wird, ist
enttäuschend. Untersuchungen nach Farb-
stoffinjektionen *(Tilscher* und Mitarb.) am
Anatomischen Institut der Innsbrucker Universität zeigten, daß von den beiden
gebräuchlichen Techniken die eine (Methode
2, *Abb. 24)* nahezu keine Chance bietet, ins
Gelenk zu kommen und die andere
(Methode 1, *Abb. 24)* ebenfalls nur beschei-
dene 14,5%. Bewertet man dazu noch als
positives Ergebnis, wenn wenigstens der
Kapselbandapparat des Gelenkes mit der
Injektionslösung getroffen wurde, so ergibt
das ebenfalls noch enttäuschende 55%. Diese
Zahlen sagen also schon aus, daß es gar nicht
so leicht ist, das Iliosakralgelenk injektionstechnisch zu behandeln.

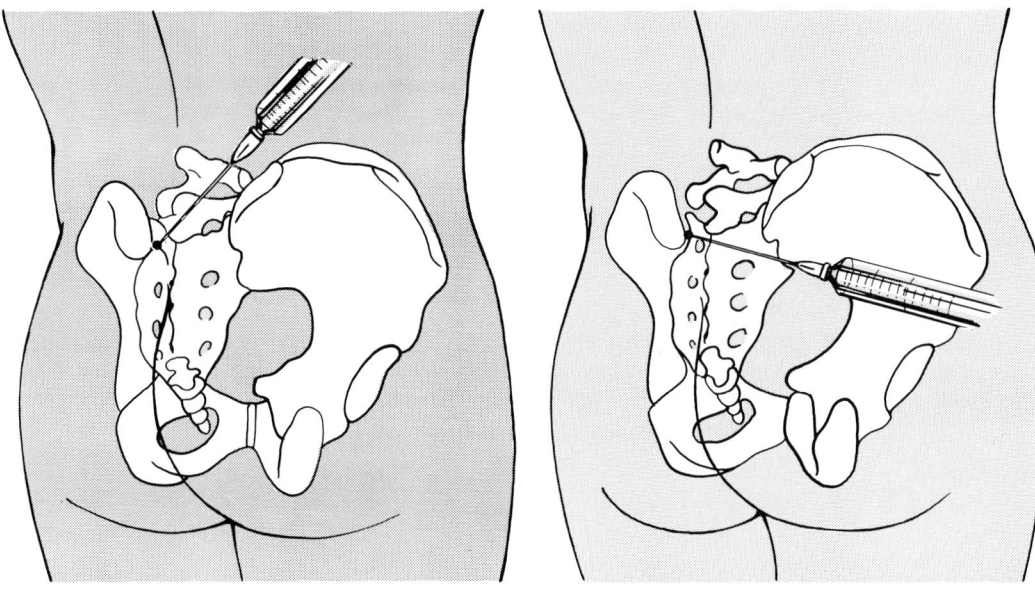

Methode 1   Methode 2

Abb. 24   Technik der Injektionen in und an das Iliosakralgelenk (s. Text)

Körperbauliche Voraussetzungen (Becken-typ, Fettpolster) beeinflussen den Schwierig-keitsgrad der Injektion ins Iliosakralgelenk. Bei ausgeprägter Lordose, wenn das Sakrum also deutlich nach ventral ins Becken gekippt ist, werden Gelenkstreffer schwieriger zu erreichen sein als beim steilstehenden Kreuz-bein. Auch die Nadelwahl wird von solchen Gegebenheiten mit beeinflußt. 8 cm lange Kanülen erfüllen aber meistens ihren Zweck. Der Einstichpunkt (Methode 1) liegt genau in der Mittellinie über dem 5. Lendenwirbel. Die Nadelführung erfolgt unter einem Win-kel von 45 Grad zur Frontalebene nach ven-tral und ebensolchen 45 Grad zur Transver-salebene nach kaudal bis zum Anschlag am knöchernen Widerstand. Zusätzlich kann man nach Erreichen dieses Punktes unter gleichzeitigem Infiltrieren von 5 ml des Lokalanästhetikums die Nadelspitze fächer-förmig etwas hin- und zurückführen und so den Effizienzgrad zumindestens periartikulär verbessern. Bei Methode 2 wird nach Palpa-tion der Spina iliaca dors. cran. und der Crista sacralis media ein bis zwei Querfinger lateral eingestochen und die Nadel an den durch die Palpation festgestellten Gelenksbereich vor-geschoben.

Intraartikuläre und periartikuläre Injektionen in und an die großen Gelenke (Schulter-, Hüft- und Kniegelenk)

● Die intraartikuläre Injektion in das Hüft-gelenk:
Die technische Ausführung ist einfach. Der Patient befindet sich in Rückenlage. Als Bezugspunkte dienen die Symphyse und die Spina iliaca ventralis cranialis. Von der Mitte der Verbindungslinie dieser beiden Punkte kaudalwärts ist der Puls der A. femoralis tast-bar. Zwei Querfinger kaudal-lateral des Gefä-ßes wird die Nadel senkrecht in das Gelenk eingeführt, welches man nach wenigen Zenti-metern erreicht *(Abb. 25).*

● Die periartikuläre Hüftgelenksinfiltration:
Dazu liegt der Patient auf der gesunden Seite. Als günstige Einstichstelle für eine 8-cm-Na-del empfiehlt sich ein Punkt etwas über dem Trochanter. Senkrecht mit voller Nadellänge eingehend wird das Gelenk fächerförmig von ventral bis dorsal mit 5 ml des Lokalanästhe-tikums umspritzt.

● Die intraartikuläre Injektion in das Knie-gelenk:
Am mit hängenden Beinen sitzenden Patien-ten liegt der Einstichpunkt für eine 5-cm-

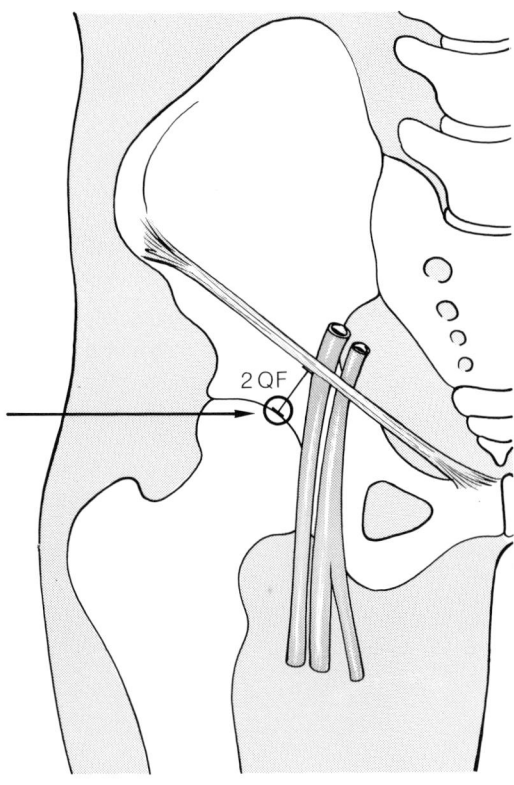

Kanüle medial der Patellarsehne in dem dort zu tastenden weichen Grübchen. Nach geradem Einstich senkrecht zur Hautoberfläche, erreicht die Nadel ohne nennenswerten Widerstand das Gelenksinnere, das mit 2 ml der Injektionslösung beschickt wird *(Abb. 26)*.

● Als periartikuläre Injektion wirken die beschriebenen Infiltrationen am Pes anserinus und Ansatz des M. biceps femoris, vor allem dann, wenn die Nadel noch weiter in Richtung Gelenkkapsel vorgeschoben wird.

● Die intraartikuläre Injektion in das Schultergelenk:

Zwei Wege stehen zur Verfügung: Von ventral ist das Gelenk bei frei hängendem supiniertem Arm von einer Einstichstelle dicht lateral des Proc. coracoides zu erreichen, von dorsal her benützt man als Orientierungs-

Abb. 25   Orientierungsskizze zur intraartikulären Injektion in das Hüftgelenk

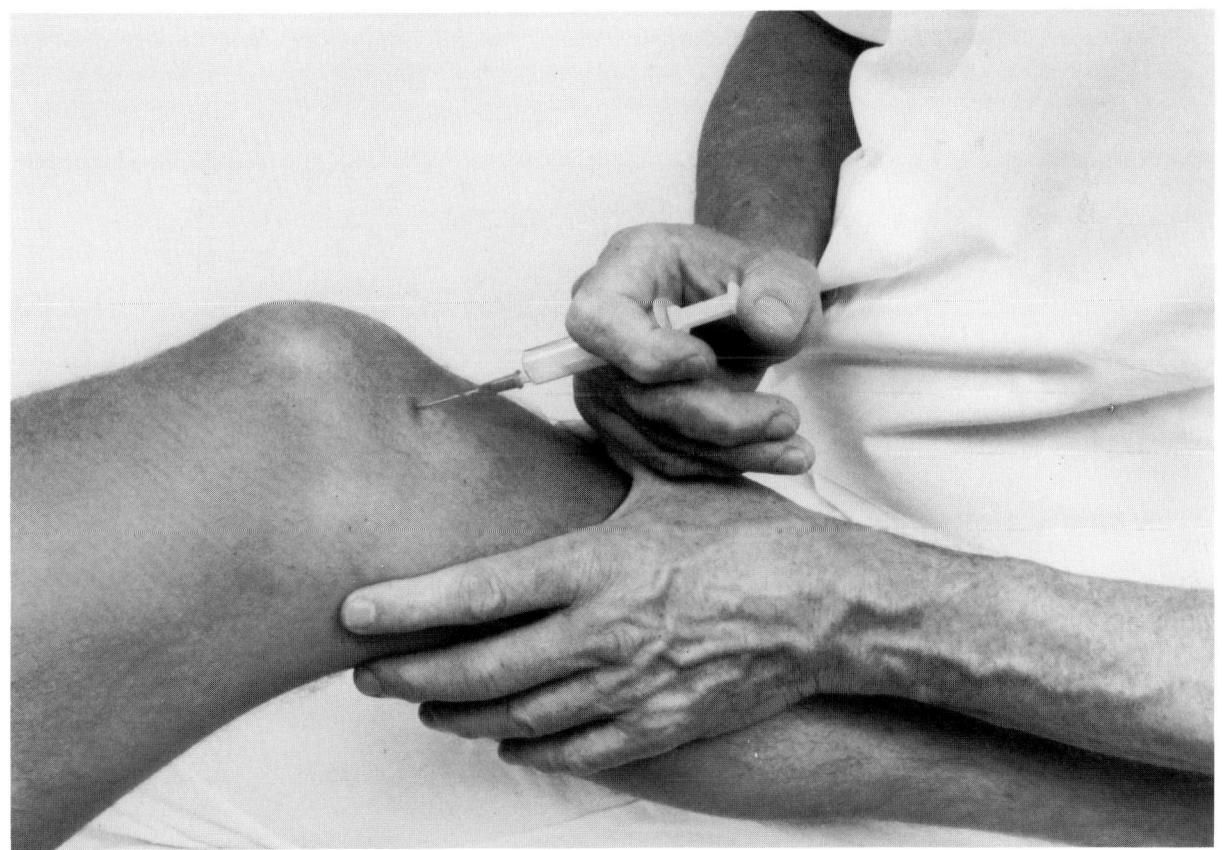

Abb. 26   Intraartikuläre Injektion in das Kniegelenk

punkt die laterale Acromionecke. In einem dort tastbaren kleinen Grübchen wird eingestochen und die 5-cm-Nadel in Richtung Proc. coracoideus zu zwei Dritteln eingeführt. 2 ml des Lokalanästhetikums reichen als Instillationsmenge aus *(Abb.27)*

● Die periartikuläre Injektion am Schultergelenk:

Dazu wird lateral der Schulterhöhe eingestochen und das Gelenk mit einer 5-cm-Nadel halbkreisförmig von ventral nach dorsal fächerartig umspritzt.

Intraartikuläre Injektionen in kleine Gelenke

Der Begriff große oder kleine Gelenke ist natürlich unscharf. Die Unterscheidung wurde hier bei der Beschreibung der Injektionstechniken willkürlich getroffen. Außer Hüft-, Knie- und Schultergelenk werden alle weiteren für intraartikuläre Injektionen in Frage kommenden Gelenke unbeschadet ihrer tatsächlichen anatomischen Größe als klein bezeichnet. Darüber hinaus verbindet diese Gelenke, vom injektionstechnischen Standpunkt aus betrachtet, eine weitgehende Gemeinsamkeit des Injektionsprozedere.

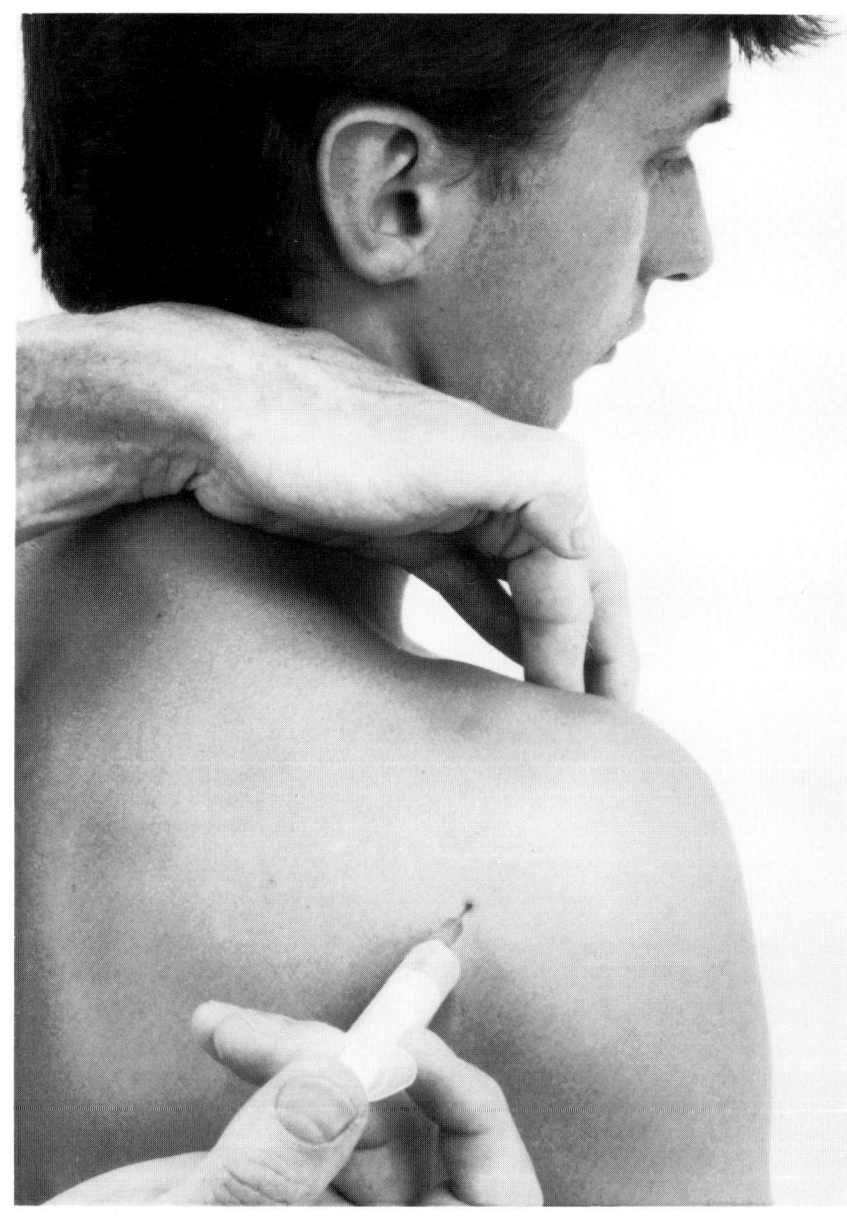

Abb. 27   Intraartikuläre Injektion in das Schultergelenk von dorsal

Nach Palpation des Gelenkspaltes und direktem Einstich mit feiner Kanüle der Größe 20 genügen in fast allen Fällen 0,5 bis 1 ml des Lokalanästhetikums zur Gelenkbehandlung. Einige ergänzende Details genügen zur weiteren Orientierung.

Der Einstichpunkt für das Ellbogengelenk (Humeroulnargelenk) liegt bei gebeugtem Arm in der Mitte zwischen Olecranon und Epicondylus lateralis oder kranial der Olecranonspitze *(Abb. 28)*.

Das obere Sprunggelenk ist am leichtesten von ventral her bei leichter Plantarflexion erreichbar *(Abb. 29)*. Injektionen in die Finger- und Zehengelenke sind schmerzhaft und nur selten notwendig (Hallux valgus).

6.3.4 Therapeutische Blockaden

> Die therapeutische Blockade ist die effizienteste Methode zur konservativen Therapie von Wurzelkompressionssyndromen

Die direkte Behandlung der Nervenwurzeln, des sympathischen Grenzstranges und seiner Ganglien oder peripherer Nervenstämme wird als therapeutische Blockade bezeichnet. Ihre Ausführung gilt als schwierig sowie teilweise risikoreich und wird von vielen, die ansonsten der therapeutischen Anwendung der Lokalanästhetika positiv gegenüberstehen, tunlichst vermieden, sehr zu unrecht, wie gleich eingangs vermerkt werden darf, und zwar in allen Punkten.

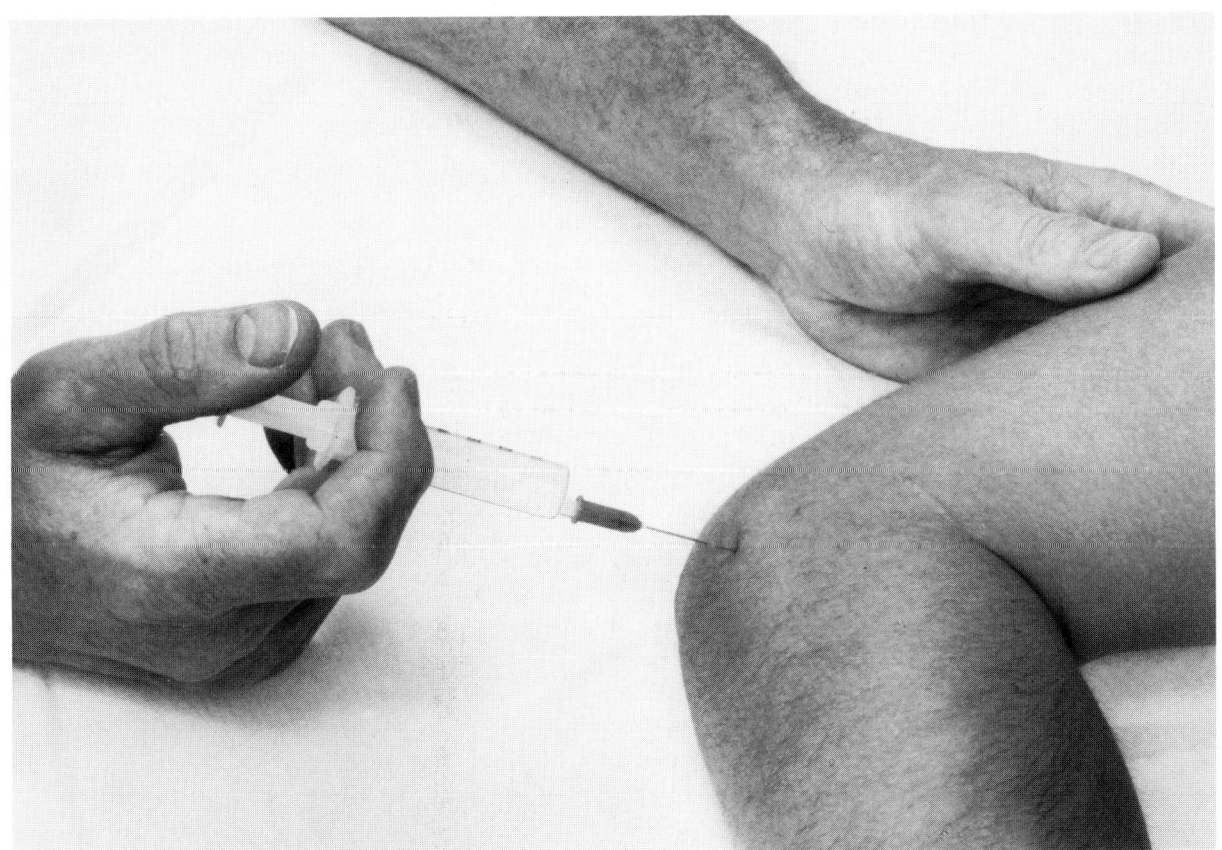

Abb. 28   Intraartikuläre Injektion in das Humeroulnargelenk

Bei sauberer Technik und Einhaltung einfacher Kriterien sind auch therapeutische Blockaden völlig problemlos im Rahmen der täglichen ärztlichen Routinearbeit durchführbar. Darüberhinaus bedeutet ein Verzicht auf ihren Einsatz den Verzicht auf außergewöhnliche therapeutische Effizienz. So ist, um ein Beispiel zu nennen, die konservative Behandlung prolapsbedingter Nervenwurzelirritationen, des sogenannten Kompressionssyndroms, ohne Einsatz der Lokalanästhetikablockaden häufig überfordert. Das führt dann in weiterer Folge zu eventuell sonst vermeidbaren chirurgischen Interventionen.

Schon *Reischauer* (1949) hat angegeben, daß das Auftreten radikulärer Beschwerden nicht nur als Ergebnis der mechanischen Druckschädigung, sondern auch als Resultat der übererregten Rezeptoren zu betrachten sei, also als Produkt des mechanischen Ärgernisses und der Ärgerbarkeit der betroffenen Strukturen. Wäre dem nicht so, würde es ja auch kaum gelingen, immerhin rund 90% der Patienten mit diskogenen Beschwerden operationslos schmerzfrei zu bekommen. Dieses, anzustrebende, Ergebnis ist allerdings nur beim Einsatz therapeutischer Blockaden zu erwarten. Gezielte Wurzelumspritzungen oder die epidurale Injektion bewirken dabei

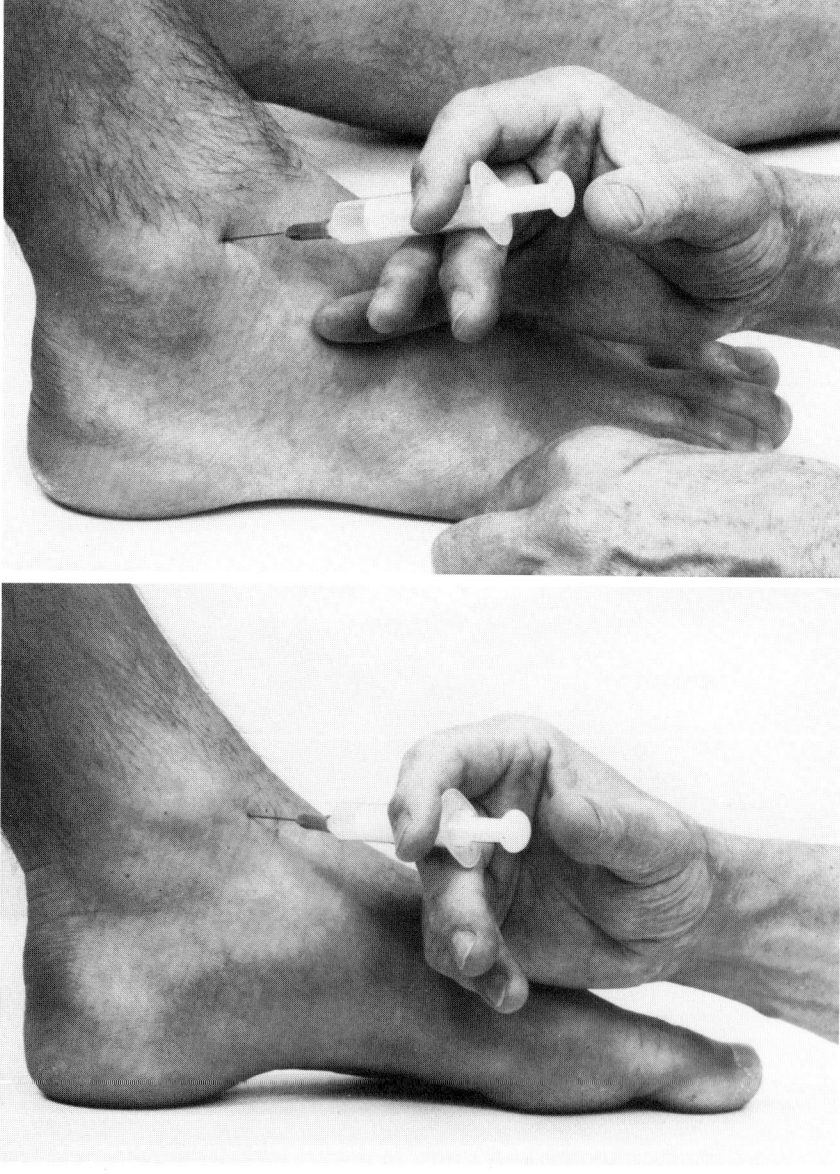

Abb. 29 Intraartikuläre Injektion in das obere Sprunggelenk von einem medialen und lateralen Einstichpunkt nach Palpation des Gelenkspaltes, knapp neben der Malleolengabel

jenen Hyperergieabbau, der das Bild der Kompressionssymptomatik mitgestaltet hat. Auch wenn es im Zuge lange bestehender Schmerzsyndrome zur Fixierung vegetativer Symptome gekommen ist, gibt es keinen besseren therapeutischen Weg, den sympathischen Erregungszustand dauerhaft zu dämpfen, als Grenzstrangblockaden.

Mit einigen wenigen Injektionen kann so die Leidenszeit der Patienten oft drastisch reduziert werden.

Die Nervenwurzelblockade in der Lumbalregion

In Frage kommt hier fast ausschließlich die Behandlung der Wurzeln L5 und S1, wobei erstere bei Bandscheibenschäden des vorletzten Diskus und die Wurzel S1 bei Läsionen der untersten Bandscheibe betroffen sind. Voraussetzung für einen erfolgreichen Einsatz der Blockade sind die exakte Segmentdiagnostik und das genaue Anspritzen der betroffenen Wurzel. Die Blockade läßt sich am leichtesten bei sitzendem Patienten ausführen.

Wenn ein Röntgenbild vorhanden ist, kann die ap-Aufnahme der Lenden-Becken-Hüft-Region eine Vororientierung über die Lage der Querfortsätze von L5 geben, die als Leitpunkte der Nadelführung gelten. Ansonst dient eine gedankliche Linie, die beide Beckenkämme verbindet, als Orientierungshilfe. 1 Querfinger darunter und 3 Querfinger neben der Dornfortsatzlinie liegt der Einstichpunkt. Mit 10 cm langer Nadel, die leicht medialwärts zielt, wird in 6 bis 8 cm Tiefe der Querfortsatz von L5 erreicht, die Nadel dann etwas zurückgezogen und für die Wurzel L5 über bzw. für die Wurzel S1 unter dem Proc. transversus vorgeschoben, bis ein segmententsprechendes Ausstrahlungsgefühl »wie ein elektrischer Strom« auftritt. Entgegen den ursprünglichen Empfehlungen von *Reischauer,* 30 bis 40 ml 1%iges Procain zu instillieren, hat es sich gezeigt, daß auch kleine Mengen von 5 bis 10 ml für eine Blockade der Nervenwurzel durchaus ausreichen *(Abb. 30).*

Die Wurzeln L3 und L4 sind mit gleicher Technik behandelbar, nur dient hier der Querfortsatz von L4 als Leitpunkt.

Die nach Wurzelblockaden der untersten lumbalen Wurzeln häufig zu beobachtende temporäre motorische Schwäche des Beines

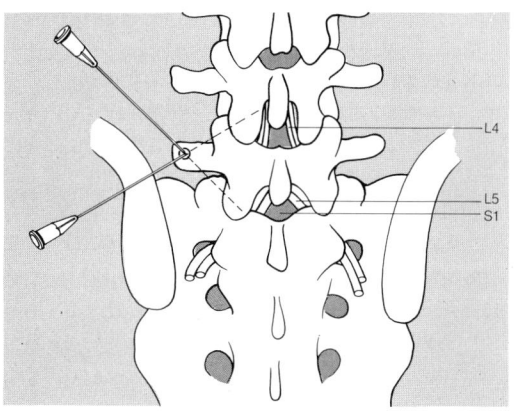

Abb. 30   Nadelführung zur Nervenwurzelblockade (»*Reischauer*blockade«)

ist völlig harmlos und klingt nach 20 bis 30 Minuten ab. Es ist nur erforderlich, den Patienten darauf hinzuweisen, um Stürze beim Gehen zu verhindern; diese werden auch vermieden, wenn das Bein beim Aufstehen und Gehen unmittelbar nach der Blockade im Knie durchgestreckt gehalten wird.

In seltenen Fällen, bei weit ausladenden Wurzeltaschen, kann es geschehen, daß bei unterlassenem Aspirationsversuch eine endodurale Applikation erfolgt. Die resultierende Lumbalanästhesie führt für eine Dauer von 1 bis 2 Stunden zur absoluten Gehunfähigkeit. Vermieden werden sollte auch ein direktes Anstechen der Wurzel, da sonst längere Reizerscheinungen auftreten können. Erreichbar ist das dadurch, daß schon beim Vorschieben der Nadel unter dem Querfortsatz laufend infiltriert wird und so die Injektionslösung vor der Nadelspitze das Wurzelgebiet erreicht und die signalisierende Ausstrahlung auslöst. Ein eventuell auftretender Nadelkollaps kommt bei Wurzelblockaden vielleicht etwas häufiger vor als bei den bereits vorgestellten Anwendungen der Lokalanästhetika, ist aber genauso harmlos und durch Trendelenburglagerung in kürzester Zeit behebbar.

Wurzelblockaden in der Thorakal- und Zervikalregion

Die Seltenheit radikulärer Kompressionssyndrome macht auch entsprechende Wurzelblockaden in den thorakalen und zervikalen Abschnitten der Wirbelsäule nur selten notwendig. Für diese Regionen sei im Zusammenhang an die Ausführungen zur Lokalisierung der segmentalen Gelenkposition in Relation zu den Dornfortsatzspitzen erinnert und angemerkt, daß für die Querfortsätze die gleiche Regel Gültigkeit besitzt.

Im Thorakalbereich liegt der Einstichpunkt zur Blockade 2 Querfinger paramedian, in der Zervikalregion 1 Querfinger. Die benötigten Kanülenlängen betragen 8 bzw. 6 cm. Ansonst gelten die gleichen Kriterien wie in der Lumbalregion mit der Ausnahme, daß die Nadelführung im Halswirbelsäulenbereich eine Spur nach lateral orientiert sein soll.

Die epidurale Injektion

Die lumbalen Nervenwurzeln lassen sich des weiteren durch eine epidurale Applikation des Lokalanästhetikums in den Sakralkanal blockieren. Ebenfalls damit gut therapierbar sind akute Lumbalgien bei Irritationen des hinteren Längsbandes.

Die Injektion erfolgt in Bauchlage des Patienten. Als Orientierungspunkte für die Einstichhöhe dienen die Cornua sacralia, die beiderseits des obersten Abschnittes der Rima ani zu finden sind. Die meist gut fühlbaren Knochenhöckerchen lassen sich noch leichter palpatorisch erfassen, wenn der Patient seine Beine nach innen rotiert, das heißt, die Fersen in Bauchlage nach außen fallen läßt.

Genau in der Mitte zwischen den Cornua sacralia wird die 8-cm-Nadel in einem Winkel von 45 Grad zur Horizontalen durch Haut und darunter liegenden Bandapparat durchgestochen, nach Knochenkontakt mit der vorderen Wand des Sakralkanals kurz zurückgezogen, ungefähr parallel zur Richtung der dorsalen Sakralfläche abgesenkt und ca. 5 bis 6 cm tief in den Sakralkanal eingeführt. Auch bei dieser Methode genügt es, nach vorsichtshalber ausgeführtem Aspirationsversuch, eine Injektionsmenge von 10 ml zu instillieren *(Abb. 31).*

Sympathikusblockaden

Zur Behandlung vegetativer Begleitsymptome bei Störungen des Bewegungsapparates sind praktisch nur wenige Einsatzorte am Sympathikus in Betracht zu ziehen, und zwar für die oberen Quadranten der Halssympathikus, für Becken und Beine das Ende des Grenzstranges in Höhe von L2 bis L3.

Die Stellatumblockade

Entgegen der verbreiteten Ansicht, daß Stellatumblockaden mit einem überdurchschnittlichen Risiko behaftet seien, soll hier festgestellt werden, daß mit der im folgenden vorgestellten Technik dieses Risiko entschärft wurde. Diverse Technikvarianten

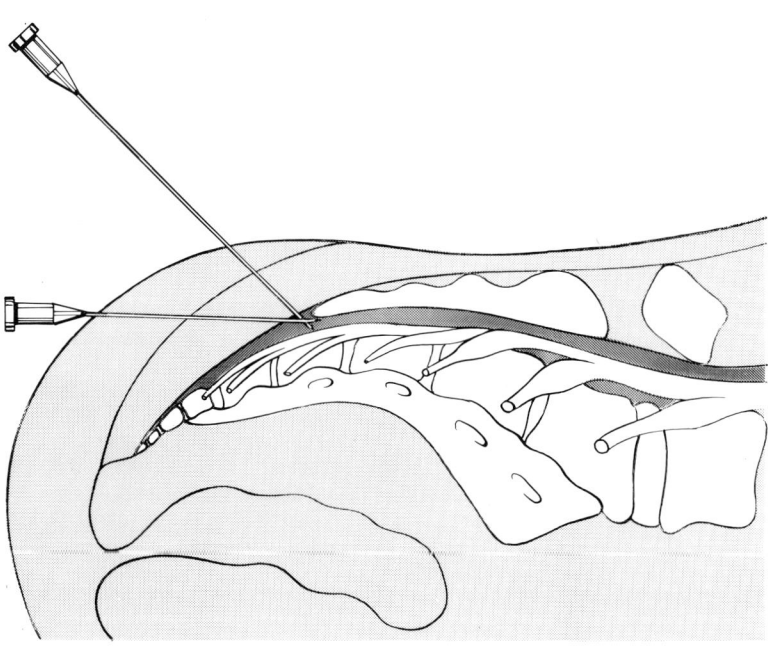

Abb. 31   Epidurale Injektion. Die Nadel wird über den Hiatus canalis sacralis eingebracht.

wurden zur Blockade des Ganglion stellare vorgestellt. Die im nachstehenden empfohlene geht auf *Leriche, Fontaine* und *Dosch* zurück und wird am sitzenden Patienten ausgeführt *(Abb. 32)*. Der Kopf wird in Retroflexion und Rotation zur Gegenseite der Blockade gehalten. Zeige- und Mittelfinger der linken Hand liegen über dem Sternoklavikulargelenk, drängen den M. sternocleidomastoideus nach vorne weg und palpieren vorsichtig tiefer tastend das Köpfchen der 1. Rippe. Mit kurzer Nadel wird knapp über dem oberen Tastfinger eingestochen und die Kanüle bis zum Knochenkontakt mit dem Rippenköpfchen vorgeschoben, das bei diesem Vorgehen fast subkutan zu erreichen ist. Nach minimalem Zurückziehen der Nadel und Aspirationsversuch werden zuerst 1 bis 2 Teilstriche der Injektionslösung eingespritzt und bei reaktionsloser Verträglichkeit der Testmenge weiter 2 ml nachappliziert.

Die Methode hat mehrere Vorteile. Verletzungen der Pleura oder größerer Gefäße können durch das Wegdrücken mit den palpierenden Fingern vermieden werden, der Kontakt mit dem Rippenköpfchen bewahrt vor einer endoduralen Injektion, und die Verwendung nur geringer Mengen des Lokalanästhetikums schließt unerwünschte Nebenwirkungen aus. Das Ausbleiben des sogenannten *Horner*-Symptomenkomplexes (Ptosis, Miosis, Enophthalmus), das bei Instillation nur kleiner Mengen des Lokalan-

ästhetikums öfters zur Kenntnis genommen werden muß, ist kein Zeichen der Wirkungslosigkeit. Bei erfolgreichen Blockaden entwickelt sich hingegen immer ein quadrantenorientiertes Wärmegefühl und manchmal der Eindruck der Schwere oder ein Schmerzgefühl im Schulterbereich.

Sollte aus zwingenden Gründen die geschilderte Methode nicht in Frage kommen, besteht die Möglichkeit, das Ganglion stellare von dorsal zu erreichen. *Reischauer* gab dazu ein Vorgehen an, das im Sitzen bei leicht anteflektiertem Kopf erfolgt. 4 cm lateral und knapp oberhalb der Spitze des Proc. spinosus von C7 wird mit einer ca. 6 cm langen Nadel senkrecht zur Hautoberfläche gerade eingestochen. Nach ungefähr 4 cm trifft die Kanülenspitze die seitlichen Anteile der Wirbelbogen, die sich in dieser Region etwas überdecken. Mit der Nadel ertastet man sich anschließend den Außenrand des Bogens zwischen 6. und 7. Halswirbel und schiebt sie dann noch ca. 1 bis 1,5 cm unter gleichzeitigem Infiltrieren sagittal vor. Das Auftreten der erwähnten Stellatumsignale bestätigt die richtige Technik.

Die Injektion ans Ganglion cervicale superius
Bei therapieresistenten Beschwerden eines oberen Zervikalsyndroms mit ausgeprägter vegetativer Symptomatik kann gelegentlich die Notwendigkeit gegeben sein, unmittelbar am Ort der Störung die vegetative Entglei-

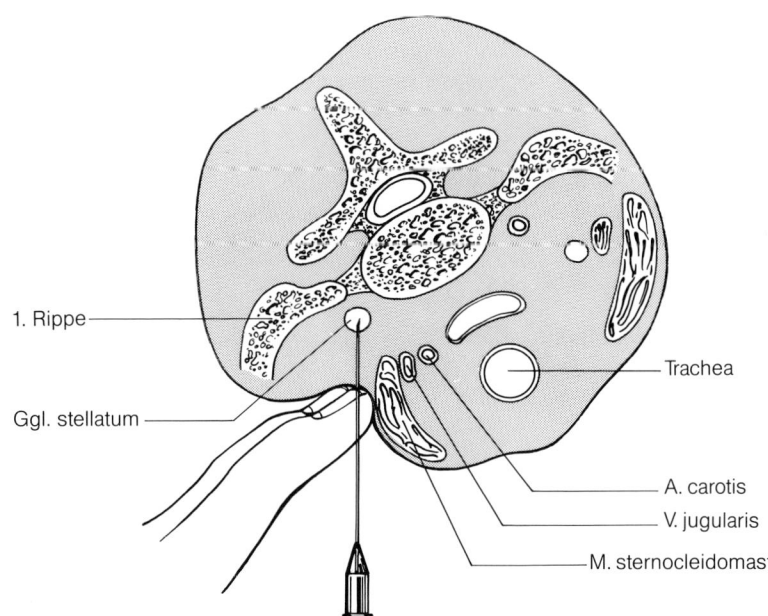

1. Rippe

Ggl. stellatum

Trachea

A. carotis

V. jugularis

M. sternocleidomast.

Abb. 32 Die anatomisch-topographische Situation der Nadelführung zur Stellatumblockade nach *Leriche, Fontaine, Dosch*

sung zu korrigieren. Als Ansatzpunkt einer diesbezüglichen Lokalanästhetikatherapie eignet sich das Ganglion cervicale superius, das über den N. jugularis Verbindung zum N. glossopharyngeus und N. vagus besitzt, aber auch Verschaltungen zu den Hirnnerven III, IV, V, VI und XII aufweist. Der bis zu 3 cm lange Nervenknoten liegt ungefähr 2 cm unter der Schädelbasis vor den Querfortsätzen des 2. und/oder 3. Halswirbels in der konkaven Biegung, die den Übergang zum Wirbelkörper bildet. Etwas lateral des Ganglions verläuft die A. carotis interna und weiter dorsal die V. jugularis, ein Umstand der bei Injektionen an diesen Nervenknoten bedacht werden muß.

Der bis vor kurzem ausschließlich gebräuchliche Injektionsweg von lateral außen ermöglicht eine Reihe von zusätzlichen Komplikationen und trug dazu bei, daß Injektionen an dieses Ganglion kaum vorgenommen wurden. Die von *Göbel* kürzlich vorgestellte transorale Technik vermeidet Risiken weitestgehend und kann daher empfohlen werden.

Der Patient sitzt mit abgestütztem Kopf und weit geöffnetem Mund. Die Einstichstelle an der Rachenhinterwand wird mit einem Oberflächenanästhetikum (Gingicain aut simile) unempfindlich gemacht. Dies verhindert unangenehme Würgereflexe und stellt gleichzeitig eine gewisse Desinfektion der Schleimhaut dar. Der eigentliche Einstichpunkt für die benötigte 6 bis 8 cm lange und möglichst dünne Kanüle liegt in Höhe der Tonsillenmitte oder Tonsillennarbenmitte. Die Stichrichtung geht vom kontralateralen Mundwinkel aus und bleibt in der Horizontalebene, das heißt die Nadelspitze gleitet tangential am Wirbelkörper entlang *(Abb. 33)*. In ungefähr 1 cm Tiefe liegt die Kanülenspitze dann in unmittelbarer Nähe des Ganglions. Nach Aspirationsversuch, probatorischer Instillation von 0,1 bis 0,2 ml der Injektionslösung und kurzem Abwarten genügt es, insgesamt 2 ml zu injizieren, um den gewünschten Effekt zu erreichen, der sich durch typische Reaktionen ankündigt. Wie bei der Stellatumblockade tritt ein *Horner*-Syndrom auf. Des weiteren kann es zu kurzzeitigem Globusgefühl im Hals, verbunden mit Schluck- und Sprechstörungen, kommen. Angegeben werden auch aufsteigende Wärmegefühle und gelegentlich leichter und kurz dauernder Schwindel.

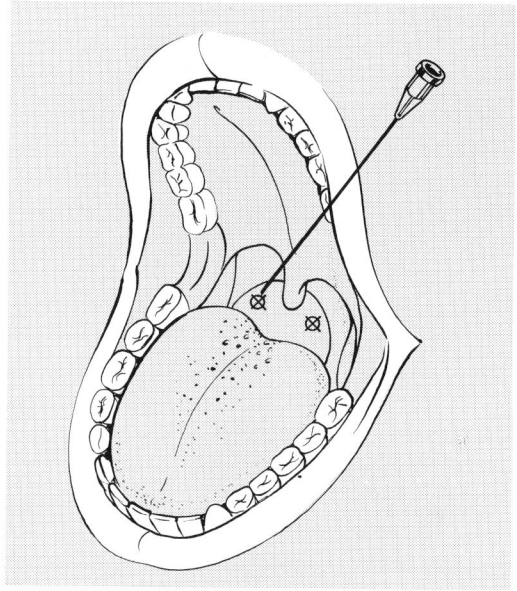

Abb. 33   Einstichpunkte zur Injektion an das Ganglion cervicale superius. Transorale Technik

Alle diese Sensationen sind harmlos, sollten dem Patient aber vor Injektionsausführung mitgeteilt werden, um Angstreaktionen gar nicht erst aufkommen zu lassen.

Die lumbale Sympathikusblockade

Im Zuge diskogener Wurzelkompressionen im Bewegungssegment L4-L5 entwickeln sich gar nicht so selten, nach Abklingen der akuten radikulären Symptomatik, claudicatioartige Restbeschwerden. Entstanden durch die kompressionsbedingte Mitschädigung parasympathischer Fasern und einer damit einhergehenden Sympathikusentzügelung, kann dieses Beschwerdebild hartnäckig allen medikamentösen Behandlungsversuchen trotzen. Das Mittel der Wahl zum therapeutischen Erfolg ist hier die Sympathikusblockade. Vielfach gelingt es mit einer einzigen Blockade, die gesamten Restbeschwerden aufzulösen.

Die Blockade läßt sich sowohl am sitzenden als auch am auf dem Bauch liegenden Patienten vornehmen. Die Nadellänge muß bei dieser Technik mindestens 10 cm betragen. 3 Querfinger lateral von der Medianlinie in Höhe von L3 liegt der Einstichpunkt. Die Kanülenführung geschieht in einem Winkel von 30 Grad zur Senkrechten bis zum Kontakt mit dem Querfortsatz. Nach leichtem Zurückziehen wird die Nadel über diesen

hinweg in Richtung Wirbelkörper weiter eingeführt. Nach neuerlichem Knochenkontakt,
nochmaligem Zurücknehmen der Nadel und
flacherem Weiterführen liegt diese dann
direkt vor und neben dem Wirbelkörper im
unmittelbaren Bereich des Grenzstranges,
der mit einigen ml des Lokalanästhetikums
umspült wird. Das nachfolgende Wärmegefühl im homolateralen Bein signalisiert die
erfolgreiche Blockade *(Abb. 34)*.

Blockadetechniken an peripheren Nerven
(N. suprascapularis, N. obturatorius)

Schmerzhafte Erkrankungen des Schultergelenks einerseits sowie Hüftgelenksbeschwerden bei Coxarthrose andererseits sprechen
auf die Unterbrechung der Schmerzleitung
mittels therapeutischer Lokalanästhesie oft
überraschend gut an, wobei die Beschwerdefreiheit oder Linderung des Schmerzzustan-
des weit über die Wirkungsdauer des Anäs-
thesieblocks hinausreicht. Gelegentlich kann
sogar die gesamte Reiz-Schmerzsituation im
Sinne der regionären Reizbereitschaft auf
lange Zeit deutlich vermindert werden.

Die Blockade des N. suprascapularis *(Abb.
35)* kommt am sitzenden Patienten zur Ausführung. Nach Palpation der Schulterblatt-
gräte wird deren Mitte durch einen senkrechten gedanklichen Strich markiert und der sich
so mit der Spina scapulae ergebende, nach
lateral oben offene Winkel halbiert. Der Einstichpunkt zur Suprascapularisblockade liegt
auf der Winkelhalbierenden, 2 bis 3 cm vom
Winkelschnittpunkt entfernt. Die 6 cm lange
Kanüle muß dann nach medial kaudal und
ventral bis zum Knochenkontakt vorgeschoben werden und erreicht dort im Bereiche der
Incisura scapulae den N. suprascapularis, der
mit einigen ml des Lokalanästhetikums
umspritzt wird.

Eine Intensivierung der Schmerzausschaltung mit Erfassung der gesamten Schulterge-
lenkregion (notwendig etwa bei der sogenannten frozen shoulder) ist durch die
zusätzliche und schon beschriebene intraartikuläre Applikation des Lokalanästhetikums
erreichbar.

Schmerzen aus dem Hüftgelenk werden über
den N. obturatorius, der das Gelenk zu 80%
versorgt, weitergeleitet. Somit ergibt sich
über die Blockade dieses Nervs die Möglichkeit der weitgehenden, zumindest temporären, Schmerzausschaltung.

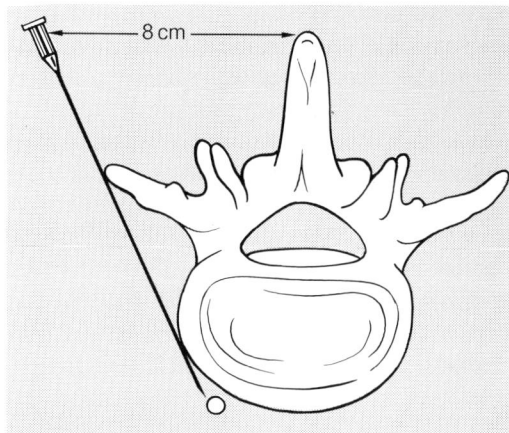

Abb. 34   Nadelführung zur lumbalen Sympathikusblockade

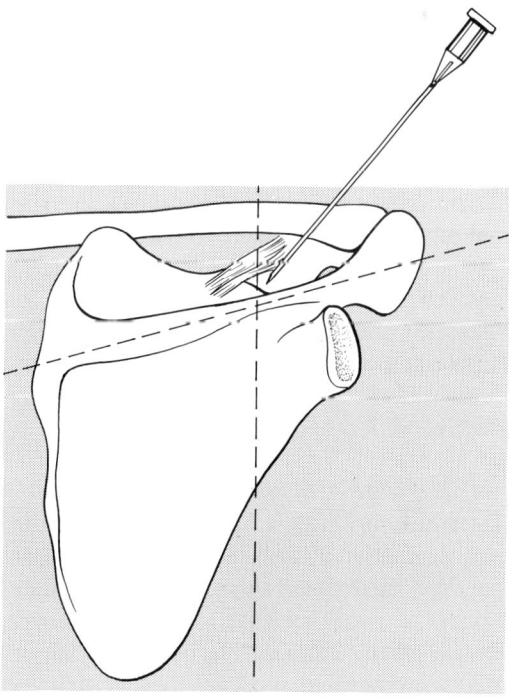

Abb. 35   Blockade des N. suprascapularis
(siehe Text)

Um den Canalis obturatorius, durch den der
Nerv verläuft, zu erreichen, wählt man einen
Einstichpunkt 1 Querfinger lateral und kaudal des Tub. pubicum, geht mit der 8 bis 10
cm langen Kanüle senkrecht bis zum Knochenkontakt mit dem Ram. superior ossis
pubis ein, zieht die Nadel dann etwas zurück
und dirigiert sie so weiter in die Tiefe, bis sie
unter dem Schambeinast, lateralwärts
geführt, den Nerv erreicht *(Abb. 36)*. Die richtige Lage der Nadel signalisiert ein vom
Patienten angegebenes elektrisierendes
Gefühl, das in die laterale Hüftgegend und
zur Innenseite des Oberschenkels ausstrahlt.
Nach Aspiration zur Vermeidung intravasaler
Applikation genügen 5 ml des Lokalanästhetikums zur Nervenblockade.

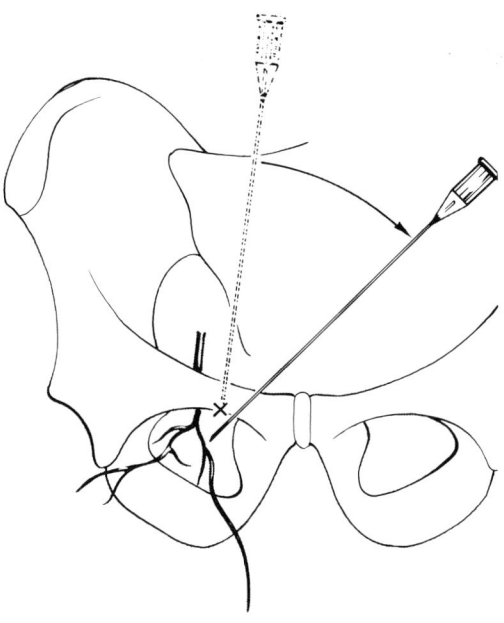

Abb. 36   Blockade des N. obturatorius
(siehe Text)

> Abschließend zu den vorgestellten Be-
> handlungstechniken noch eine gut ge-
> meinte Mahnung:
> Vermeide:
> zu wenig Diagnose,
> zu viele Anwendungen

6.3.5 Die probatorische Anwendung der Lokalanästhetika

Über die bereits vorgestellten Anwendungs-
bereiche hinaus gelingt es gelegentlich durch
Einspritzung lokalanästhetischer Substanzen
in oder an die Zonen chronisch entzündlicher Abläufe etwa bestehende, scheinbar
davon unabhängige Fernstörungen in anderen Körperregionen zum Abklingen zu bringen. In den geschichtlichen Vorbemerkungen wurde bereits erwähnt, daß solche Beobachtungen schon 1931 von *Leriche* berichtet worden waren, und daß *Huneke* 1941 ähnliche Abläufe unter dem Terminus Sekundenphänomen vorgestellt hatte.

Das Sekundenphänomen
Diese und nachfolgende weitere Veröffentlichungen über in Sekundenschnelle abklin-
gende Krankheitserscheinungen nach Injektionen von lokalanästhetischen Substanzen
an Tonsillen, Zähnen, Narben etc. blieben,
weil schwer erklärbar und durchschaubar, ein
bis heute aktueller akademischer Zankapfel.
Puristen beider Lager verbissen sich emotio-

nell in ihre Standpunkte und trugen so dazu
bei, daß die Methode etwas ins Abseits
manövriert wurde. Dazu ist zu sagen, daß bei
einigem gutem Willen ein Konsens durchaus
möglich ist. Der Streitpunkt »Sekundenphänomen« könnte ruhig ad acta gelegt werden,
wenn von allen Streitparteien anerkannt
würde, daß

● Sekundenphänomene eher selten sind,
● ihre Existenz unbestreitbar ist,
● ein Nachweis über verschiedene Parameter
  gelingt,
● Placebo- oder Suggestionseffekte keine
  Rolle spielen.

Dazu einige erklärende Sätze. Vor allem
Arbeiten aus österreichischen Ludwig-Boltz-
mann-Instituten (*Bergsmann* 1965, *Kellner*
1970, *Pischinger* 1975 und andere) bestätigten
die Realität des sogenannten Sekundenphänomens über verschiedene Parameter. Im
wesentlichen waren es solche, die auch zur
Reaktionslagenbestimmung herangezogen
werden können (Serumjodometrie, Oxyhä-
moglobinbestimmungen u.a.m.). Zur Erklärung des Sekundenphänomens selbst wurde
von *Kellner* die Hypothese angeboten, daß
neben dem temporären Reizabbau über das
Lokalanästhetikum die Nadelstichreaktion
im primären Störstellenbereich vom Organismus als Normalreaktion erkannt wird, die

Störstellensignale überlagert und so die Initialphase dieses Anästhesieblockes verlängert. Die ursprünglich als ein Kriterium des Sekundenphänomens verlangte 24stündige Beschwerdefreiheit läßt sich aber nach Meinung der Autoren nicht aufrechterhalten. Auch kürzere, nur einige Stunden anhaltende Ausschaltungseffekte haben Aussagekraft. Genausowenig sollte die ebenfalls als Kriterium geforderte Unmittelbarkeit des Wirkungseintrittes zum Dogma erhoben werden. *Bergsmann* u. *Eder* (1976) sprechen diesbezüglich auch von »protrahierten Besserungsphänomenen«, die erst nach Tagen erkennbar sind, und begründen dies mit einer nicht in allen Systemen und Strukturen möglichen schlagartigen Änderung des Funktionsstandes bzw. der Funktionsbasis. Darüber hinaus scheint sich eine Entwicklung abzuzeichnen, die nicht nur für dieses Phänomen Gültigkeit besitzt, sondern überhaupt die gesamte Nosologie betrifft. Es ist dies der epidemiologische Wandel von Krankheitsabläufen. So wie etwa akute, entzündliche Krankheitsbilder generell seltener geworden sind und derzeit chronische Verlaufsformen dominieren, so sind auch Sekundenphänomene nicht mehr so oft zu verzeichnen wie früher. Dessen ungeachtet empfiehlt es sich, an die Möglichkeit von Zusammenhängen zwischen chronisch-entzündlichen Irritationsstellen und Fernstörungen zu denken und den Versuch zu unternehmen, über eine probatorische Applikation des Lokalanästhetikums an diese Punkte eine diagnostische Hilfestellung zu bekommen.

Techniken der Herdsuche

+---+
| Herddiagnostische Techniken |
| Injektion an die Tonsillenpole |
| bzw. Te-Narben |
| Injektion an die Rachentonsille |
| Testung der Nasennebenhöhlen |
| Testung im Zahn-Kieferbereich |
| Injektion an den Proc. mastoides |
| Testung chronischer Beckenherde |
| Narbenunterspritzung |
+---+

Die technische Ausführung der Störstellensuche ist einfach und die häufigsten Einsatzorte sollen anschließend vorgestellt werden.

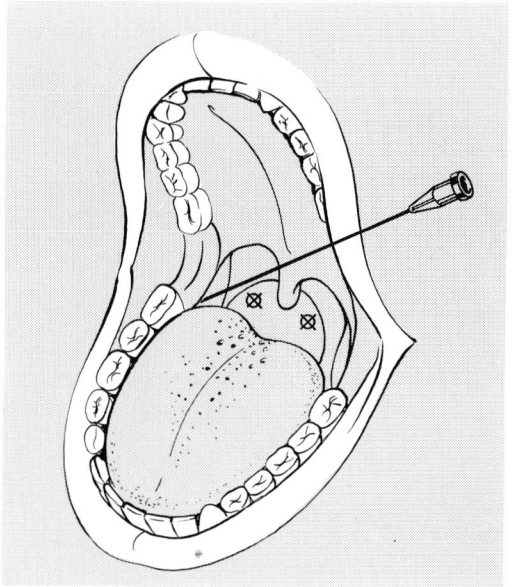

Abb. 37   Probatorische Injektion an den unteren Tonsillenpol

Zur Austestung der Tonsillen oder verdächtiger Narbengebiete nach Tonsillektomie infiltriert man mit 6 cm langer Kanüle die Gegend des unteren Tonsillenpols mit jeweils 1 ml des Lokalanästhetikums *(Abb. 37)*. Die Rachentonsille ist mit einem Einstich knapp über der Uvulabasis und Vorschieben der Nadel bis zum Kontakt mit der Vorderfront der Halswirbelkörper austestbar. Die Überprüfung der Nasennebenhöhlen erfolgt an ihren Reflexzonen über 3 Einstichpunkte, und zwar rechts und links der Nasolabialfalte in Höhe der unteren Nasenbegrenzung und einen Punkt genau zwischen den Augenbrauen auf der Nasenwurzel *(Abb. 38)*.

Chronisch entzündliche Prozesse im Bereiche des Mittelohres und Mastoids können ebenfalls Herdwirksamkeit gewinnen und lassen sich testmäßig eventuell durch eine Injektion ans Mastoid abklären. Die technische Ausführung ist ganz einfach: Das Ohrläppchen wird nach oben geklappt, anschließend mit feiner Kanüle bis zum Periost des Proc. mastoideus eingegangen und dort sowie an seinen vorderen Knochenpartien das Lokalanästhetikum infiltriert.

Die Testung im Zahn-Kiefer-Bereich ist unverläßlich und kann nicht empfohlen werden. Verläßlich hingegen sind die Ergebnisse der Narbentestung. Nur sei dazu die Anmerkung

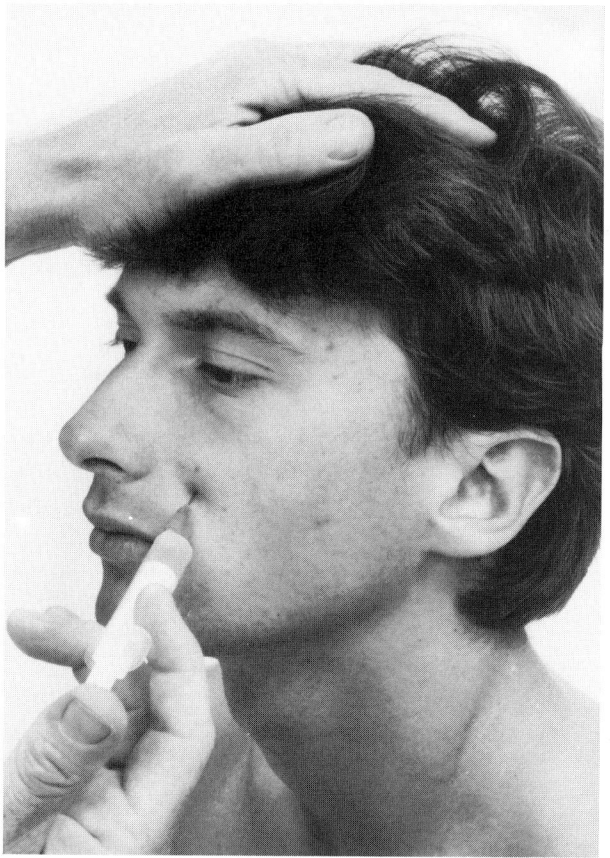
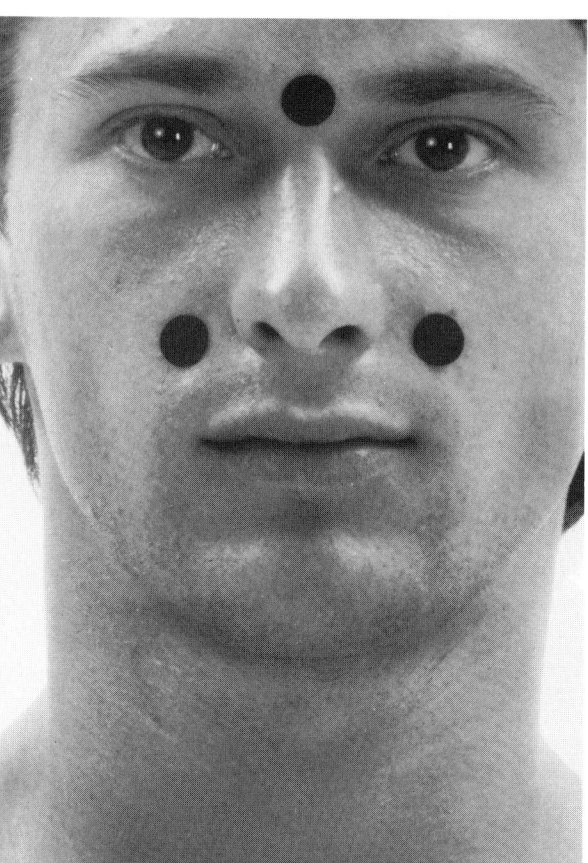

Abb. 38   Einstichpunkte zur Testung und Therapie der Nasennebenhöhlen

erlaubt, daß auch dabei nur selten Sekunden-phänomene auslösbar sind. Die technische Ausführung entspricht einer flach ausgeführten subkutanen Infiltration, das heißt, die Narbe wird in ihrer ganzen Länge mit dem Lokalanästhetikum unterspritzt.

Zur Testung chronischer Beckenherde benützt man am einfachsten den suprapubischen Zugang. Nach Blasenentleerung wird mit 6 cm langer Nadel 1 Querfinger medial des getasteten Femoralispulses am oberen Schambeinrand eingestochen und die Kanüle senkrecht, eventuell etwas kaudalwärts gerichtet, eingeführt. Sie erreicht so die vegetativen Geflechte der Adnexe oder der Prostata. 2 ml der Injektionslösung pro Seite genügen zur Testung *(Abb. 39)*.

Wenn auch klare Testergebnisse, wie erwähnt, eher selten sind, so sollte im Rahmen der Behandlung von Störungen des Bewegungsapparates doch daran gedacht werden, daß bei rund 30% der Erkrankten

eine Fokalbelastung als mitgestaltender pathogenetischer Faktor vorliegt und dieser eventuell über die probatorische Anwendung lokalanästhetischer Substanzen abklärbar ist.

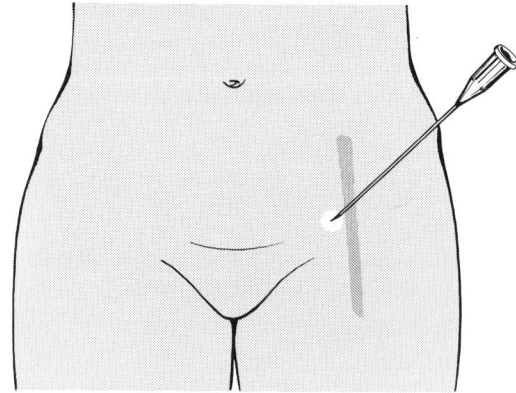

Abb. 39   Suprapubische Injektionstechnik an die vegetativen Geflechte der Adnexe oder Prostata zur Austestung chronischer Beckenherde

Aussagen über die Zwischenfallsbilanz bei der Therapie mit lokalanästhetischen Substanzen geben folgende Zahlen:

Nach Reischauer:
In einem Zeitraum von acht Jahren wurden 77000 zwischenfallfreie Blockaden ausgeführt. Davon waren:
40000 lumbale Wurzelblockaden
13000 lumbale Grenzstrangblockaden
20000 Stellatumblockaden
 5000 thorakale Applikationen

Nach Hopfer:
Aus der Ambulanz des Hanuschkrankenhauses Wien wird über 250000 Anwendungen berichtet, die in zwanzig Jahren verabreicht wurden. Zu verzeichnen war eine (!) ernstere Komplikation (chirurgische Intervention) bei einem Patienten mit nicht bekannter Gerinnungsstörung.

Nach Tilscher
In den letzten fünfzehn Jahren wurden 87360 Behandlungen mit 114660 Einzeltechniken bei zwei nennenswerten reversiblen Komplikationen ausgeführt.

Nach Eder
Bei einer Mindestbehandlungsfrequenz von 30 täglichen Anwendungen ergeben sich für den Zeitraum von 1964–1984 hochgerechnet 150000 Applikationen, darunter 25000 Wurzelblockaden, 400 Stellatumblockaden und 40000 intraartikuläre Injektionen.
An erwähnenswerten, aber an sich harmlosen Komplikationen waren zu verzeichnen: Drei flüchtige meningeale Reizungen mit Kopfschmerzen von zwei bis drei Tagen Dauer.
Eine komplette Lumbalanästhesie von einer Stunde Dauer, infolge Applikation in eine weitausladende Wurzeltasche.
Ein geringfügiger und schnell resorbierter Pneumothorax bei Infiltration einer Rippenprellung.
Komplikationsrate in % = 0,003

6.4   Die Akupunktur

Einleitende Vorbemerkungen

Die in den vergangenen Jahren reichlich mit Neuerscheinungen aufwartende Akupunkturliteratur erlaubt es, Präambeln kurz zu halten; bezüglich der historischen Situation genügt der Hinweis, daß die Akupunktur auf einem jahrtausendealten, empirisch ermittelten Lehrgebäude beruht, das in der westlichen Medizin zunehmend Beachtung findet. Diese allerdings nur langsam fortschreitende Integration wäre sicherlich schon weiter gediehen, wenn sich nicht ein überwiegender Anteil der westlichen Akupunkturarbeiten zu sehr an fernöstliche Vorstellungen und Terminologien angelehnt hätte. Erst in der letzten Zeit läßt sich der Beginn einer allmählichen Entmystifizierung der Materie erkennen und der Versuch, neurophysiologische Abläufe bekannter Art als Erklärung für die Akupunkturwirkung heranzuziehen. Die Chinesen selbst waren schon immer ausgezeichnete Beobachter und haben ihre Befunde in einer ihrer Denkweise und Mentalität entsprechenden Form erklärt. Für unsere Vorstellungswelt ist es aber erforderlich, alle Aspekte, die dem westlichen Medizindenken fremd sind, einfach wegzulassen und die an sich richtigen Beobachtungen von Krankheitsabläufen und der Wirkung von Akupunktur mit unserem Medizinwissen zu interpretieren. Dabei ist es auch erforderlich, jede zu enge Betrachtungsweise abzulegen und nicht in Einzelmechanismen, sondern in Systemen zu denken. Nur so gelingt es, viele scheinbar unerklärlichen Akupunkturbegriffe und Regeln zu verstehen.

Entmystifizierung

Nicht alles ist bis heute für uns erklärbar, aber allmählich beginnt die restliche Grauzone zu weichen. Eine Schlüsselstellung nimmt diesbezüglich die Erkenntnis ein, daß das Muskelsystem und sein Reaktionsverhalten in der Akupunkturmaterie eine bis vor kurzem zu wenig beachtete Rolle spielen. Als erstes Argument dazu darf angeführt werden, daß sich nahezu alle Meridianverläufe mit bekannten Muskelkettenfunktionen decken

(Bergsmann) und daß sogenannte Meridianpartner wie Lungen- und Dickdarmmeridian oder Leber- und Gallenblasenmeridian antagonistischen Muskelgruppenzügen folgen. Beobachtete und vorgestellte Gegensätzlichkeiten dieser Meridianpartner entsprechen im Analogieschluß dem Gesetz der reziproken Innervation nach *Sherrington,* wonach sich das muskuläre Tonusverhalten bzw. seine Steuerung über das Gammasystem und dessen enge Verbindung zum Vegetativum als wesentlicher Mechanismus verknüpfter Reflexvorgänge darstellt. Ganz im Sinne der erwähnten reziproken Innervation, derzufolge antagonistische Muskelgruppen durch Entspannung die Funktion der Agonisten erleichtern und ökonomisieren, verhalten sich also die Partnermeridiane der Akupunktur, und es ist eine bekannte Tatsache, daß sogenannte Tonisierungen nahezu nur über die Detonisierung, sprich Sedierung, des Partnermeridians erreichbar werden. Muskelkettenaktivitäten lassen des weiteren gewisse Akupunkturregeln verständlich werden, die prima vista unklar erscheinen, wie die Nadelung von Punkten, die in kontralateral oder diagonal zur Störungsregion gelegenen Körperabschnitten liegen. Hier sei an die allerdings mehr den Physiotherapeuten bekannten aktiven und passiven Bewegungsübungen im Sinne der *Bobath-* und *Kabat-* Methoden bzw. der proziozeptiven neuromuskulären Fazilitation (PNF) erinnert, die ebenfalls diagonale, kraniokaudale und kontralaterale Übungsansätze verwenden.

Ein weiteres Argument für die Führungsrolle des muskulären Tonussystems bei den Wirkungsmechanismen der Akupunktur liefert die ebenfalls aus China stammende, dort weit verbreitete und nach überlieferten Regeln ausgeführte besondere Ausgleichs- bzw. Heilgymnastik, die in einer unglücklichen Übersetzung als Schattenboxen bezeichnet wurde. Die dabei gebräuchlichen Übungen werden zur Gesundheitsvorsorge eingesetzt und ergeben nach Absolvierung des vorgeschriebenen Programms eine ideale Balancesituation im gesamten Muskelsystem und Vegetativum, mit dem Gefühl der angenehmen Entspannung, ähnlich jenem Zustand, den auch erfolgreiche Akupunkturbehandlungen erzielen. Neben diesen subjektiven Empfindungen zeigen auch feinfühlig ausgeführte vergleichende Palpationen die dem Meridianverlauf entsprechenden Tonusabsenkungen und verhelfen so zur Bestätigung der richtigen Punktwahl.

Meridiane und Muskelketten

Als letztes sei noch eine Zufallsbeobachtung *(Macdonald)* erwähnt, die bei gerade entsprechendem Lichteinfall auf einen nassen Körper einen typischen Meridianverlauf über Muskelkonturen erkennen ließ. Die Bestätigung und Reproduzierbarkeit des Phänomens gelang mittels Blitzlichtfotografien eingeölter Körper, wobei die Lichtreflexe auf den vorstehenden Muskelkonturen Meridianverläufe nachzeichneten.

Beobachtungen und Überlegungen zur Wertigkeit der Muskulatur in der Akupunktur scheinen auch in der chinesischen Originalliteratur auf, und es darf darauf verwiesen werden, daß außer den bekannten paarig angeordneten zwölf Hauptmeridianen und dem vorderen und hinteren Mittellinienmeridian im chinesischen Schrifttum auch von zwölf muskulotendinären Gefäßen gesprochen wird. Diese zwölf Muskelmeridiane sollen einen im wesentlichen gleichen Verlauf wie die Hauptmeridiane aufweisen, nach chinesischer Darstellung jedoch keine Beziehung zu inneren Organen besitzen.

Wie schon in einem früheren Kapitel angemerkt wurde, handelt es sich bei der Akupunktur nicht nur um eine über die Hautreflektorik wirkende Behandlungsart. Durch Wahl und Richtung der Stichtiefe gelingt es, die verschiedenen Gewebsschichten des Bewegungsapparates gezielt anzusprechen, um solcherart die herausgestellte Forderung nach strukturbedachter Therapie zu erfüllen. Darüber hinaus erlaubt die Akupunktur auch die Rücksichtnahme auf den Akuitätszustand der anliegenden Störung und auf das zu erwartende Reaktionsverhalten des Patienten. Über die richtige Punktwahl lassen sich von milden, konsensuellen Reaktionen bis zum direkten Locus-dolendi-Stechen verschiedene therapeutische Intensitätsgrade erreichen, die des weiteren durch Verweildauer und/oder zusätzliche Nadelbewegung variiert werden können.

Abschließend zur ideologischen Einführung in die Akupunkturmaterie sei expressis verbis noch vermerkt, daß ganz bewußt vereinfacht und nur der Bereich herausgegriffen wurde, der unmittelbaren Bezug zu reflextherapeutischen Belangen besitzt, die für den Bewegungsapparat von Bedeutung sind. Für Akupunkturpuristen mag die eigenwillige Themengestaltung ein Stein des Anstoßes sein, für sie ist dieses Kapitel nicht gedacht. Dem unvoreingenommenen Anfänger, der mit westlichem Medizindenken der Akupunkturatmosphäre näher kommen möchte, dürfte in dieser Form der Einstieg erleichtert werden.

6.4.1 Meridiane und Punkte

Die übliche Darstellung der Akupunktur bezieht sich auf 361 klassische Punkte, die auf den bekannten Meridianen liegen. Darüber hinaus werden noch 171 Punkte angeführt, die außerhalb der Meridianverläufe liegen (PAM) und weitere 110 sogenannte neue Punkte (NP). Im folgenden werden nur jene Punkte vorgestellt und topographisch beschrieben, die sich zur Therapie bei Störungen im Bereiche des Bewegungsapparates bewährt haben.

Zum Punkt selbst ist zu bemerken: Ausführliche histologische Untersuchungen von Akupunkturpunkten *(Kellner)* zeigten im wesentlichen das gleiche Bild wie neutrale Hautstellen. Unter einigen Punkten fanden sich lediglich überzufällige Häufungen sensorischer Nervenendigungen. Im Gegensatz zur morphologischen Neutralität der Akupunkturpunkte weisen diese jedoch ein besonderes bioelektrisches Verhalten auf, das vor allem das Hautpotential betrifft, ein Umstand, der zur Punktsuche mittels entsprechend empfindlicher elektrischer Punktsuchgeräte ausgenützt werden kann. Über diese im wahrsten Sinne des Wortes »oberflächliche« Punktbeschreibung hinaus, ist aber zu bedenken, daß die Einstichstelle in der Haut auch als Zugang zu weiteren in verschiedenen Strukturschichten liegenden tieferen Punkten anzusehen ist und in diesen Fällen die reflektorischen Haupteffekte der Nadelung nicht aus dem Hautniveau, sondern über entsprechend tiefer liegende Rezeptoren zur Auslösung kommen.

Ergänzend dazu geht aus jüngsten Untersuchungen *(Heine, 1988)* hervor, daß im Bereiche von Akupunkturpunkten gewisse feinanatomische Auffälligkeiten vorhanden sind, die sich als Perforationen der oberflächlichen Körperfaszie (Fascia corporis superficialis)

erwiesen haben, durch die ein kutanes Gefäß-Nervenbündel in die Tiefe zieht. Die Perforationen können mit freiem Auge erkannt werden, ihr Durchmesser schwankt zwischen 2 und 8 mm. Das durchziehende Gefäß-Nervenbündel ist in lockeres Bindegewebe (Substrat der Grundregulation) eingebettet und findet in der Tiefe Anschluß an den Gefäß-Nervenverbund der unterlagernden Muskulatur. Über die Ordnung des neuralen Systems ist somit die Verbindung zu übergeordneten Zentren gegeben. Für den Bewegungsapparat besitzen tiefe Punkte die größte therapeutische Bedeutung. Ihre Lokalisation weist dabei sehr häufig Gelenknähe auf; gleichzeitig treten an solchen Stellen Proprizeptoren und Nozizeptoren topisch gehäuft auf. Ähnlich wie Triggerpunkte auf Druck mit einem twitch response oder referred pain reagieren, signalisiert vor allem der genadelte tiefe Akupunkturpunkt den Treffer durch ein Gefühl der Wärme und Schwere, das sich proximal und distalwärts langsam entsprechend dem Meridianverlauf verbreitet. Dieses als PSC (propagated sensation along the channels) bekannte Phänomen ist durchaus als analoge Reaktion anzusehen.

Bei der Meridianvorstellung und -beschreibung wird die übliche organbezügliche Terminologie beibehalten. Unter dem Gesichtspunkt der Vereinfachung bleiben jedoch die mit der Benennung verknüpften Organzusammenhänge unerwähnt. Herausgestellt hingegen wird nochmals die Polarität der Partnermeridiane im Sinne eines reziproken Verhaltens.

Daraus ergeben sich folgende Paarungen:
Auf der rechten und linken Körperhälfte finden sich jeweils die Meridiane:
- Herzmeridian (H) - Dünndarmmeridian (Dü)
- Blasenmeridian (B) - Nierenmeridian (N)
- Kreislauf-Sexual-Meridian (KS) - Meridian des dreifachen Erwärmers (3E)
- Gallenblasenmeridian (G) - Lebermeridian (Le)
- Lungenmeridian (Lu) - Dickdarmmeridian (Di)
- Magenmeridian (M) - Milz-Pankreas-Meridian (MP)

In der Körpermitte verlaufen ventral der Meridian:
- Konzeptionsgefäß (KG) und dorsal das Lenkergefäß (LG).

In der Darstellung* der Einzelmeridiane sind die mit Akupunkturstellen übereinstimmenden bekannten Triggerpunkte (TP) des Bewegungsapparates (nach *Travel* u. Mitarb.), die sich speziell zur Locus- dolendi-Behandlung anbieten, sowie die korrespondierenden Muskelzüge zusätzlich vermerkt und eingezeichnet. Eine Reihe weiterer Punkte mit Gefäßdurchtrittsstellen der Faszie *(Plummer)* stimmen überein, auch sei die hypothetische Anmerkung erlaubt, daß solche Punkte wiederum besonders intensiv das Vegetativum beeinflussen und über Axonreflexe ganze Gefäßbezirke erfassen könnten.

Der Herzmeridian (H) (Abb. 40)

Er verläuft entlang der oberen Extremität, an der ulnaren Innenseite.
Wichtige Behandlungspunkte sind:
H3: Am medialen Ende der Ellbogenquerfalte, bei maximal gebeugtem Arm.
H5: An der Volarseite des Handgelenks, 1 Daumenbreite proximal der distalen Handgelenksquerfalte, über der Ulnararterie.
H7: In der Höhe der distalen Handgelenksquerfalte, unter der Sehne des M. flexor carpi ulnaris (Einstich parallel zur Handgelenksfalte, von ulnar her unter der Sehne vordringend).
H8: Bei lockerem Faustschluß liegt der Punkt unter der Spitze des kleinen Fingers, das heißt zwischen Metakarpale IV und V.

Der Dünndarmmeridian (Dü) (Abb. 41)

Der Meridianpartner des Herzmeridians verläuft ebenfalls entlang der oberen Extremität. Er verbindet die dorsalen-lateralen Anteile des Armes mit Schulterblatt, Nacken und Kopf und endet vor dem Ohr.
Wichtige Punkte sind:
Dü2: An der Außenseite des Grundgelenks des kleinen Fingers, in einer kleinen Mulde.
Dü3: Seitlich und proximal des Metakarpale V in einem Grübchen, das sich dort bei lockerem Faustschluß bildet.
Dü4: Zwischen dem proximalen Ende des Metakarpale V und der Handwurzel (Os pisiforme).
Dü5: Am ulnaren Ende der Querfalte des Handgelenks, in einem Grübchen distal des Proc. styloideus.

*Die Zeichnungen wurden dankenswerterweise von *Bergsmann* und *Bischko* zur Verfügung gestellt.

Dü6: Proximal und radial des Proc. styloideus ulnae, im Gelenkspalt.
Dü7: An der medialen Seite der Ulna, genau in der Mitte zwischen Epicondylus ulnae und dorsaler Handgelenksquerfalte.
Dü8: In der Mitte und im distalen Abschnitt der Rinne zwischen Epicondylus ulnae und Olecranon, bei gebeugtem Arm.
Dü10: In einer Mulde distal vom Acromion, unter der Spina scapulae.
Dü11: Im Zentrum der Fossa infraspinata.
Dü12: In der Mitte der Fossa supraspinata, dort wo sich beim Armheben eine kleine Mulde bildet.
Dü15: Hier kreuzen sich 3 Meridiane. Der Punkt liegt an der lateralen Halsseite auf dem M. scalenus posterior, genau zwischen Sternocleidomastoideus-und Trapeziusrand, das entspricht einer Stelle, die ca. 3 Querfinger lateral des Proc. spinosus von C7 liegt.
Dü16: 4 Querfinger dorsolateral der Promentia laryngea, am Hinterrand des M. sternocleidomastoideus.
Dü17: Distal des Ohrläppchens, dorsal des Unterkieferwinkels und ventral vom M. sternocleidomastoideus.

Der Blasenmeridian (B) (Abb. 42)

Der Meridian beginnt kranial vom medialen Augenwinkel, zieht über Stirn und Schädel zum Nacken, wo er sich in ungefährer Höhe des rückwärtigen Haaransatzes in zwei Äste teilt. Der eine Teil zieht ca. 2 Querfinger paramedian der Dornfortsatzlinie bis zum Steißbein (B11 bis B35), der andere Ast (B36 bis B50) ca. 4 Querfinger neben der Mittellinie kaudalwärts, wo er bei B50 das Bein erreicht, an dessen Rückseite weiter kaudal zieht, vorbei am äußeren Knöchel, und am lateralen Nagelwinkel der 5. Zehe endet.
Wichtige Punkte sind:
B10: 2 Querfinger paramedian in einer kleinen Vertiefung unter dem Os occipitale an der Linea nuchae superior.
B11: 2 Querfinger paramedian des unteren Randes vom Proc. spinosus D1
B13: 2 Querfinger paramedian des unteren Randes vom Proc. spinosus D3.
B22: 2 Querfinger paramedian des unteren Randes vom Proc. spinosus L1.
B23: 2 Querfinger paramedian des unteren Randes vom Proc. spinosus L2.
B25: 2 Querfinger paramedian des unteren Randes vom Proc. spinosus L4.

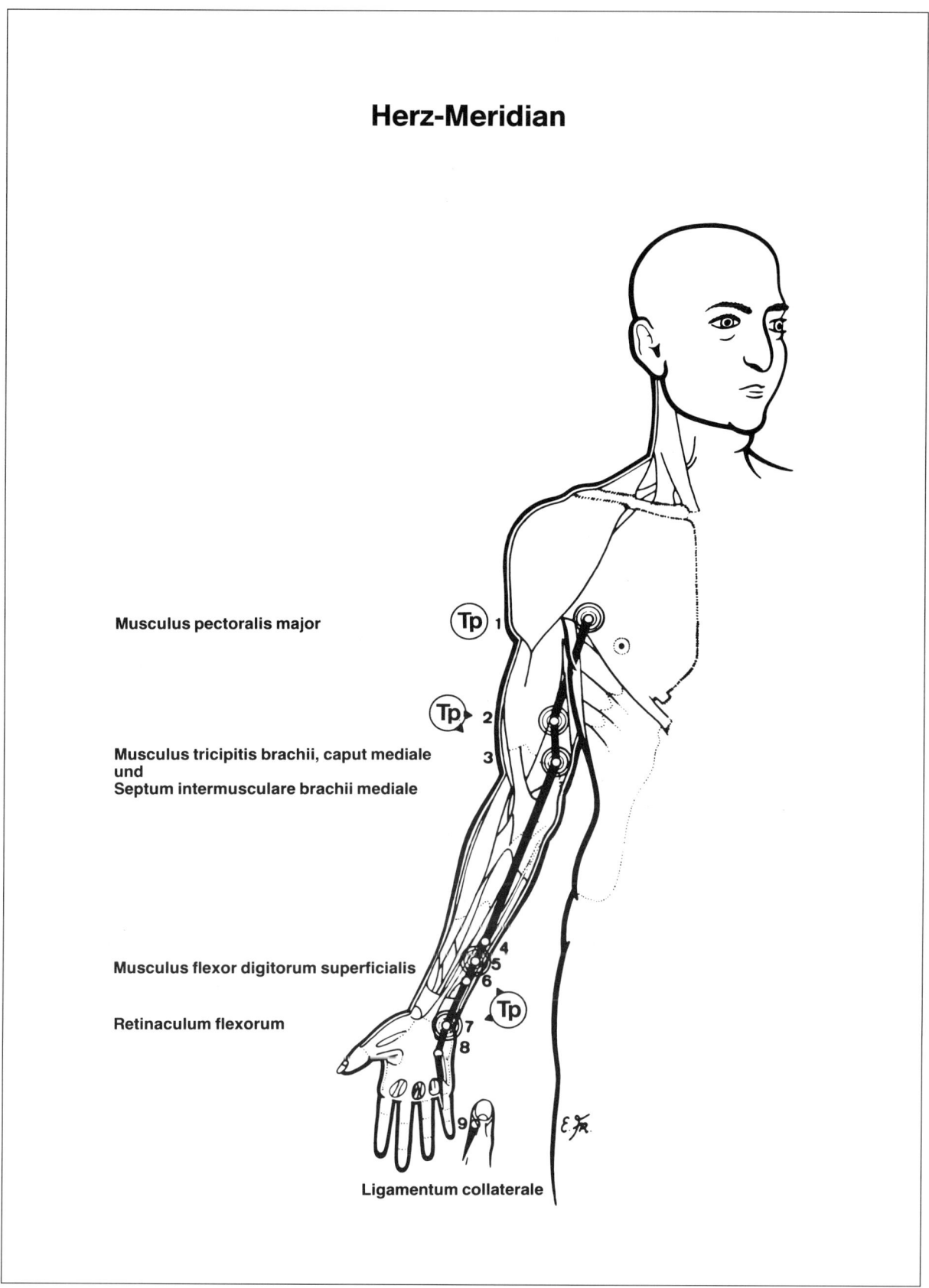

Herz-Meridian

Musculus pectoralis major

**Musculus tricipitis brachii, caput mediale
und
Septum intermusculare brachii mediale**

Musculus flexor digitorum superficialis

Retinaculum flexorum

Ligamentum collaterale

Abb. 40   Herz-Meridian, muskuläre Bezugsstituation und Triggerpunkte (Tp)

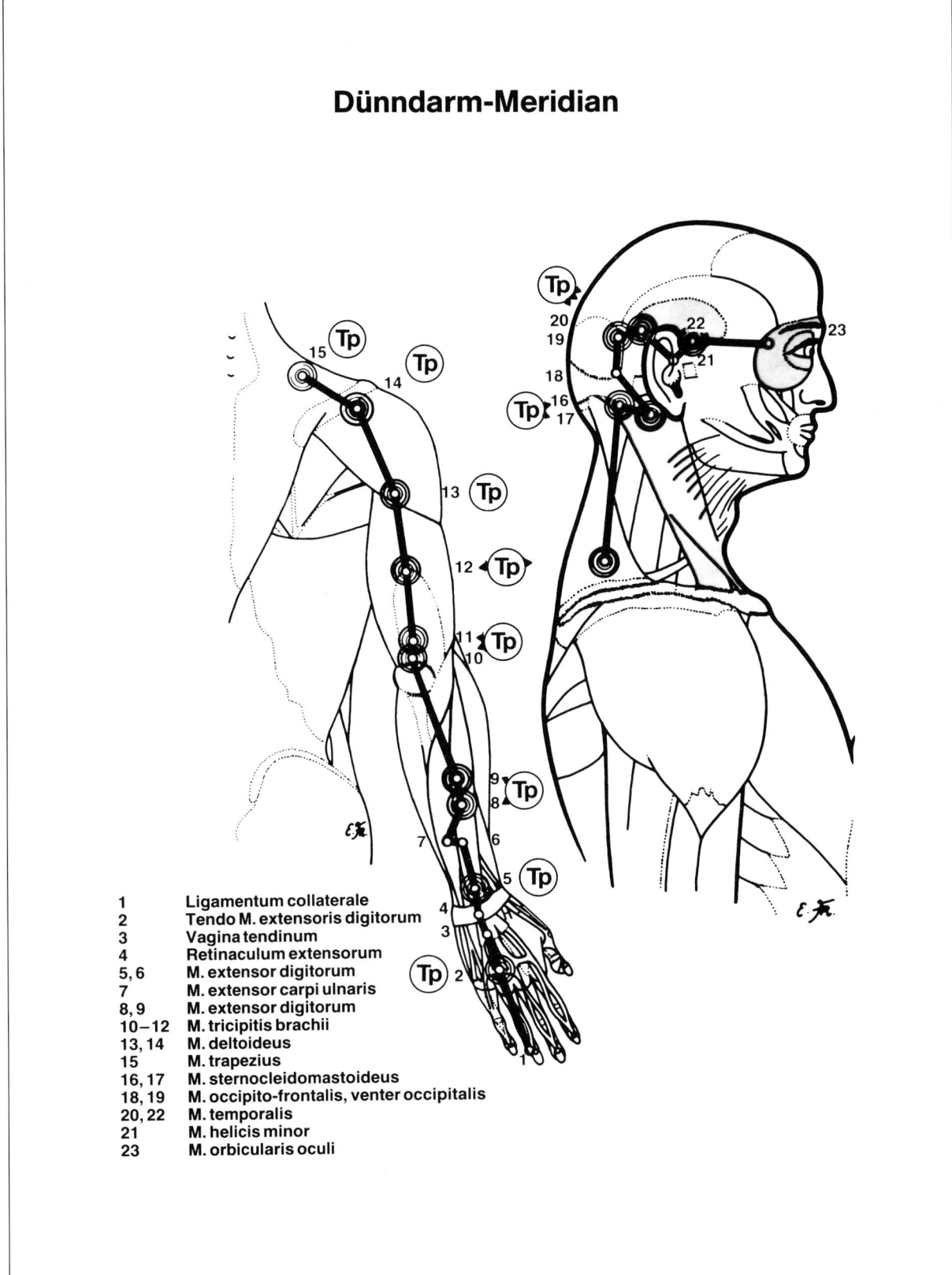

Dünndarm-Meridian

1	Ligamentum collaterale
2	Tendo M. extensoris digitorum
3	Vagina tendinum
4	Retinaculum extensorum
5, 6	M. extensor digitorum
7	M. extensor carpi ulnaris
8, 9	M. extensor digitorum
10–12	M. tricipitis brachii
13, 14	M. deltoideus
15	M. trapezius
16, 17	M. sternocleidomastoideus
18, 19	M. occipito-frontalis, venter occipitalis
20, 22	M. temporalis
21	M. helicis minor
23	M. orbicularis oculi

Abb. 41   Dünndarm-Meridian, muskuläre Bezugssituation und Triggerpunkte (Tp)

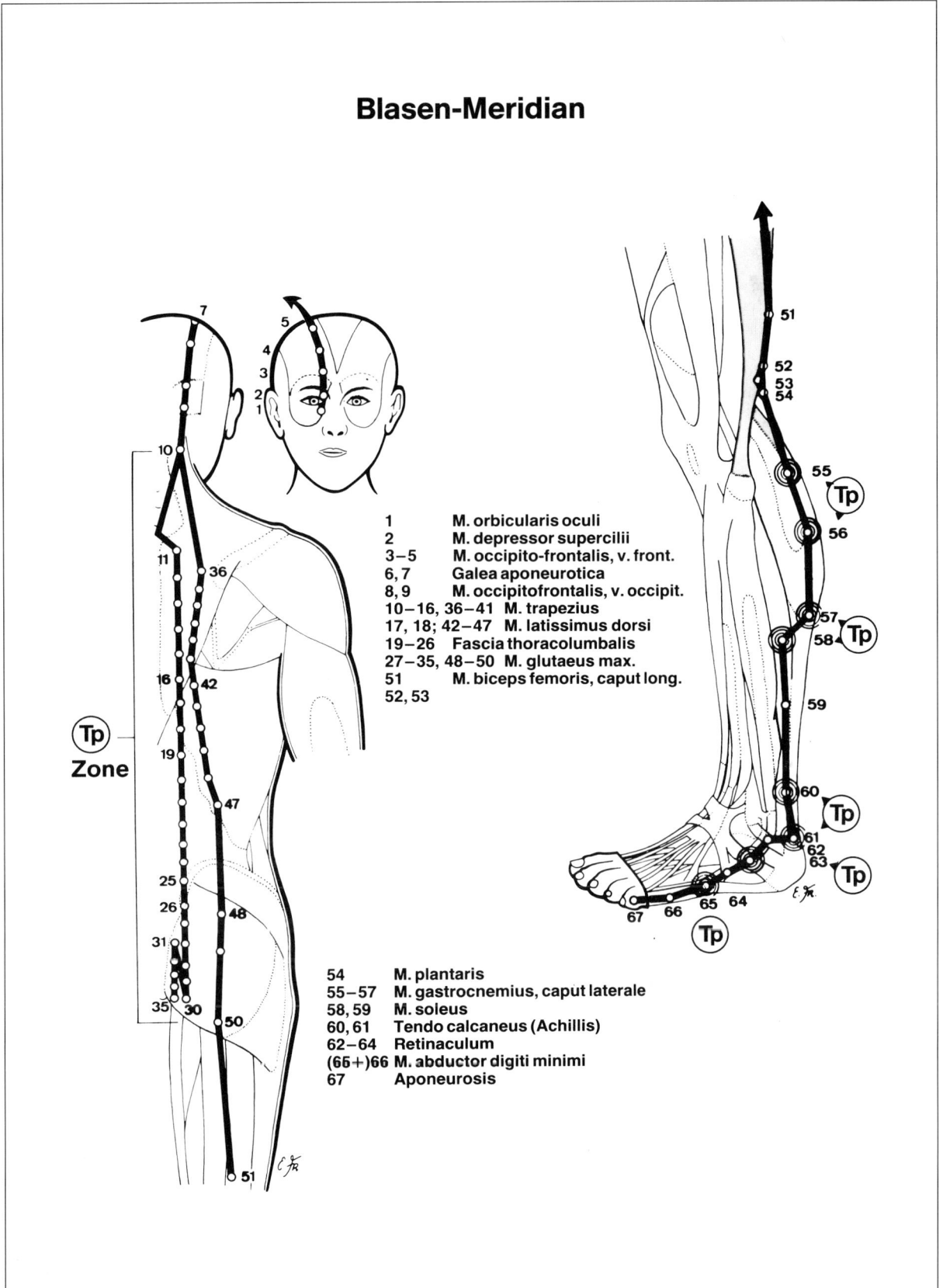

Blasen-Meridian

1	M. orbicularis oculi
2	M. depressor supercilii
3–5	M. occipito-frontalis, v. front.
6, 7	Galea aponeurotica
8, 9	M. occipitofrontalis, v. occipit.
10–16, 36–41	M. trapezius
17, 18; 42–47	M. latissimus dorsi
19–26	Fascia thoracolumbalis
27–35, 48–50	M. glutaeus max.
51	M. biceps femoris, caput long.
52, 53	

54	M. plantaris
55–57	M. gastrocnemius, caput laterale
58, 59	M. soleus
60, 61	Tendo calcaneus (Achillis)
62–64	Retinaculum
(66+)66	M. abductor digiti minimi
67	Aponeurosis

Abb. 42   Blasen-Meridian, muskuläre Bezugssituation und Triggerpunkte (Tp)

B27: In Höhe des 1. Foramen sacrale, in einer Mulde medial der Spina iliaca dorsalis cranialis. B31: Im 1. Foramen sacrale.
B32: Im 2. Foramen sacrale.
B36: 4 Querfinger paramedian des unteren Randes vom Proc. spinosus D2.
B50: Im Mittelpunkt der Gesäßquerfalte.
B51: 2 Querfinger proximal des Mittelpunktes zwischen der Gesäßquerfalte und der Kniekehlenquerfalte.
B54: Im Mittelpunkt der Kniekehlenquerfalte.
B57: In der Wadenmitte, im nach unten offenen Winkel der beiden Muskelbäuche des M. gastrocnemius.
B60: Im Mittelpunkt der Verbindungslinie der Spitze des äußeren Knöchels und der Achillessehne.
B62: Knapp distal des Malleolus lateralis, in einer kleinen Vertiefung.

Der Nierenmeridian (N) (Abb. 43)

Der Meridian entspringt in der Fußsohlenmitte, zieht hinter dem Malleolus medialis an der inneren Wadenseite über den inneren Oberschenkel proximalwärts zum Rumpf, wo er 1 Querfinger neben der Mittellinie aufsteigt und in Höhe des 5. Interkostalraumes nach lateral ausweichend sich zum Sternalende der Clavicula erstreckt.

Wichtige Punkte sind:
N2: In einer Vertiefung distal und kaudal von Os naviculare.
N3: 1 Daumenbreite unter der Spitze des Malleolus medialis.
N5: Im Mittelpunkt der Verbindungslinie zwischen der Spitze des Malleolus medialis und der Achillessehne (genau gegenüber von B60).
N6: Hinter und unterhalb des Malleolus medialis.
N10: Bei gebeugtem Knie, am medialen Ende der Kniegelenksbeugefalte, zwischen den Sehnen des M. sartorius und M. semitendinosus.
N27: Am Unterrand der Clavicula, am sternalen Ende.

Der Kreislauf- und Sexualmeridian (KS) (Abb. 44)

Der Meridian verläuft von einem Punkt im 4. Interkostalraum und 1 Querfinger neben der Mamilla beginnend über die Oberarmvorderseite, die Ellbogenbeuge und dem volaren Unterarm bis zum Zentrum der Mittelfingerspitze.

Wichtige Punkte sind:
KS3: Ulnar der Bizepssehne in der Ellbogenquerfalte.
KS5: 4 Querfinger proximal der distalen Handgelenksquerfalte, zwischen den Sehnen des M. flexor carpi radialis und des M. palmaris longus.
KS6: 1 Querfinger unter KS5.
KS7: Im Mittelpunkt der Handgelenksquerfalte, zwischen den Sehnen des M. flexor carpi radialis und des M. palmaris longus.
KS8: An der Handinnenfläche zwischen dem Os metacarpale III und IV.

Der Meridian des dreifachen Erwärmers (3E) (Abb. 45)

Er beginnt am äußeren Nagelwinkel des Ringfingers, zieht von dort über den Handrücken und die Unterarmdorsalseite zur Oberarmrückseite, weiter über die dorsalen Schulterpartien bis hinter das Ohr, um dieses rückwärts herum nach vorne zur Höhe der Incisura tragica superior und endet am lateralen Augenbrauenende.

Wichtige Punkte sind:
3E2: Zwischen 4. und 5. Finger knapp proximal der Interdigitalfalte.
3E3: Auf dem Handrücken, zwischen 4. und 5. Os metacarpale, 1 Querfinger proximal von 3E 2.
3E5: 3 Querfinger kranial von der Handgelenksquerfalte, zwischen Ulna und Radius.
3E6: 4 Querfinger kranial von der Handgelenksquerfalte, zwischen Ulna und Radius.
3E10: Oberhalb des Olecranon, in einem Grübchen bei gebeugtem Ellbogen.
3E14: Am hinteren unteren Rand des Acromion (in einer Vertiefung bei abduziertem Arm).
3E15: 1m Mittelpunkt der Verbindungslinie zwischen Acromion und Proc. spinosus von C7, 1 Daumenbreite unter dem Trapeziusrand.
3E16: Dorsal und kaudal vom Proc. mastoideus, am Hinterrand des M. sternocleidomastoideus.
3E23: In einer Vertiefung am lateralen Rand der Augenbraue.

Nieren-Meridian

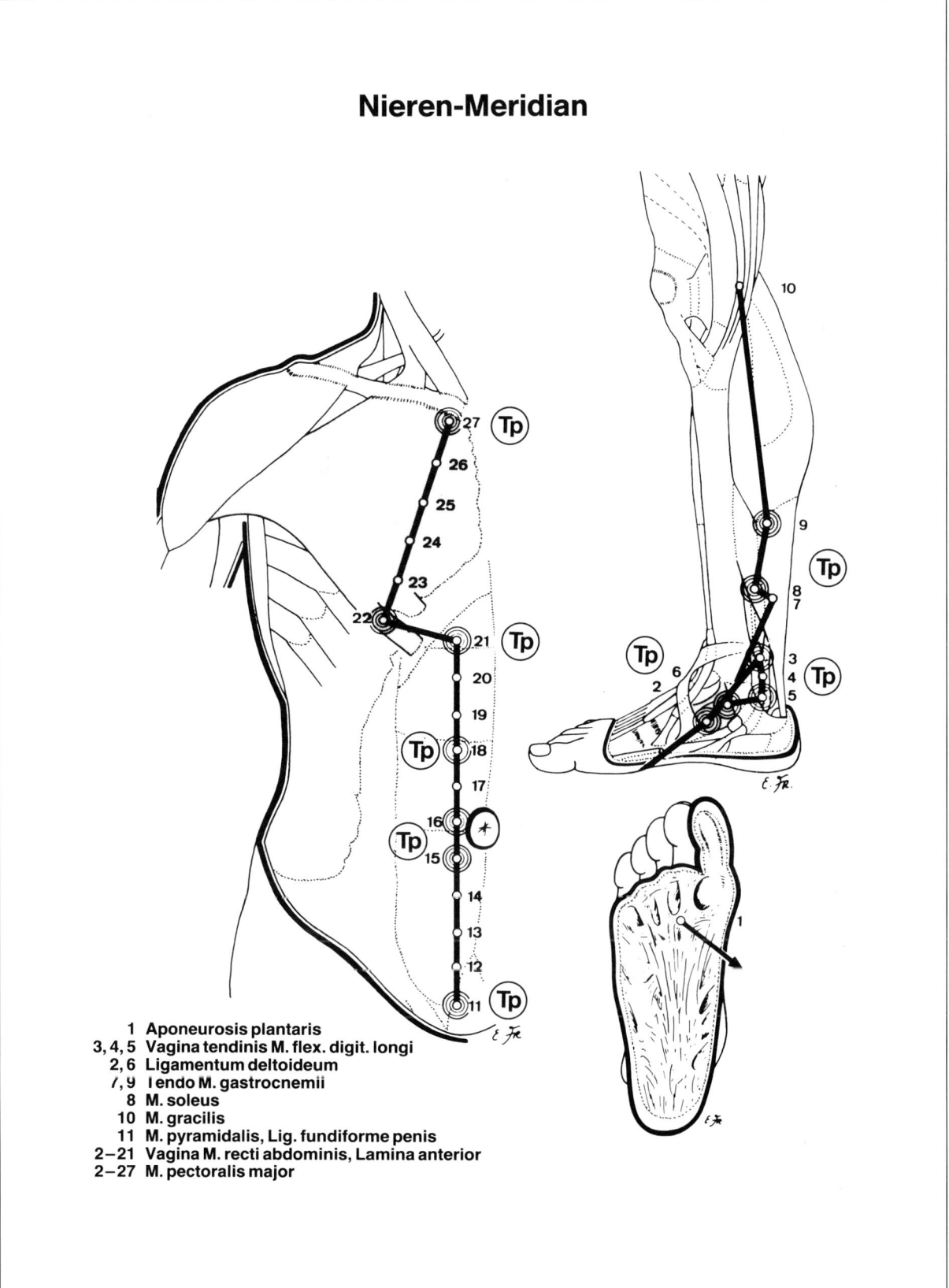

1 Aponeurosis plantaris
3, 4, 5 Vagina tendinis M. flex. digit. longi
2, 6 Ligamentum deltoideum
7, 9 Tendo M. gastrocnemii
8 M. soleus
10 M. gracilis
11 M. pyramidalis, Lig. fundiforme penis
2–21 Vagina M. recti abdominis, Lamina anterior
2–27 M. pectoralis major

Abb. 43   Nieren-Meridian, muskuläre Bezugssituation und Triggerpunkte (Tp)

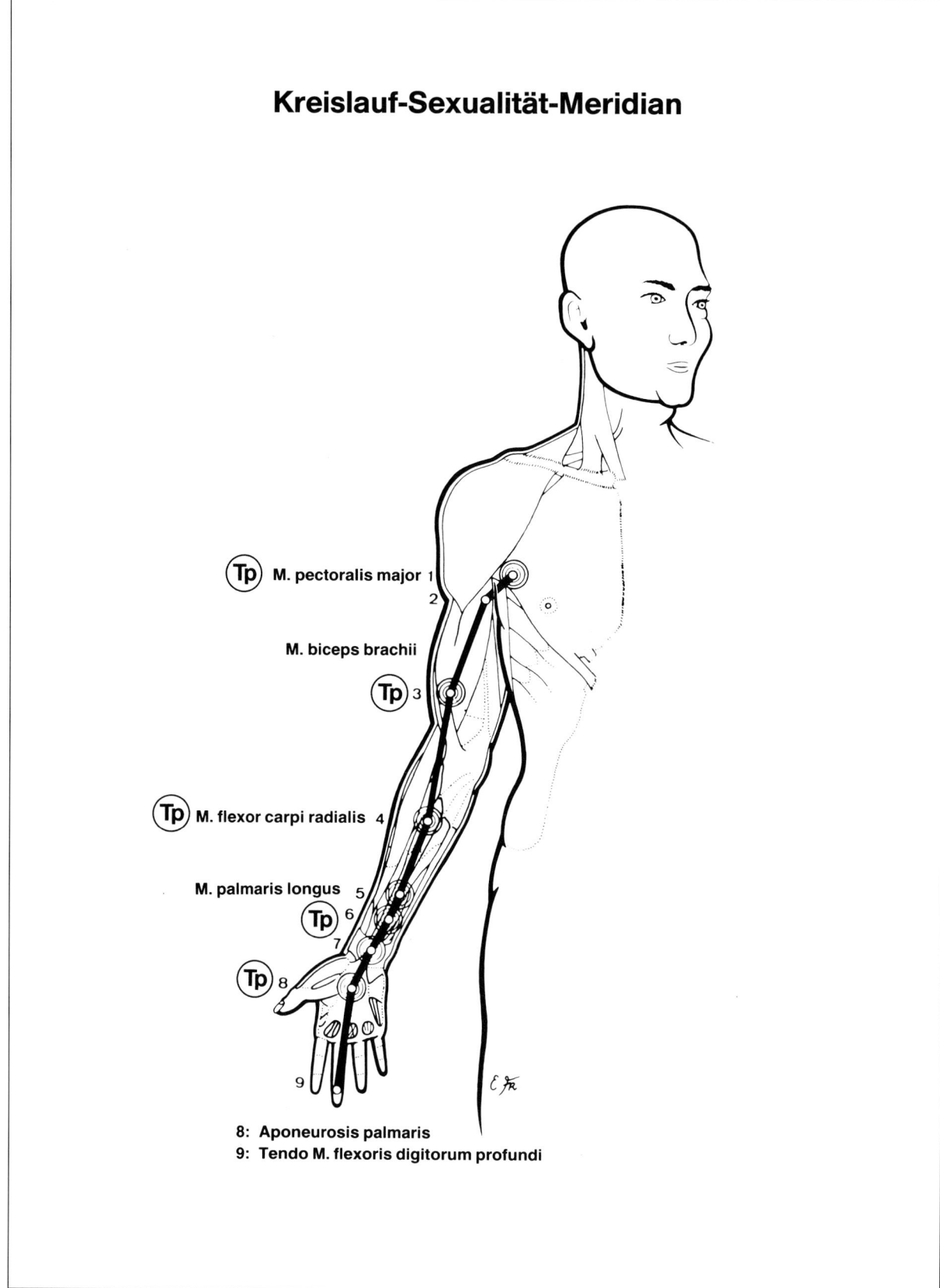

Kreislauf-Sexualität-Meridian

(Tp) M. pectoralis major 1
2

M. biceps brachii
(Tp) 3

(Tp) M. flexor carpi radialis 4

M. palmaris longus 5
(Tp) 6
7
(Tp) 8
9

8: Aponeurosis palmaris
9: Tendo M. flexoris digitorum profundi

Abb. 44   Kreislauf-Sexualität-Meridian, muskuläre Bezugssituation und Triggerpunkte (Tp)

Drei-Erwärmer-Meridian

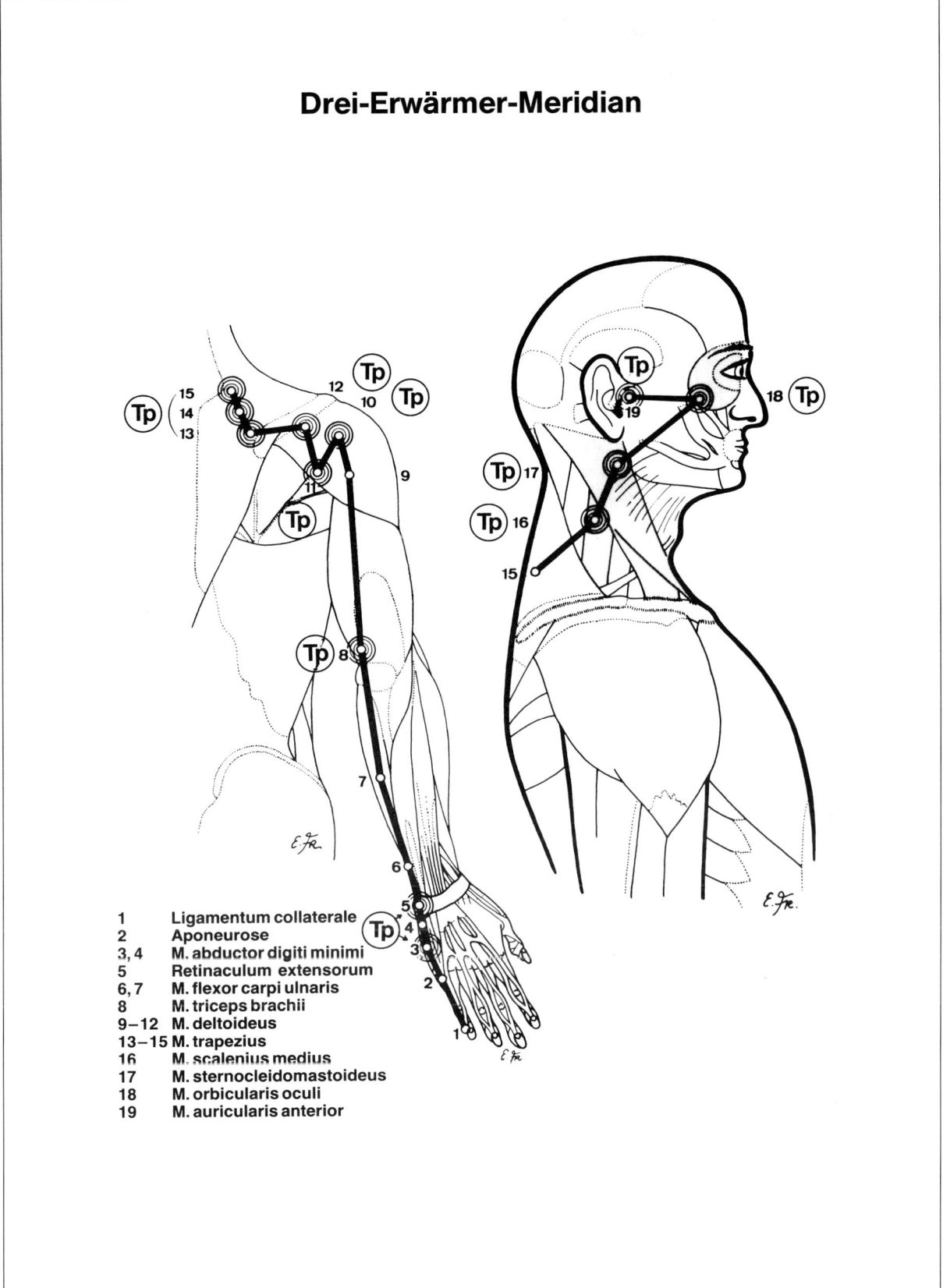

1	Ligamentum collaterale
2	Aponeurose
3, 4	M. abductor digiti minimi
5	Retinaculum extensorum
6, 7	M. flexor carpi ulnaris
8	M. triceps brachii
9–12	M. deltoideus
13–15	M. trapezius
16	M. scalenius medius
17	M. sternocleidomastoideus
18	M. orbicularis oculi
19	M. auricularis anterior

Abb. 45   Drei-Erwärmer-Meridian, muskuläre Bezugssituation und Triggerpunkte (Tp)

Der Gallenblasenmeridian (G) (Abb. 46)

Sein Verlauf beginnt am lateralen Orbitalwinkel und verbindet dann die seitlichen äußeren Anteile des Kopfes mit den lateralen Rumpf- und Beinregionen. Er endet am lateralen Nagelwinkel der 4. Zehe.

Wichtige Punkte sind:

G20: In gleicher Höhe wie der Unterrand des Proc. mastoideus, in einer Vertiefung lateral des Trapeziusansatzes am Okziput.

G21: Im Mittelpunkt zwischen Proc. spinosus von C7 und Acromion, am höchsten Punkt der Schulter.

G30: Hinter dem Trochanter major, in einer Mulde im trochanternahen Drittel einer Verbindungslinie zwischen Trochanter major und einer Stelle, die 3 Querfinger über dem Hiatus canalis sacralis liegt.

G33: Kranial vom Epicondylus lateralis, in einer kleinen Vertiefung.

G34: Vor und unter dem Fibulaköpfchen, in einem dort tastbaren Grübchen.

G39: 4 Querfinger oberhalb des Malleolus lateralis, am Hinterrand der Fibula.

G40: Unter und vor dem äußeren Knöchel, in einem Grübchen.

Der Lebermeridian (Le) (Abb. 47)

Sein Ausgangspunkt liegt am medialen Nagelrand der Großzehe. Der weitere Verlauf benützt den inneren Fußrand, die innere Unter- und Oberschenkelregion, das seitliche Abdomen und endet im 6. Interkostalraum kaudal der Mamilla.

Wichtige Punkte sind:

Le2: In der Haut zwischen der 1. und 2. Zehe.

Le3: In der Vertiefung zwischen 1. und 2. Os metatarsale.

Le6: Neben der Tibia, genau in der Mitte zwischen medialem Knöchel und Tibiakopf.

Le8: Am medialen Ende der Kniebeugefalte, hinter dem distalen Femurende.

Der Lungenmeridian (Lu) (Abb. 48)

Der Meridian zieht vom lateralen Claviculaende zum Arm, über den M. biceps, die Ellbogenbeuge und den radialen Unterarm bis zum Daumen und endet am Nagelwinkel der Daumenaußenseite.

Wichtige Punkte sind:

Lu5: In der Ellbogenbeugefalte, radial der Bizepssehne.

Lu6: 1 Querfinger proximal des Mittelpunktes einer Linie zwischen Handgelenks- und Ellbogenbeugefalte, an der lateralen Radiuskante.

Lu9: In einem Grübchen radial der Arteria radialis, an der distalen Handgelenksquerfalte.

Lu10: In der Mitte des Os metacarpale I auf dem Muskelbauch.

Der Dickdarmmeridian (Di) (Abb. 49)

Der Ausgangspunkt liegt am radialen Nagelwinkel des Zeigefingers. Der Meridian zieht dann dorsal des Lungenmeridians vorbei am radialen Ende der Ellbogenquerfalte, über die Oberarmaußenseite zur Schulter, seitlich über Hals und Unterkiefer und beschließt seinen Verlauf in der Nasolabialfalte.

Wichtige Punkte sind:

Di2: Distal und radial des Fingergrundgelenkes, in einem kleinen Grübchen.

Di4: Preßt man Daumen und Zeigefinger aneinander, bildet sich zwischen beiden ein Muskelbauch, an dessen höchstem Punkt Di4 liegt. Di5: An der radialen Seite der Handrückenquerfalte in einem Grübchen neben der Sehne des M. extensor carpi radialis longus.

Di10: 3 Querfinger distal des radialen Endes der Ellbogenbeugefalte, auf dem M. brachioradialis.

Di11: Am radialen Ende der Ellbogenbeugefalte.

Di15: Am lateralen vorderen Schulterrand, 3 Querfinger unter dem Acromion, im Knochenspalt.

Di16: In einem Grübchen zwischen Acromion und Spina scapulae.

Der Magenmeridian (M) (Abb. 50)

Er beginnt lateral am Kopf, im oberen Schläfenabschnitt, verbindet in Kurvenform einige Punkte im Kiefer-Wangen-Bereich, zieht seitlich vorne über den Hals, dann über die vorderen lateralen Rumpfpartien, die Leistengegend und den Oberschenkel, via Wadenbeinköpfchen und Peronäusregion zum Endpunkt an der fibularen Seite des Nagelwinkels der 2. Zehe.

Wichtige Punkte sind:

M30: 3 Querfinger lateral der Symphyse, am Oberrand des Schambeins.

Gallenblasen-Meridian

1	M. orbicularis oculi
2	M. digastricus
3	M. auricularis anterior
4–9	M. temporalis
10, 11, 19	M. occipito-frontalis, venter occipitalis
12	M. auricularis posterior
13–15	M. occipito-frontalis, venter frontalis
16–18	Galea aponeurotica
20, 21	M. trapezius
22	M. latissimus dorsi
23	M. serratus ant., pars inf.
24, 25	M. obliquus ext. abdominis
26–28	Spina iliaca superior
29–32	Tractus iliotibialis fasciae latae

40	Retinaculum Mm. extensorum inferius
41	Tendo M. extensoris digitorum longi
42	Tendo M. extensoris hallucis brevis
43	(wie 41)
44	Aponeurosis dorsalis digitorum

33	Lig. collaterale laterale
34–39	M. peronaeus longus

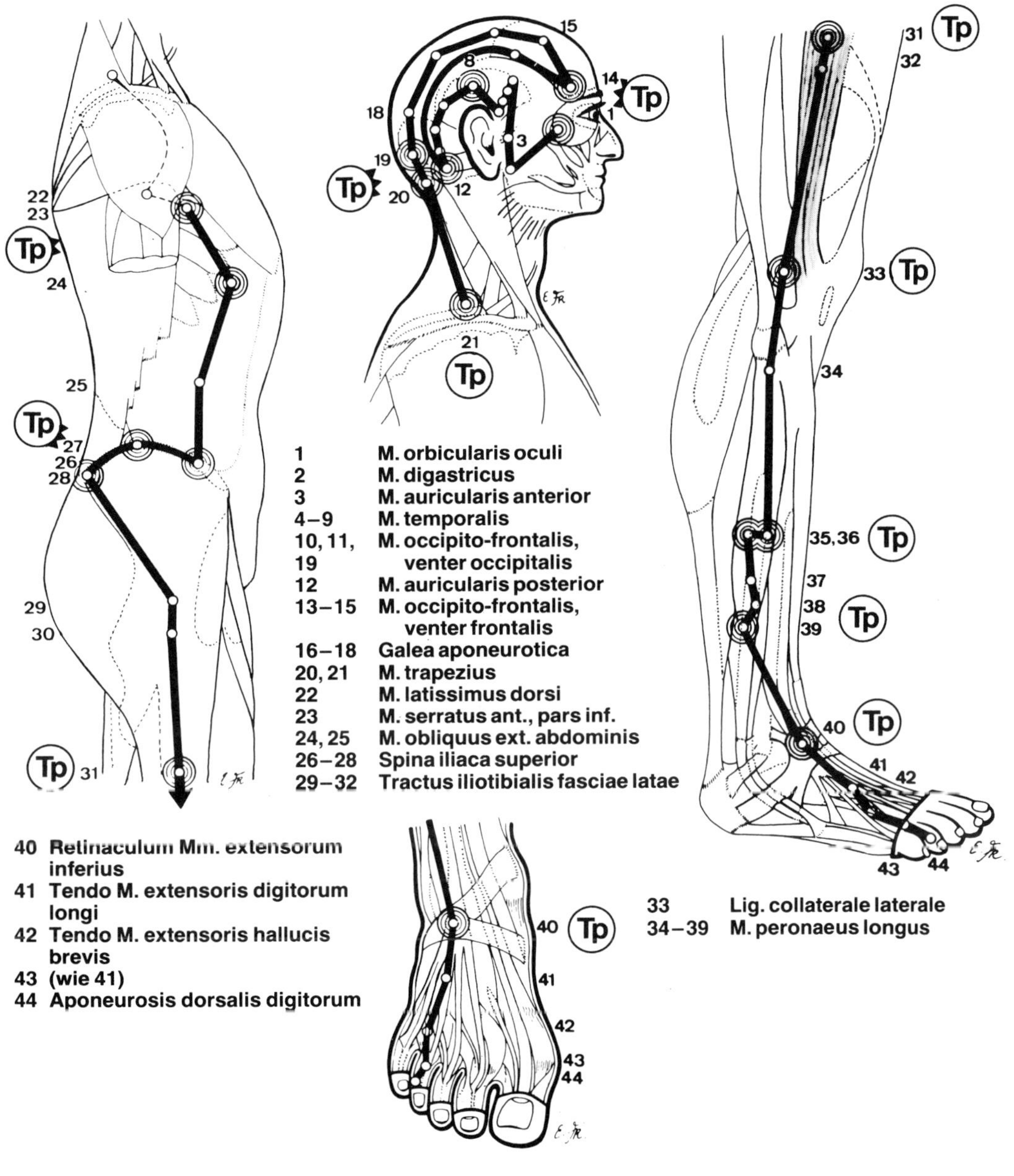

Abb. 46   Gallenblasen-Meridian, muskuläre Bezugssituation und Triggerpunkte (Tp)

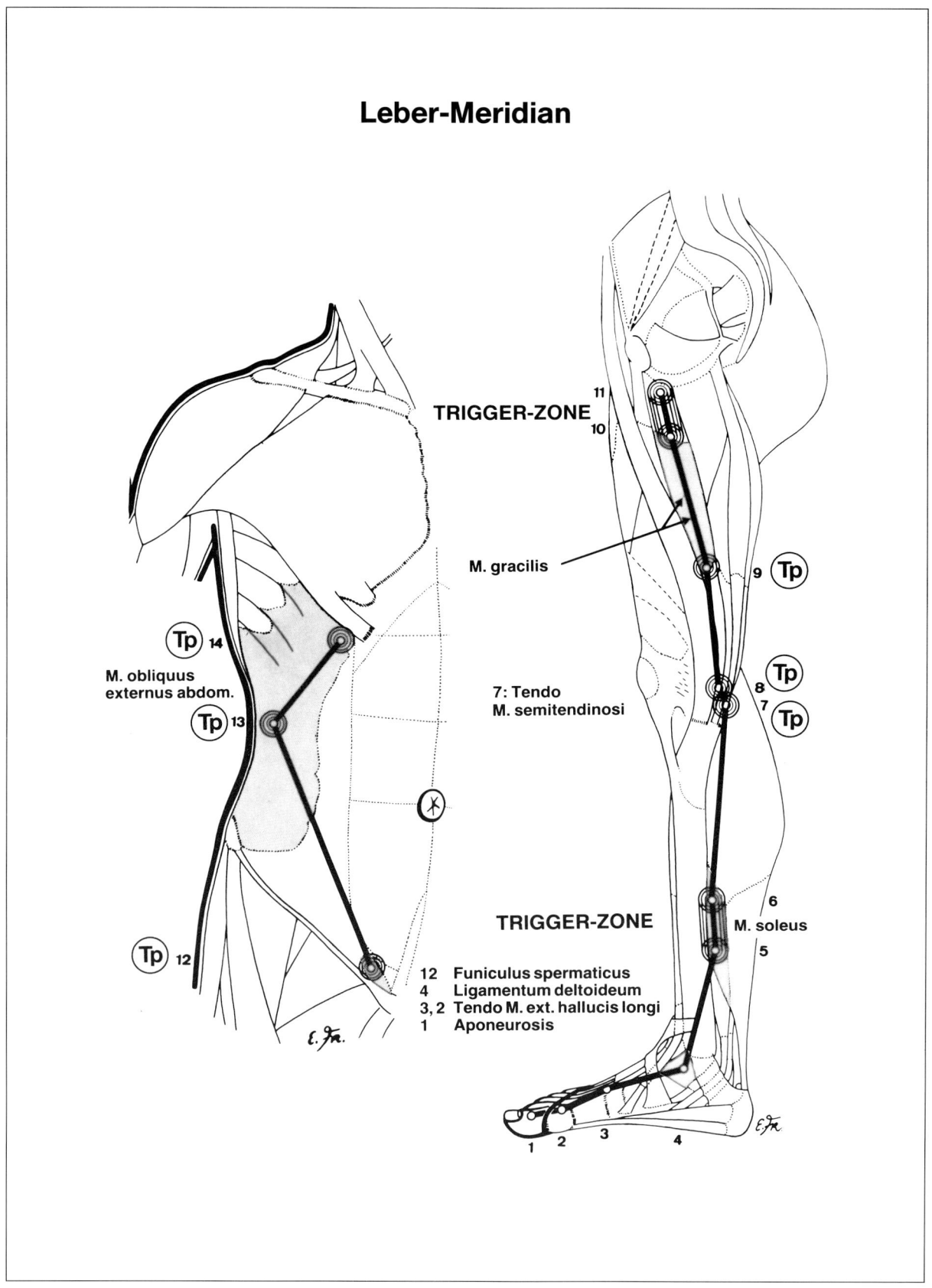

Leber-Meridian

TRIGGER-ZONE

M. gracilis

Tp 14

M. obliquus
externus abdom.

Tp 13

7: Tendo
M. semitendinosi

Tp 9

Tp 8
Tp 7

Tp 12

TRIGGER-ZONE

M. soleus

12 Funiculus spermaticus
4 Ligamentum deltoideum
3, 2 Tendo M. ext. hallucis longi
1 Aponeurosis

Abb. 47   Leber-Meridian, muskuläre Bezugssituation und Triggerpunkte (Tp)

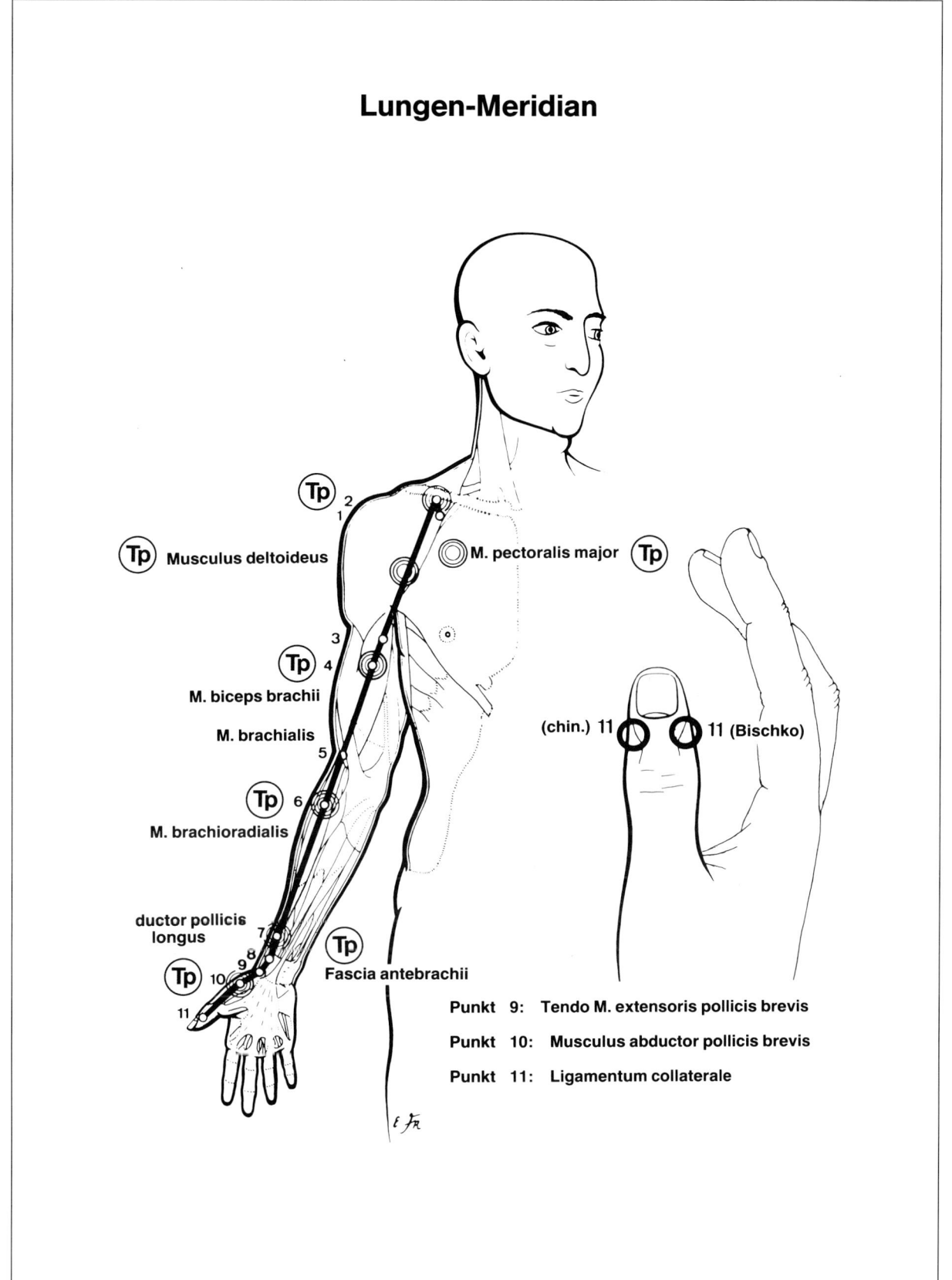

Lungen-Meridian

Tp 2
1

Tp Musculus deltoideus

M. pectoralis major Tp

3
Tp 4

M. biceps brachii

M. brachialis

5

Tp 6

M. brachioradialis

(chin.) 11   11 (Bischko)

ductor pollicis
longus   7
8
Tp 9   Tp
10
11 Fascia antebrachii

Punkt 9:   Tendo M. extensoris pollicis brevis

Punkt 10:   Musculus abductor pollicis brevis

Punkt 11:   Ligamentum collaterale

Abb. 48   Lungen-Meridian, muskuläre Bezugssituation und Triggerpunkte (Tp)

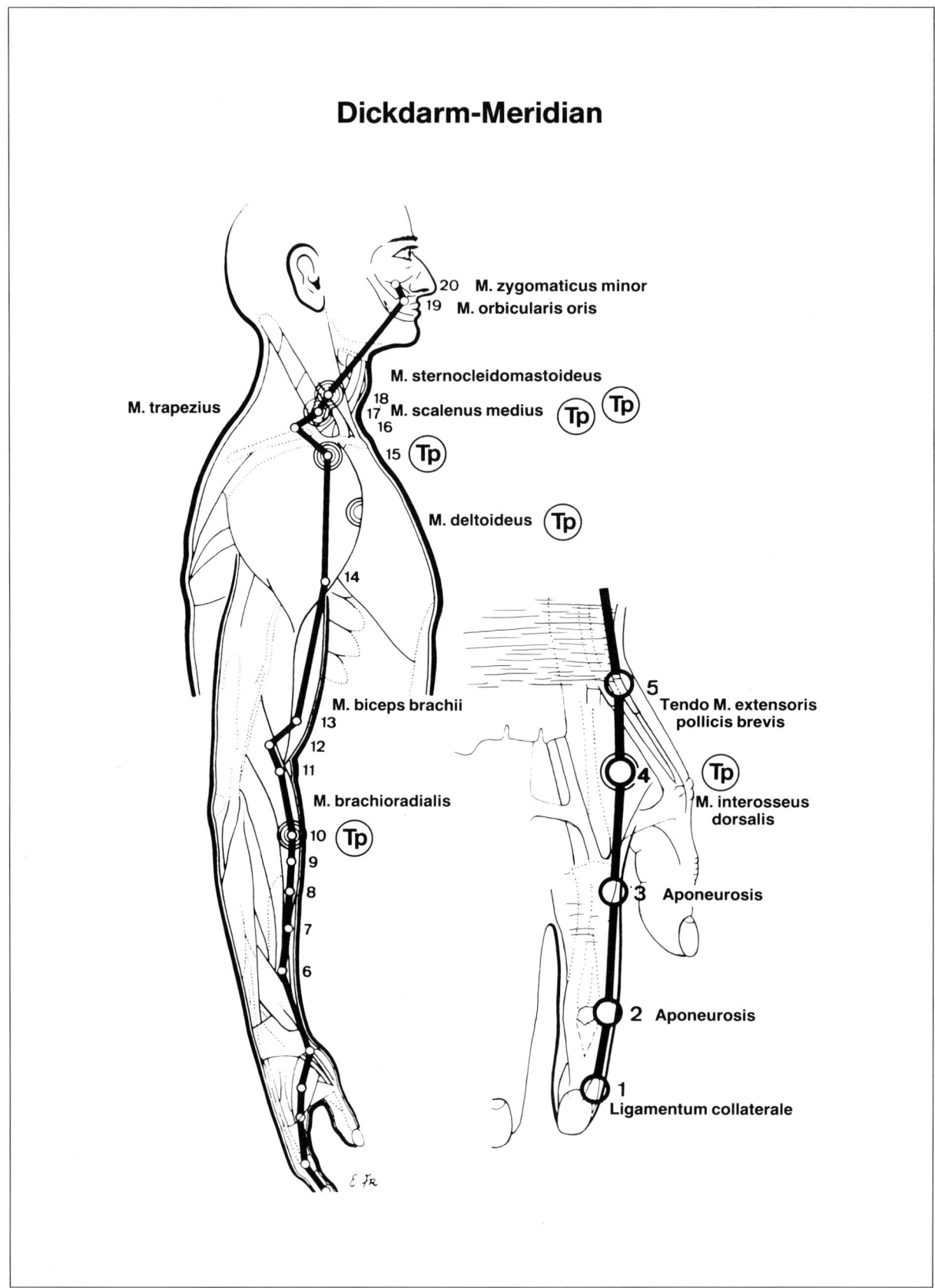

Abb. 49   Dickdarm-Meridian, muskuläre Bezugssituation und Triggerpunkte (Tp)

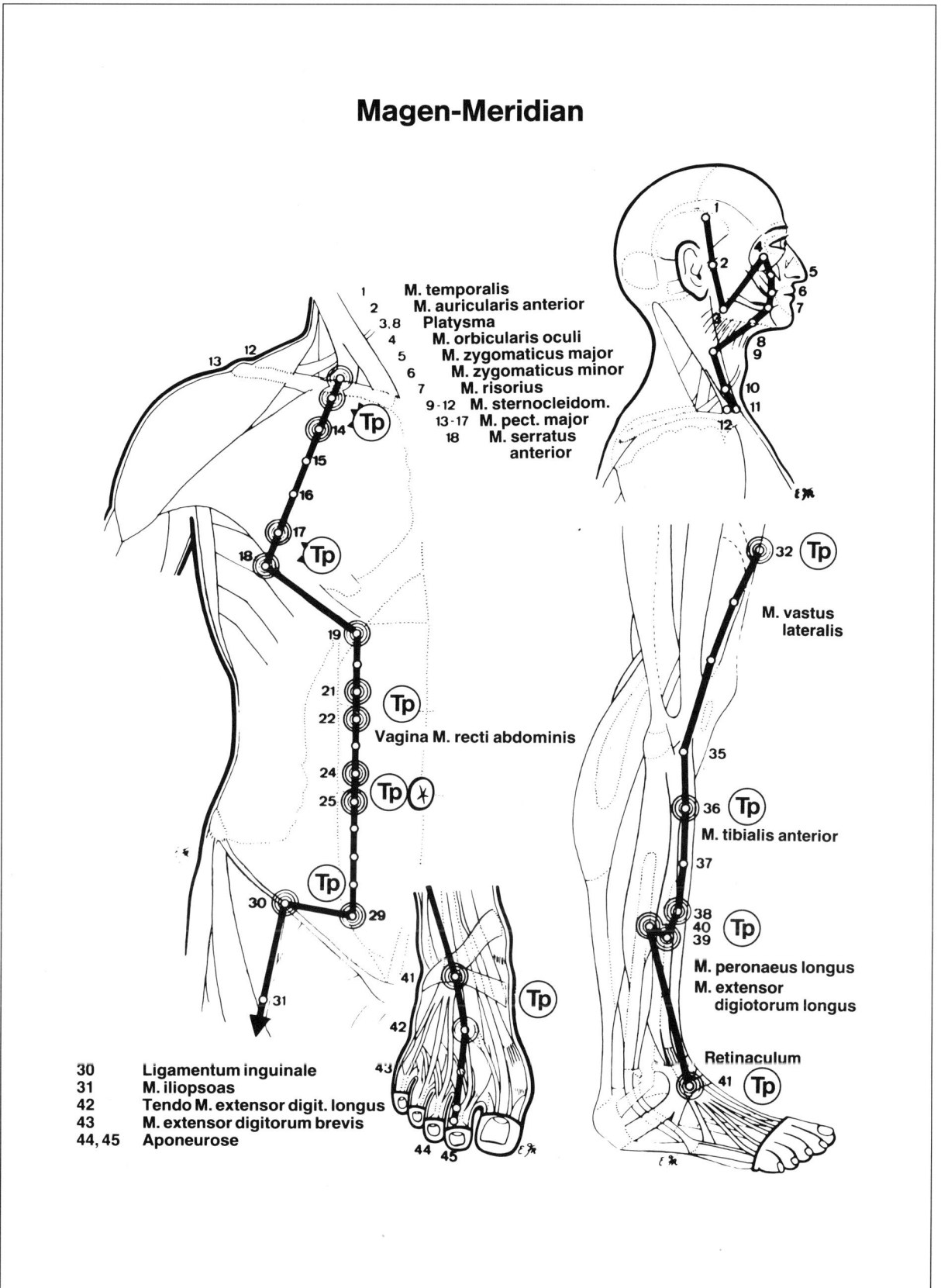

Magen-Meridian

M. temporalis
M. auricularis anterior
Platysma
M. orbicularis oculi
M. zygomaticus major
M. zygomaticus minor
M. risorius
9-12 M. sternocleidom.
13-17 M. pect. major
18 M. serratus
anterior

M. vastus
lateralis

Vagina M. recti abdominis

M. tibialis anterior

M. peronaeus longus
M. extensor
digiotorum longus

Retinaculum

30	Ligamentum inguinale
31	M. iliopsoas
42	Tendo M. extensor digit. longus
43	M. extensor digitorum brevis
44, 45	Aponeurose

Abb. 50   Magen-Meridian, muskuläre Bezugssituation und Triggerpunkte (Tp)

Milz-Pankreas-Meridian

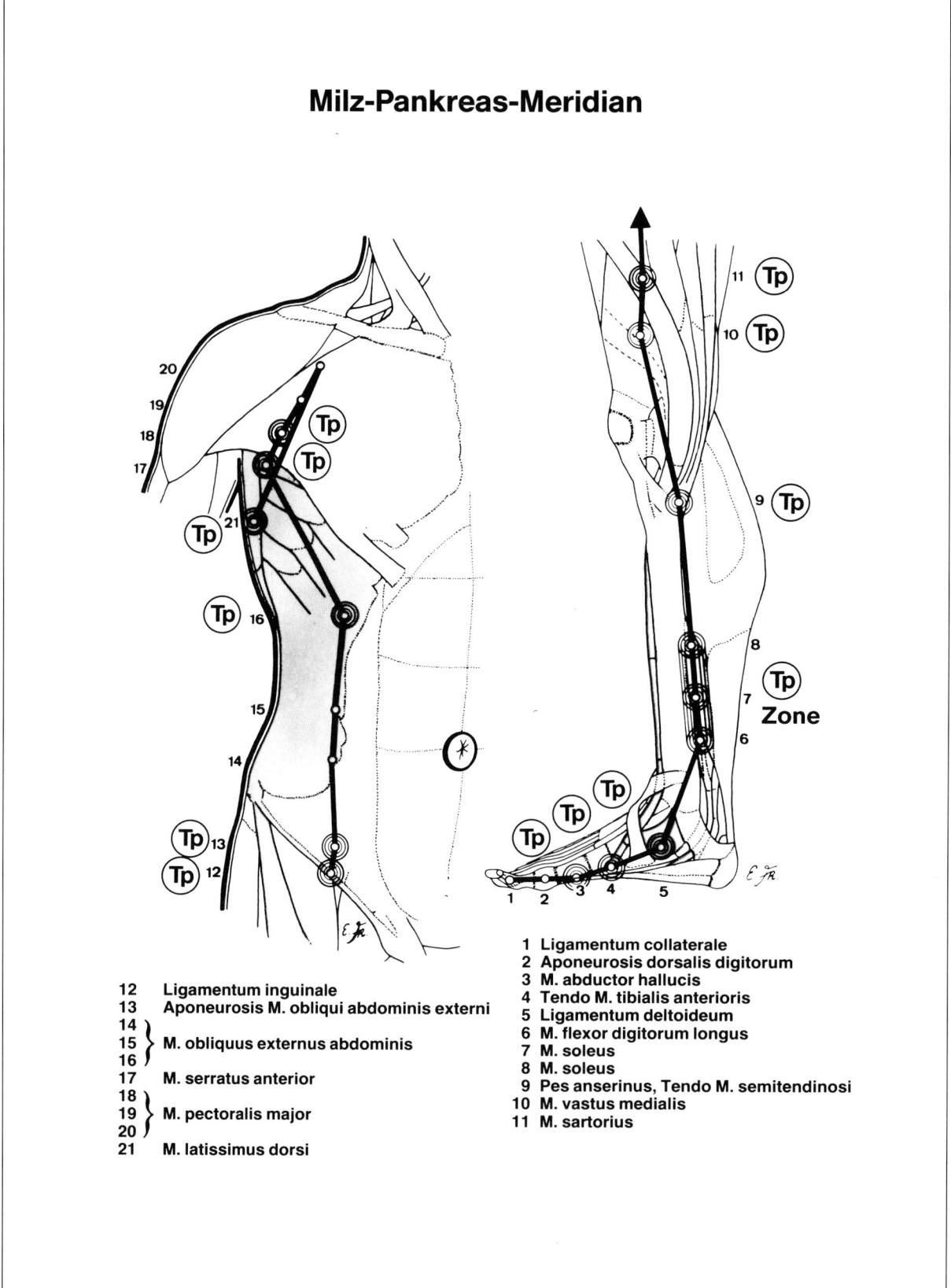

12 Ligamentum inguinale
13 Aponeurosis M. obliqui abdominis externi
14
15 } M. obliquus externus abdominis
16
17 M. serratus anterior
18
19 } M. pectoralis major
20
21 M. latissimus dorsi

1 Ligamentum collaterale
2 Aponeurosis dorsalis digitorum
3 M. abductor hallucis
4 Tendo M. tibialis anterioris
5 Ligamentum deltoideum
6 M. flexor digitorum longus
7 M. soleus
8 M. soleus
9 Pes anserinus, Tendo M. semitendinosi
10 M. vastus medialis
11 M. sartorius

Abb. 51 Milz-Pankreas-Meridian, muskuläre Bezugssituation und Triggerpunkte (Tp)

M31: Auf der vorderen Mittellinie des Oberschenkels, eine Handbreit distal der Leistenbeuge.

M35: Bei gebeugtem Kniegelenk lateral des Ligamentum patellae, in der Mitte einer Mulde.

M36: 4 Querfinger distal von M35 und 1 Querfinger lateral der Tibiakante.

M38: 1 Daumenbreite über dem Mittelpunkt der Verbindungslinie zwischen Tuberositas tibiae und Sprunggelenksquerfalte, neben der Tibiakante.

M39: Auf dem Mittelpunkt einer Linie zwischen Tuberositas tibiae und Sprunggelenksquerfalte, dicht neben der Tibiakante.

M41: In der Mitte der Sprunggelenksquerfalte, zwischen den Sehnen des M. extensor hallucis longus und des M. extensor digitorum longus.

Der Milz-Pankreas-Meridian (MP) (Abb. 52)

Der Meridian entspringt an der fibularen Großzehenseite am Nagelwinkel, zieht über die inneren Fuß- und Unterschenkelpartien, den inneren Oberschenkel zum Rumpf, an dessen vorderen seitlichen Partien kranialwärts, überquert den großen Brustmuskel und endet abschließend kaudalwärts laufend in Höhe des 6. Interkostalraumes auf der mittleren Axillarlinie.

Wichtige Punkte sind:

MP2: An der Medialseite der Großzehe, am proximalen Ende der Grundphalanx.

MP5: Im Mittelpunkt der Verbindungslinie des inneren Knöchels mit dem Kahnbeinvorsprung, in einer kleinen Vertiefung.

MP6: 4 Querfinger proximal der inneren Knöchelspitze, am hinteren Tibiarand.

MP9: Distal und dorsal des medialen Tibiacondylus, in einem Grübchen, in Höhe der Tuberositas tibiae (zu G34 durchstechen).

MP18: Im 4. Interkostalraum, etwas medial der vorderen Axillarlinie.

MP21: Im 6. Interkostalraum, auf der medialen Axillarlinie.

Der vordere Mittellinienmeridian – das Konzeptionsgefäß (KG)

Er erstreckt sich von der Damm-Mitte entlang der vorderen Medianlinie, bis knapp kaudal der Unterlippe.

Wichtige Punkte sind:

KG4: 4 Querfinger kaudal des Nabels.

KG15: An der Xiphoidspitze.

KG20: Zwischen Manubrium und Corpus sterni.

KG24: In der Mitte der mentolabialen Rinne.

Der rückwärtige Mittellinienmeridian – das Lenkergefäß (LG)

Der Meridian erstreckt sich von der Steißbeinspitze über die Dornfortsatzreihe, die Mittellinie des Kopfes und den Nasenrücken bis zur Mitte des Oberlippenrandes.

Wichtige Punkte sind:

LG3: Unter dem Dornfortsatz des 4. Lendenwirbels.

LG5: Unter dem Dornfortsatz des 1. Lendenwirbels.

LG12: Unter dem Dornfortsatz des 1. Brustwirbels.

LG13: Zwischen dem Dornfortsatz von C7 und D1.

LG13a: Auf der Dornfortsatzspitze von C7.

LG19: Entspricht der kleinen Fontanelle.

LG21: Entspricht der großen Fontanelle.

6.4.2 Punkte außerhalb der Meridiane (PaM) und neue Punkte (NP)

Einige wenige Punkte, deren zusätzliche Nadelung sich bei Störungen des Bewegungsapparates bewährt hat, werden im folgenden noch topographisch vorgestellt.

Es sind dies:

PaM74: 5 Querfinger lateral des 4. Lendenwirbeldorns.

PaM75: In einer Vertiefung unter dem 5. Lendenwirbeldorn.

PaM107: Es sind dies 4 Punkte zwischen den Metakarpalköpfchen der Fingergrundgelenke.

PaM108: Zwischen 2. und 3. Metakarpale, knapp proximal des Fingergrundgelenkes.

PaM109: Zwischen 3. und 4. Os metacarpale, im oberen Winkel.

PaM137: Dabei handelt es sich um 8 Einstichstellen, die jeweils auf dem Fußrücken zwischen den benachbarten Metatarsalköpfchen liegen.

PaM145: 2 Punkte, die beiderseits des Ligamentum patellae in einer Mulde liegen, die bei gebeugtem Knie entsteht (der laterale Punkt entspricht dem M35).

PaM153: Distal vom Hinterrand des Fibulaköpfchens, in einer kleinen Vertiefung, gegenüber von G34.

PaM155: Am lateralen Ende der Kniegelenksbeugefalte.

NP58: 1 Querfinger kaudal des Mittelpunktes der Verbindungslinie Trochanter major – Steißbeinspitze.

NP67: Handbreit unter dem radialen Ende der Ellbogenbeugefalte, 1 Querfinger ulnarwärts vom Dickdarmmeridian.

NP69: Knapp handbreit ventrokaudal des Acromionclaviculagelenkes.

NP74: Es sind dies 2 Punkte; sie liegen jeweils ca. 5 Querfinger über dem vorderen und hinteren Ende der Axillarfalte.

6.4.3 Allgemeine Behandlungsrichtlinien

Nadelwahl und Stichtechnik

Zur Nadelung finden nur mehr rostfreie Stahlnadeln verschiedener Länge Verwendung. Der Gebrauch von Gold- und Silbernadeln wurde aufgegeben, da einschlägige Untersuchungen keinerlei Vorteile dafür ergeben haben. Im Gegenteil, gerade die dünnen und elastischeren Stahlnadeln lassen eine weitaus feinfühligere und schmerzärmere Applikation zu. Am gebräuchlichsten sind die sogenannten Flaumhaarnadeln, runde, dünne und elastische Stahlnadeln, die in Längen von 1 bis 20 cm angeboten werden. Die Stichtechnik selbst bietet nach einiger Übung keine Probleme. Beim Einsatz sehr langer und biegsamer Nadeln kann es zweckdienlich sein, ein Führungsröhrchen zu verwenden, um die Nadeln durch zartes Klopfen auf den Nadelgriff durch das Hautniveau zu bringen. Nach Abziehen des Röhrchens ist es dann unschwer möglich, die Nadel weiter bis zur geplanten Schichttiefe einzuführen. Der richtige Nadelsitz gibt sich in der Mehrzahl der Fälle durch das bereits erwähnte Nadelsignal in Form von Wärme, Schwere oder Kribbeln zu erkennen. Das Erreichen dieser Nadelungsreaktion sollte stets angestrebt werden, wobei eine entsprechende Fazilitation durch leichtes Drehen oder Vibrieren der Nadel erfolgen kann. Zu beachten ist dabei, daß die ablaufende Reaktion im schmerzfreien Bereich bleiben muß.

Zahl und Verweildauer der Nadeln

Immer wieder tauchen auch die Fragen auf, wieviele Nadeln pro Behandlung gesetzt werden dürfen und wie lange diese in situ zu belassen sind. Die Antwort darauf führt zurück zu Ausführungen des Kapitels Kriterien der Auswahl und Anwendung reflextherapeutischer Methoden. Hier wurde bereits festgehalten, daß konstitutionell-typengebundene Gegebenheiten und die aktuellen Regulationsvorbedingungen (Normergie, Hyperergie, Hypoergie) entscheidende Gesichtspunkte für die Therapieplanung darstellen. Alles das gilt in hohem Maße auch für die Akupunktur, und diesbezüglich muß man den Chinesen das Kompliment machen, daß gerade sie schon immer darauf Rücksicht genommen haben, und das in weit stärkerem Maße als die abendländische Medizin. Des weiteren bewerteten sie zusätzlich den Einfluß von Umweltfaktoren wie Hitze, Kälte, Nässe und Zugluft für die Krankheitsentwicklung, setzten diese Komponenten dann in Relation zu den individuellen Konstitutionsgegebenheiten und erhielten solcherart eine Abschätzungsmöglichkeit der erreichbaren Therapiereaktionen und gleichzeitig natürlich Anhaltspunkte zur fein abgestuften Dosierung. Um auf die aufgeworfenen Fragen zurückzukommen, heißt das, daß sowohl durch den Ort und die Zahl der gesetzten Nadeln als auch über die zusätzliche Stimulierung und die Verweildauer der Nadeln die Akupunktur individuell dosierbar ist. Im allgemeinen kann man sagen, daß es praktisch nie notwendig wird, mehr als zehn Nadeln zu setzen, meist weniger, und eine Applikationsdauer von zehn Minuten als durchschnittlich zu bezeichnen ist. Die Behandlungsfrequenz ist natürlich gleichfalls situationsabhängig und kann von täglicher oder sogar mehrmals täglicher Anwendung bei Akutsyndromen bis zu wöchentlichen Einzelbehandlungen bei chronischen Krankheitsbildern variieren.

Kriterien der Punktwahl

Für die Punktwahl im Einzelfalle gilt darüberhinaus prinzipiell: Es werden jene Punkte gewählt, die auf Meridianen liegen, die mit dem Ort der Störung übereinstimmen. Dazu kommen Lokalpunkte, die direkten Bezug zum Schmerzgebiet besitzen, und Fernpunkte in Frage. Letztere liegen, wie der Name schon besagt, fern vom Erkrankungsort, aber nicht nur auf dem direkt betroffenen Meridian, sondern auch auf dem zweiten Teil des Meridianpaares (Kraniokaudalregel) oder dem gekoppelten Partnermeridian. Fernpunkte werden speziell bei stark schmerzenden Akutsyndromen Verwendung finden; dabei besteht noch die Möglichkeit, über kontralateral und diagonal gewählte Behandlungspunkte die therapeutische Effizienz und Intensität zu variieren (Kontralateral-und Diagonalregel der Fernpunkte). Über die Primärnadelung von Fernpunkten gelingt es des weiteren, durch aktives oder passives Bewegen der Störungsregion (im schmerzfrei möglichen Rahmen), diese für die anschließende Lokalpunktbehandlung vorzubereiten.

Bestehen zentral und distal gleichermaßen starke Schmerzen, sollten primär die wirbelsäulennahen Punkte kurz behandelt werden und erst anschließend die distalen.

Wenn im Zuge der Behandlung in ursprünglichen Schmerzstellen die Beschwerden abgeklungen sind, dann dürfen dort bei den Anschlußbehandlungen keine weiteren lokalen Nadelungen erfolgen, da sonst Verschlimmerungen eintreten können.

Für die reine Locus-dolendi-Akupunktur ist noch der Hinweis anzubringen, daß die die Muskulatur erfassende tiefe Stichführung am effizientesten ist, wenn sie die Hauptmasse des Muskels erfaßt, und darüber hinaus nur dann sinnvoll erscheint, wenn dort eine generelle oder partielle Hartspann- bzw. Triggerpunktsituation gegeben ist.

Die aufgezeigten Kriterien sind als Voraussetzung zu betrachten, daß die nachfolgend für bestimmte Syndrome vorgestellten und bewährten Punktkombinationen die erwünschte Wirkung zeitigen. Um die Integration der Akupunktur in die reflextherapeutischen Gesamtüberlegungen zur Behandlung von Einzelsyndromen zu erleichtern, werden nach Körperregionen gegliederte und durchnumerierte Programme vorgestellt. In dem dieses Buch beschließenden Kapitel über Therapievorschläge zur Behandlung der verschiedenen Störungen des Bewegungsapparates braucht daher nur noch eine der folgenden Programmnummern als Hinweis für die Punktwahl zu erscheinen.

6.4.4 Behandlungsvorschläge für häufig betroffene Schmerzregionen

Die vorgeschlagenen Programme sollen nicht als starres Schema betrachtet werden. Je nach Lage des Krankheitsfalles sind Variationen angezeigt, die sowohl durch Weglassen angeführter Punkte, als auch durch Programmkombinationen erfolgen können. Prinzipiell sei daran erinnert, daß hypererge, also überschießend reagierende Patienten zart und meist mit wenig Nadeln behandelt werden sollten, daß speziell bei Akutsituationen die primäre Nadelung an den Fernpunkten (entsprechend der Kraniokaudal-, Kontralateral- oder Diagonalregel) ansetzen muß und daß über das vorgestellte Punkteangebot hinaus die Locus-dolendi-Palpation einen Hinweis auf zu behandelnde Zusatzpunkte liefert.

Bewährte Behandlungsprogramme

Programm 1
Lumbalgien mit Schmerzen direkt an der Wirbelsäule und knapp paravertebral, bei eingeschränkter Ante- und Retroflexion.
B23, B25
Dü3
Lg25 (bei Akutsituationen)
Locus-dolendi-Akupunktur bei hart verspanntem M. erector trunci

Programm 2
Schmerzen im Iliosakralgelenkbereich.
B27, B32, B50
G30

Programm 3
Diffuse Schmerzen in der seitlichen Lumbalregion, Wärme wird als angenehm empfunden.
B23, B47, B51
G30
Dü6
Locus-dolendi-Applikation in Triggerpunkte

Programm 4
Lumbalgien mit Ausstrahlung ins Leistengebiet und eingeschränkter oder schmerzhafter Rumpfrotation und Verkühlungsempfindlichkeit.
B27, B32, B51
MP6
Le3

Bei Schmerzen, die noch weiter seitwärts, etwa im Bereiche der Crista iliaca, auftreten, wären noch die Punkte:
B23, B25
G34
3E3
zu berücksichtigen.

Programm 5
Ischialgie im rückwärtigen Beinbereich, also etwa dem S1-Ausstrahlungsgebiet entsprechend.
G30
B52, B54, B57,B60
Dü3
LG19

Programm 6
Ischialgien, die seitlich im Bein empfunden werden und etwa dem L5-Ausstrahlungsgebiet gleichkommen.
NP67
G30, G34, G39

Programm 7
Schmerzen in der mittleren Brustwirbelsäule und dem thorakolumbalen Übergang. In Frage kommen die schmerzhaften Punkte im Bereiche des Blasenmeridians etwa:
B17 bis B22 und B42 bis B48
sowie die Fernpunkte:
B54 und B60
Dü3 und Dü6

Programm 8
Seitliche Thoraxschmerzen, die Tiefatmung und Rumpfrotation wird als schmerzhaft empfunden.
G34, G40
Le5
3E6
KS6
Locus-dolendi-Nadelung

Programm 9
Schmerzen im medialen Nackenanteil, Hinterhaupt und zervikothorakalem Übergang. Die Ante- und Retroflexion des Kopfes ist gestört.
Dü3
LG13a, LG19
G20
B10, B11, B13

Programm 10
Schmerzen im seitlichen Nackenbereich und den rückwärtigen Schulterpartien. Die Rotation des Kopfes ist eingeschränkt und/oder schmerzhaft.
G20, G21, G39
3E5, 3E14
PaM108

Programm 11
Schmerzen im Schulterblattbereich, die Pharaonenhaltung wird als schmerzhaft empfunden.
B10, B54
3E14
Dü3, Dü11

Programm 12
Schmerzen in Schulterhöhe und dorsal davon, die Armabduktion ist gestört.
G20, G34
Dü10, Dü11
3E5, 3E14
PaM108

Programm 13
Schmerzen in der oberen vorderen Schulterregion, das Vorwärtsheben des Armes ist gestört.
G20
3E5, 3E14
Di4, Di10, Di15
M36
PaM108

Programm 14
Schmerzen im vorderen Schulter- und lateralen Pektoralisanteil, die Bewegung des Armes zum Rücken schmerzt.
G20
Di4, Di15
Lu5, Lu9
MP9
PaM108

Programm 15
Diffuse Schulterschmerzen, weit in den Arm ausstrahlend.
G20
3E5, 3E14
Dü11
Di4, Di10, Di15
M38
PaM 108

Programm 16
Schmerzen in der Gegend des radialen Epicondylus. Di4, Di10, Di11 3E5, 3E10 G34

Programm 17
Schmerzen in der Gegend des ulnaren Epicondylus.

H3, H7
Dü8
KS3
N10

Programm 18
Schmerzen in der Gegend des Daumen-grundgelenkes.
Di4, Di5
Lu9
3E15

Programm 19
Schmerzen in der ulnaren Handgelenksre-gion.
Dü3, Dü5
3E15
PaM109

Programm 20
Schmerzen in den Fingergelenken der ersten drei Finger.
Di2, Di4
PaM 107

Programm 21
Schmerzen in den Fingergelenken des vier-ten und fünften Fingers.
Dü3
3E5
PaM107

Programm 22
Schmerzen in der Hüft-Oberschenkel-Re-gion,
»Koxarthroseprogramm«
B23, B31, B50
G30
NP9
M31
N10

Programm 23
Kniegelenkschmerzen,
»Gonarthroseprogramm«.
3E5
B54
NP5, NP9
M36
G34
PaM145, PaM153

Programm 24
Schmerzen im Bereich der Innenseite des Sprunggelenkes.
N3,N5

Programm 25
Schmerzen an der Außenseite des Sprungge-

lenkes. B60,B62 G40

Programm 26
Schmerzen im Bereich des Großzehengrund-gelenkes.
MP2
Le2, Le3
Lu10

Programm 27
Schmerzen im Vorfuß und in den Zehen-grundgelenken.
Le3
Di2
N41
PaM137

6.4.5 Lasertherapie

Anstelle der Akupunkturnadel kann als the-rapeutisches Medium monochromes Licht geringer Intensität in Form eines Laserstrah-les eingesetzt werden (Laser steht für: Light Amplification by Stimulated Emission of Radiation). Als Ausgangsmaterial zur Gewin-nung eines therapeutisch wirksamen Lasers kommt häufig ein Neon-Heliumgas zum Ein-satz, das in einem Hochspannungsteil über Spiegelsysteme zur Erzeugung der erwähn-ten Lichtverstärkung in Form eines gebün-delten monochromen Strahls (Wellenlänge 632,8 nm – monochromes rotes Licht) heran-gezogen wird. Je nach Leistungsabgabe der Lasertherapiegeräte spricht man von Softla-ser, der im Bereich zwischen 2 – 50 mW emit-tiert und Midlaser, der zwischen 10 – 100 W Leistung liefert. Diesbezüglich wäre anzu-merken, daß, ausgehend von theoretischen Überlegungen zum Wirkungsmechanismus der Lasertherapie, der Einsatz der Softlaser-leistung ausreicht.

Das Therapieprinzip beruht grundsätzlich auf der bekannten Wechselwirkung lebender Systeme und elektromagnetischer Strahlung, der ja auch das Licht zugerechnet werden muß. Licht ist die Grundlage jeder Form des Lebens, primäre Energiequelle und Urform der Informationsübertragung. Aber nicht nur äußere Strahlung, die vordergründig mit dem Lichtbegriff verbunden wird, ist hier zu berücksichtigen, sondern mindestens ebenso wichtig sind in biologischen Systemen jene ultraschwachen Lichtstrahlungen, die von lebenden Zellen produziert werden (Photo-nen).

Photonen kohärenter Laserstrahlen interferieren im biologischen Milieu energetisch mit jenen organischen Großmolekülen, die auf einem gleichen Energieniveau liegen, wobei die Bandbreite der wirksamen Frequenzen relativ groß ist. Der Helium-Neonlaser, der, wie schon ausgeführt, im Rotlichtbereich von 632,8 nm emittiert, hat nun praktisch die gleiche Wellenlänge wie jene Biophotonen, die im Bereich der Grundregulation eine wichtige Rolle spielen und greift somit am »Ursprung des Regulationsgeschehens« ein. Da offene biologische Systeme schon auf Reize geringster Intensität reagieren, reicht die Leistung eines Softlasers zur Regulationsauslösung völlig aus.

Morphogenetisch wirksames Licht agiert, soweit man das heute übersieht, im Bereich der interzellulären Information. Die Aufdeckung entsprechender Details bleibt noch der weiteren wissenschaftlichen Forschung vorbehalten. Vorläufige Ergebnisse lassen annehmen, daß die elektrobiologische Situation der Zellmembranen, damit verbundene Energieabläufe, aber auch Enzymreaktionen und immunologische Prozesse tangiert werden. Phagozyten emittieren, um ein Beispiel zu bringen, während der Immunabwehr Photonen, und es hat sich gezeigt daß Oxydasen der Phagozytenmembranen dabei Singulett-Sauerstoff aktivieren, der bei seinem Übergang in den Grundzustand Photonen mit der Wellenlänge 634 nm abgibt. Unübersehbare Parallelen ergeben sich somit nicht nur zum Helium-Neonlaser mit seiner Wellenlänge von 633 nm, sondern gleichfalls zu anderen Therapiemechanismen, wie jenen der therapeutischen Lokalanästhesie, bei der entsprechende Untersuchungen (*Klima, 1987*) eine Aktivierung von Cytochrom-Oxydasen durch Lokalanästhetika und konsekutive Photonenemissionen der Phagozyten erkennen ließen. Aber auch die Sauerstoff-Ozontherapie, die über schon erwähnte Singulett-Sauerstoffreaktionen Photonenemissionen gleicher Wellenlänge produziert, zeigt, daß hier ein gemeinsames Regulations- und Wirkungsprinzip auf photobiophysikalischer Ebene gegeben sein dürfte.

Neben der beschriebenen Aktivierung von Phagozyten sowie Immunsystem und damit einhergehender Beeinflussung von Entzündungsreaktionen und Beschleunigung von Abheilungszuständen, konnten weitere wesentliche Laserwirkungen verifiziert werden, von denen jene Erwähnung finden sollen, die bei der Behandlung von Störungen des Bewegungsapparates von Bedeutung sind. Hier ist in erster Linie die Schwellenwertänderung der Nozizeptoren zu nennen, die den Laser zur unmittelbaren Schmerztherapie geeignet macht. Der ebenfalls bei Laseranwendung beobachtete langsamere Ablauf von Reflexen läßt des weiteren darauf schließen, daß das neurale Leitungsgeschehen beeinflußt wird; damit im Zusammenhang bringt die Änderung des Afferenzstromes eventuell eine zusätzliche Hinterhornentlastung.

Das Fazit der Grundlagenvorstellung der Lasertherapie läßt den kohärenten Lichtstrahl als intensive elektromagnetische Energiekonzentration erkennen, die über informationelle Impulse im Biophotonenbereich ihre Wirkung entfaltet. Genaugenommen handelt es sich hier um einen Wissensbereich, der dem Physiker geläufig ist, dem Arzt hingegen meist ein Buch mit sieben Siegeln bleibt. Nichtsdestoweniger wird es aber in Zukunft der Medizin kaum erspart bleiben, sich mit diesen Problemen stärker auseinanderzusetzen, stellen diese doch letztlich unser medizinisches Weltbild auf eine geänderte Basis.

Die ursprünglich als Ersatz für die Akupunkturnadel gedachte und ebenso fast ausschließlich über das Punkt- und Meridiansystem zur Anwendung gekommene Lasertherapie, hat zwischenzeitlich ihren Einsatzbereich erweitert. Die herausgestellte unmittelbare schmerzstillende Eigenschaft des Lasers erlaubt eine erfolgreiche Direkttherapie am Locus dolendi und korreliert dabei mit vielen jener Applikationsmöglichkeiten, die im Kapitel über die therapeutische Anwendung der Lokalanästhetika bereits detailliert vorgestellt wurden. Schmerzende Gelenke, Insertionstendinopathien, Triggerpunkte), ligamentäre Reizzustände und verbundene Syndrome sind somit sowohl gemäß der Akupunkturlehre, als auch direkt über struktur- und aktualitätsbedachte Anwendungen mit dem Laserstrahl, behandelbar.

Die Behandlungstechnik selbst ist einfach. Zur Verwendung geeignet sind alle handelsüblichen Geräte, die einen Neon-Helium-Laserstrahl mit einer Leistung im Milliwattbereich (2 – 50 mW) liefern. Die Einwirkzeit pro Behandlungspunkt sollte durchschnittlich 15–20 Sekunden betragen. Der große Vorteil der Methode liegt vor allem in der absoluten Schmerzfreiheit der Anwendung, ein Gesichtspunkt der speziell bei der Behandlung von Kindern, aber auch bei der gar nicht so seltenen Nadelscheu von Erwachsenen, Berücksichtigung finden sollte.

Eine Beantwortung der Frage nach Unterschieden in der Effizienz zwischen Nadelapplikation und Lasertherapie einerseits, oder therapeutischer Lokalanästhesie andererseits, würde größere Vergleichsuntersuchungen erforderlich machen. Erste Eindrücke der Autoren, die, und das sei ausdrücklich hervorgehoben, noch nicht im wissenschaftlichen Sinne verifiziert werden konnten, scheinen für den gestörten Bewegungsapparat die Überlegenheit der therapeutischen Lokalanästhesie zu bestätigen. Vor allem bei ausgeprägten akuten und stark schmerzenden Krankheitsbildern empfiehlt sich daher ein primärer Einsatz der Lokalanästhetikatherapie. Chronische Beschwerden nicht zu heftiger Intensität dürften sich als Hauptanwendungsbereich der Lasertherapie herauskristallisieren.

6.5 Manuelle Medizin

Begriffsbestimmung

Unter diesem Sammelbegriff kann man alle jene mechanischen Behandlungsformen zusammenfassen, die sich ausschließlich nur der Hände als therapeutisches Agens bedienen; dies ist sicherlich die ursprünglichste Art medizinischer Hilfe. Schon der Wortstamm des Begriffes Behandlung stellt die Hand in den Mittelpunkt und drückt damit aus, daß Hand und Heilen untrennbar verbunden sind.

Die wohl bekannteste manuelle Therapieart ist die Massage, die neben verschiedenen thermischen Verfahren wohl zu den ältesten Therapieformen zu zählen sein wird. Und seit es schriftliche Aufzeichnungen über medizinische Probleme gibt, findet man, ganz gleich ob man altägyptisches, chinesisches, japanisches, römisches oder griechisches Schrifttum diesbezüglich sichtet, überall entsprechende Hinweise.

Der Begriff Manuelle Medizin an sich, wie er heute im ärztlichen Sprachgebrauch üblich ist, bezieht sich allerdings auf jene Unterform des Einsatzes der ärztlichen Hand zu diagnostischen und therapeutischen Zwecken, die sich aus der Osteopathie entwickelt hat; diese wiederum findet ihren Ursprung in überlieferten und Jahrtausende alten Handgriffen zur Therapie von Gelenks- und Wirbelsäulenleiden. Unabhängig von der terminologischen Auslegung wird, unserer gewählten Thematik entsprechend, der Gesamtkomplex der Manuellen Medizin in den folgenden Abschnitten unter reflextherapeutischen Aspekten abgehandelt und auf den Anwendungsbereich der Störungen des Bewegungsapparates beschränkt. Aus didaktischen Gründen erfolgt eine Einteilung in klassische Massage, Spezialmassagen und osteopathische Techniken.

Manuelle Therapieformen bedienen sich physiologischer Reizqualitäten

Die therapeutischen Reizqualitäten

Allen manuellen Therapiearten gemeinsam ist die Anwendung von Druck- und Dehnungsreizen auf Haut, Subkutis sowie Muskulatur und die Ausnützung der verbundenen Regulationsnormalisierung in Reflexzonen und ihren pathogenen Startstrukturen. Sowohl die Körperoberfläche als auch die gesamte Muskulatur sind in ihrem Funktionsverhalten auf Druck und Dehnungsreize eingestellt, da jeder Kontakt mit fester Materie, ja selbst die allgegenwärtige Schwerkraft, Druck- oder Dehnungsreize auslösen. Mithin werden bei jeder manuellen Therapie dem Organismus nur bekannte Reizqualitäten zugeführt und diese wiederum über verschiedene Applikationsformen gezielt an die behandlungsbedürftigen Strukturen herangebracht.

6.5.1 Die Patientenlagerung

Einflüsse der erwähnten mechanischen Qualitäten auf den Bewegungsapparat resultieren aber nicht nur aus den einzelnen manuellen Therapiemethoden, sondern ergeben sich bereits aus der Lagerung des Patienten. So wird es verständlich, daß auch diesem Punkt im Rahmen der manuellen Techniken ein nicht unbedeutender Stellenwert zukommt.

Der Behandlungstisch

Sowohl die Beschaffenheit der Unterlage (hart, weich, elastisch, federnd) als auch ihre Verstellbarkeit in Einzelabschnitten zur spannungsfreien Positionierung des Patienten und der für die Behandlung vorgesehenen Körperregionen können die Durchführbarkeit manueller Therapieformen mitbestimmen. Eine reichliche Auswahl von industriell gefertigten Massage- und Behandlungstischen wird dazu angeboten. Ihre Brauchbarkeit bestimmen gewisse Konstruktionsmerkmale, von denen folgende unbedingt gegeben sein sollten: Die Liegefläche muß ausreichend dimensioniert sein. Eine Größe von 200 cm x 70 cm erfüllt alle Ansprüche. Vor allem schmälere Liegen sind ungeeignet, da speziell bei älteren Patienten das Umdrehen auf schmalen Behandlungstischen Unsicherheit, Angst vor dem Hinunterfallen und mithin Verkrampfungen auslöst. Die Höhe und Verstellbarkeit der Behandlungsfläche ist ein weiteres wichtiges Kriterium. Ein Einstellbarkeitsbereich von 50 bis 90 cm gilt als ausreichend. Da gerade die Behandlungshöhe sehr oft variiert werden muß, empfehlen sich Tische mit hydraulischer oder elektromotorischer Höhenverstellung. Als letzter wesentlicher Punkt wäre noch zu verlangen, daß das Kopfteil auf- und abschwenkbar gestaltet ist und genau in der Mitte eine Aussparung für das Gesicht aufweist, da sonst keine Neutralhaltung des Kopfes eingestellt werden kann. Polsterung und Überzugsmaterial der Liegefläche entsprechen eigentlich bei allen bekannten Modellen den Anforderungen auf druckfreie Patientenlagerung sowie leichte Reinhaltung und bedürfen daher keiner näheren Beschreibung. Einige der erwähnten Konstruktionsdetails dienen aber nicht nur zur optimalen Patientenlagerung, sondern sind darüber hinaus auch eine wesentliche Voraussetzung für ein kraftökonomisches Arbeiten des Therapeuten. Nur wer schon selbst an einem unpraktischen, ergonomischen Prinzipien widersprechenden Behandlungstisch längere Zeit manualmedizinisch hat arbeiten müssen, kann ermessen, wie anstrengend und wirbelsäulenbelastend diese Tätigkeit werden kann.

Die Stufenlagerung

Im Zuge der angesprochenen Patientenlagerung ist es an der Zeit, dieses Thema gleich insoweit auszudehnen, als ja auch die allgemeinen Liegegewohnheiten des Patienten und entsprechende Korrekturanweisungen im Erkrankungsfalle von Bedeutung sein können. Diese Feststellung betrifft sowohl den therapeutischen als auch den prophylaktischen Bereich.

Bei Akutstörungen des Bewegungsapparates und hier vor allem bei Erkrankungen der Wirbelsäule lassen sich, wenn der Patient zwecks Entlastung der Schmerzregion Bettruhe verordnet bekommt, durch eine antalgische Liegeposition das Reizgeschehen und die resultierenden Schmerzen vermindern, so daß es durchaus berechtigt erscheint, bestimmte Ruhigstellungsverfahren als passive reflextherapeutische Maßnahmen (im Sinne der Verminderung schmerzaufbauender Afferenzmuster) zu betrachten und folglich zu besprechen.

So bewährt sich bei akuten lumbalen Wurzelsyndromen, also jenen Krankheitszuständen, bei denen die Betroffenen schmerzreflektorisch ausgelöste Entlastungshaltungen, sogenannte Haltungsprovisorien, aufweisen, sehr oft eine sogenannte Stufenlagerung. Dazu werden in Rückenlage des Patienten seine in Knie- und Hüftgelenken rechtwinklig gebeugten Beine mit den Unterschenkeln so auf mehrere gestapelte feste Kissen plaziert, daß die Lumbalregion in leichte Kyphosierung kommt und sich dabei gewissermaßen eine zarte Autoextension ergibt, die in Verbindung mit der leichten Kyphosierung den Raum um die Radix erweitert und zur Drukkentlastung beiträgt *(Abb. 52)*.

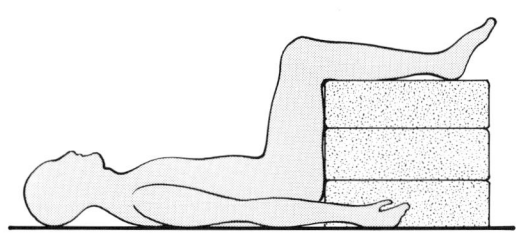

Abb. 52 Stufenlagerung bei akuten Lumbalsyndromen

Halsstützen

Bei radikulären Störungen der Zervikalregion oder wenn dort (entzündlich aktivierte) Gelenke Beschwerden verursachen und die Patienten ängstlich bestimmte Kopfbewegungen vermeiden, sollte man besonders die Lagerung während der nächtlichen Schlafperiode absichern. In diesem Zeitabschnitt, wenn durch den Schlaf die protektive Wirkung der Hals- und Nackenmuskulatur wegfällt und die Halswirbelsäule, dem Gewicht des Kopfes folgend, in reizverstärkende Stellungen gelangen kann, bewährt es sich, solche Situationen durch das Anlegenlassen einer elastischen Halsstütze zu verhindern. Gut geeignet dazu sind die im Handel erhältlichen Schaumstoffkrawatten. Es ist nur darauf zu achten, daß die Halsstütze nicht zu breit gewählt wird, da jedes Hochdrücken des Kinns und die damit verbundene Retroflexion der Halswirbelsäule, die dabei hauptsächlich in den Kopfgelenken erfolgt, wiederum negative Auswirkungen nach sich ziehen würde *(Abb. 53).*

Bett und Polster (Kissen)

Abgesehen von diesen häufig notwendig werdenden therapeutischen Lagerungsmaßnahmen ergibt sich die tägliche Notwendigkeit, Patienten bezüglich des Schlafritus in prophylaktischer Hinsicht zu beraten, da sowohl eine falsche Bettengestaltung als auch bestimmte Schlafpositionen reizauslösend wirken können.

Wirbelsäulenempfindliche Patienten sollten darauf achten, daß die Matratze eine ebene Oberfläche besitzt und das Material weder zu weich, zu gefedert, noch zu hart ist. Nach wie vor bietet dazu eine Roßhaarfüllung die besten Voraussetzungen, allerdings nur dann, wenn das Matratzenstopfen von Hand und nicht maschinell vorgenommen wurde. Nur so läßt sich bei dreiteiligen Ausführungen eine gleichmäßige ebene Füllung erzielen. Beim täglichen Gebrauch sind solche Matratzen allerdings etwas umständlich zu handhaben, da die Einzelteile täglich gewendet und untereinander getauscht werden müssen, um ein ungleichmäßiges Zusammenliegen zu verhindern. Als Alternative eignen sich Latexkerne mit Schafwollauflagen in einteiliger Ausführung.

Als Unterlage für die Matratzen sind Federeinsätze völlig ungeeignet. Einfache hölzerne Lattenroste oder gelochte Holzplatten erfüllen diesen Zweck vollkommen. Im Handel angebotene abschnittweise verstellbare Lattenrostkonstruktionen empfehlen sich, da sie viel zu teuer sind, nur in Ausnahmefällen, zum Beispiel dann, wenn Körperbau oder Erkrankung eine individuelle Einstellbarkeit verlangen, etwa bei extremer Rundrückenbildung, Versteifung großer Gelenke oder Varikose, um nur einige zu nennen. Zur Frage der Kopfkissen wäre zu sagen, daß nicht zu große, federgefüllte Kopfpolster am günstigsten sind. Die Dimensionen stimmen dann, wenn das Kissen bei Seitenlage den Raum zwischen Schulter und Hals gerade ausfüllt und dabei den Kopf in Neutralstellung abstützen kann.

Während normalerweise ein Kissen ausreicht, um den Kopf bequem zu lagern, kann es bei älteren Leuten mit Rundrücken notwendig sein, auch mehrere Polster zu unterlegen, um Retroflexionsstellungen der Halswirbelsäule und damit verbundene Durchblutungsstörungen im Vertebralis-Basilaris-Gefäßgebiet zu verhindern. Beim älteren Menschen entlastet darüber hinaus ein höheres Liegen die Atmung.

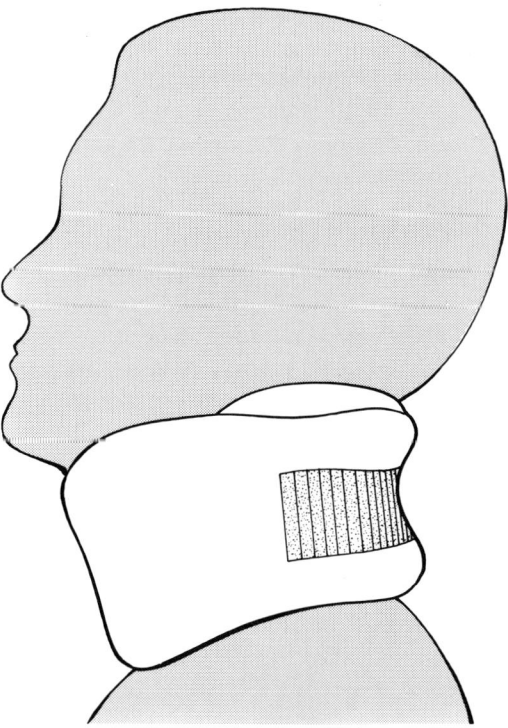

Abb. 53   Ruhigstellung der Halswirbelsäule mittels Schaumstoffkrawatte (Halskrause)

Die Schlafhaltung

Zum Abschluß noch ein paar allgemeine Bemerkungen über Schlafhaltungen. Die beim Schlafen gewohnheitsmäßig bevorzugt eingenommene Stellung variiert von Mensch zu Mensch, ebenso wie die Häufigkeit des nächtlichen Stellungswechsels, ist also etwas individuell Typisches. Ärztliche Korrekturanweisungen sind daher nur selten erforderlich, genaugenommen nur dann, wenn rezidivierende morgendliche Kopf- und Nackenschmerzen angegeben werden und die Patientenbefragung ergibt, daß eine Bauchschlafhaltung zur Gewohnheit geworden ist. Die eingenommene Bauchlage führt zu einer Rotationsendstellung der Halswirbelsäulengelenke, die bei längerem Andauern genauso reizauslösend wirken kann wie die schon erwähnte Retroflexion.

6.5.2 Die klassische Massage

Wegen ihres gut steuerbaren Einflusses insbesondere auf den Muskeltonus haben die verschiedenen Massagegriffe ihren festen Platz in reflextherapeutischen Programmen. Die ausgeübten Zug- und Druckkräfte lösen dabei einen Komplex reflektorischer Aktionen aus, die von Exterozeptoren der Haut und den Propriozeptoren der Sehnen, Bänder, Gelenkkapseln und Muskeln ihren Ausgang nehmen und letztlich über zentripetale Stimuli sogar das Zentralnervensystem in das Reflexgeschehen einbeziehen.

Kombinationsmöglichkeiten

Art und Stärke der reflektorischen Beantwortung sind durch die Griffwahl, die Intensität und Dauer der Massage zu steuern, aber auch von der aktuellen körperlichen Ausgangssituation geprägt. So wurde schon erwähnt, daß Massagen im ausgeruhten Zustand zusätzliche Entspannung bringen, nach vorhergehender Gymnastik oder anderen aktivierenden Tätigkeiten hingegen eher tonisierend und leistungssteigernd wirken. Diese Erkenntnisse müssen natürlich beim Einbau der Massage in kombinierte Behandlungsprogramme ihre Berücksichtigung finden. Von der grifftechnischen Seite her heißt die entsprechende Konsequenz, daß bei Verspannungszuständen nur detonisierende, beruhigende Griffarten, bei Erschlaffung und

Tonusmangel aktivierende tonussteigernde Techniken eingesetzt werden sollen. *Tabelle 5* gibt Auskunft über die Wirkungen der einzelnen Massagegriffe in dieser Hinsicht.

Tab. 5:
Wirkung verschiedener Massagegriffe

Massageart	tonisierend	tonolytisch
Streichung (Effleurage)	–	+
Reibung (Friktion)	+	–
Klopfung (Tapotement)	+++	–
Knetung (Pétrissage); kräftig	++	–
zart	–	++
Erschütterung (Vibration)	–	+++

Zur einleitenden Palpation

Um aktualitätsgerecht behandeln zu können, soll also jeder Massagetherapie ein diagnostisches Explorieren vorausgehen. Haut, Subkutis und Muskulatur müssen inspektorisch und palpatorisch auf Verschieblichkeit, Turgor, Tonussituation und Schmerzbereitschaft überprüft werden. Wichtig ist dabei, daß einfühlend und zart palpiert wird, da nur so verläßliche Anhaltspunkte zu erhalten sind. Jedes harte Zugreifen löst reflektorische Abläufe im Sinne der Tonussteigerung aus und verfälscht das diagnostische Ausgangsbild. Darüberhinaus reagieren Patienten auf hart ausgeführte und vielleicht sogar schmerzauslösende Palpationen auch psychisch negativ. Der von vornherein bei allen manuellen Therapien stets notwendige positive Kontakt zum Behandler mit Vertrauensaufbau hängt entscheidend vom ersten Eindruck ab und wird daher bereits bei der diagnostischen Vorarbeit vermittelt. Das Aufrechterhalten der Vertrauensbasis und eine bejahende Einstellung des Patienten zur laufenden Behandlung sind wichtige Voraussetzungen für gute Behandlungsresultate. Schon aus diesen Überlegungen heraus ist die Behandlungstechnik so zu dosieren, daß unangenehme Schmerzreaktionen während und nach der Behandlung unterbleiben.

Als Merksatz gilt:
● Der Kraftaufwand des Behandlers ist kein Maßstab für die Qualität der Massage.

Im folgenden soll eine kursorische Übersicht das Prinzip der einzelnen Massagegriffe vermitteln.

Im Rahmen reflextherapeutischer Aspekte stehen dabei vor allem Teilmassagen einzelner Regionen zur Überlegung. Ganzmassagen gehören überwiegend in die Domäne der prophylaktischen Gesundenmassage und der Sportlerbetreuung.

Die Streichung (Effleurage) (Abb. 54 a,b)

Sie bildet fast immer Anfang und Abschluß der Behandlungseinheit. Ihre Ausführung kann ein- oder beidhändig, der Körperregion angepaßt, mit flach aufgelegten Händen erfolgen. Die Streichrichtung kann zentripetal und/oder zentrifugal ausgerichtet sein. Liegen an den Extremitäten Ödeme vor, muß der proximale Abschnitt vor dem distalen mit zentripetaler Griffführung ausgestrichen werden.

Die Reibung (Friktion) (Abb. 55 a,b)

Im Vordergrund steht der hyperämisierende Effekt. Die Grifftechnik ist den Streichungen verwandt, aber intensiver einwirkend; dazu werden entweder die Finger etwas gespreizt und gebeugt (Kammgriff), tiefer durch das Gewebe über breitere Körperflächen (etwa den ganzen Rücken) gezogen, oder aber die Reibung wird mit halbgeballter Faust (Hobelgriff) über die Mittelgelenke, in geradliniger oder kreisförmiger Ausführung, mit stärkerem Andruck vorgenommen.

Die Klopfung (Tapotement) (Abb. 56,57)

Unter diesem Sammelbegriff vereinen sich verschiedene Techniken wie Hakungen mit der Ulnarkante, Peitschungen mit gespreizten Fingern, Klatschungen mit der flachen Hand oder Pochungen mit geschlossener Faust über die Mittelphalangen. Allen gemeinsam ist die ausgeprägte Reizwirkung und der tonisierende Effekt.

Die Knetung (Pétrissage) (Abb. 58,59)

Knetungen stellen den wesentlichsten Abschnitt jeder Behandlungseinheit dar. Je nach Stärke, Druck und Zugrichtung sowie Frequenz läßt sich die Wirkung von myotonolytisch bis zum starken tonischen Reiz variieren.

Gerne verwendet wird die Zweihandknetung, bei der mit offenem Griff Muskeln oder Muskelgruppen erfaßt, abgehoben und in gegenläufiger Bewegung beider Hände rhythmisch durchgeknetet werden. Eine andere Form der Zweihandtechnik besteht in Walkungen. Sie dienen der Lockerung größerer Muskelgruppen im Extremitätenbereich und erfolgen in querer Richtung zur Längsachse der Behandlungsregion durch ein gegenläufiges Bewegen der die Muskeln umfassenden Hände.

Besonders wirkungsvoll sind des weiteren die sogenannten Zirkelungen; bei dieser Technik wird mit dem dritten und vierten Finger einer oder beider Hände und leicht aufgelegten Fingerkuppen ein aus den Schultergelenken kommender, nicht zu starker, kreisender Druck auf Einzelmuskeln ausgeübt, der eine gute tonolytische Wirkung erzielt.

Die Erschütterung (Vibration) (Abb. 60)

Die Vibrationsmassage ist eindeutiger Spitzenreiter tonolytischer Techniken. Ihre Wirkung resultiert aus senkrecht zur Muskelfaserrichtung angebrachten Impulsen mit einer Frequenz von 8 bis 10 sinusförmigen Vibrationsbewegungen pro Sekunde. Neben der Fingerspitzentechnik für Kleinareale besteht auch die Möglichkeit, mit voll aufgelegter flacher Hand große Muskelpartien vibrierend zu detonisieren. Zu beachten ist dabei, daß der tonolytische Effekt eine gewisse Anlaufzeit braucht und demzufolge die Vibrationstechnik pro Region einen Mindestzeitaufwand von 5 bis 10 Minuten erforderlich macht. Aus technischer Sicht gehören die Vibrationstechniken zu den am schwierigsten erlernbaren Griffen, die ein hohes Einfühlungsvermögen und eine, man möchte fast sagen, Grundbegabung des Behandlers voraussetzen.

Die Indikationsstellung zur klassischen Massage erfolgt im Zuge der struktur- und aktualitätsbedachten Programmgestaltung der für den Einzelfall notwendigen Reflextherapie.

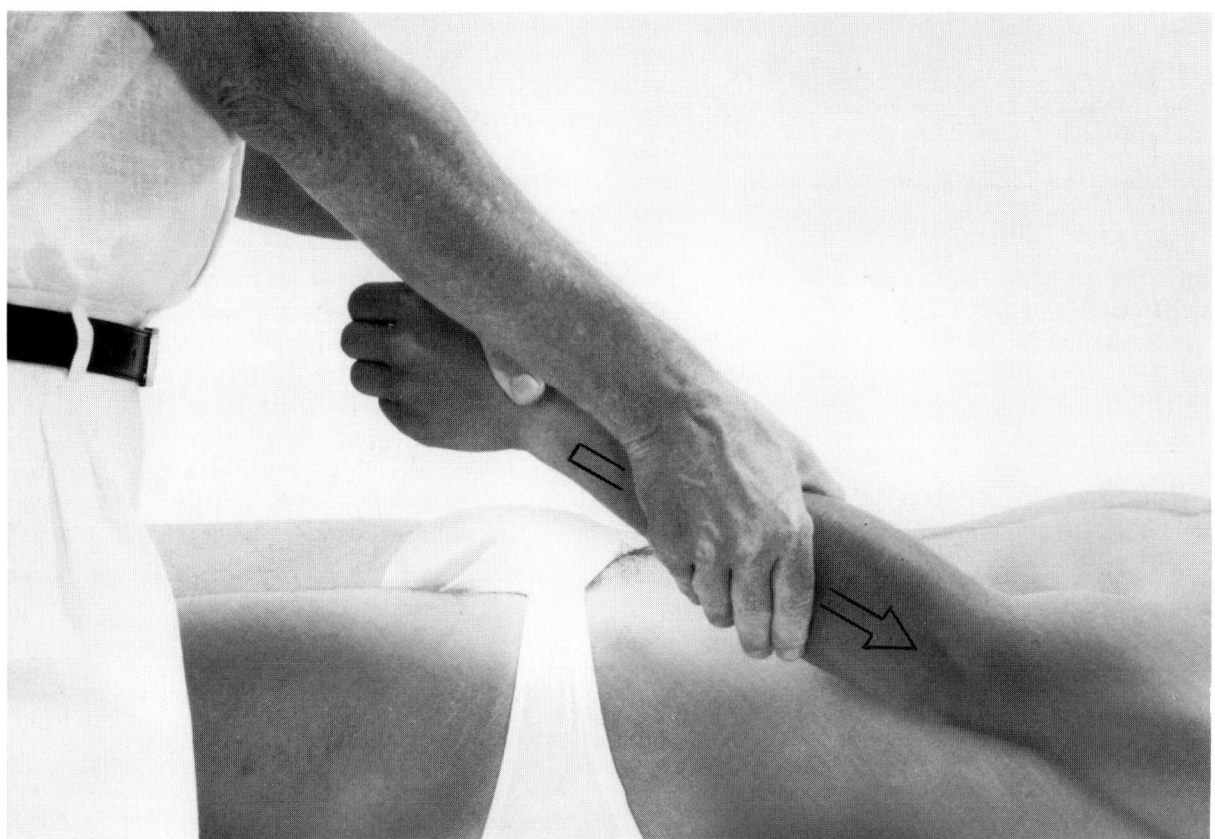

Abb. 54 a   Streichung (Effleurage), Extremitätengriff

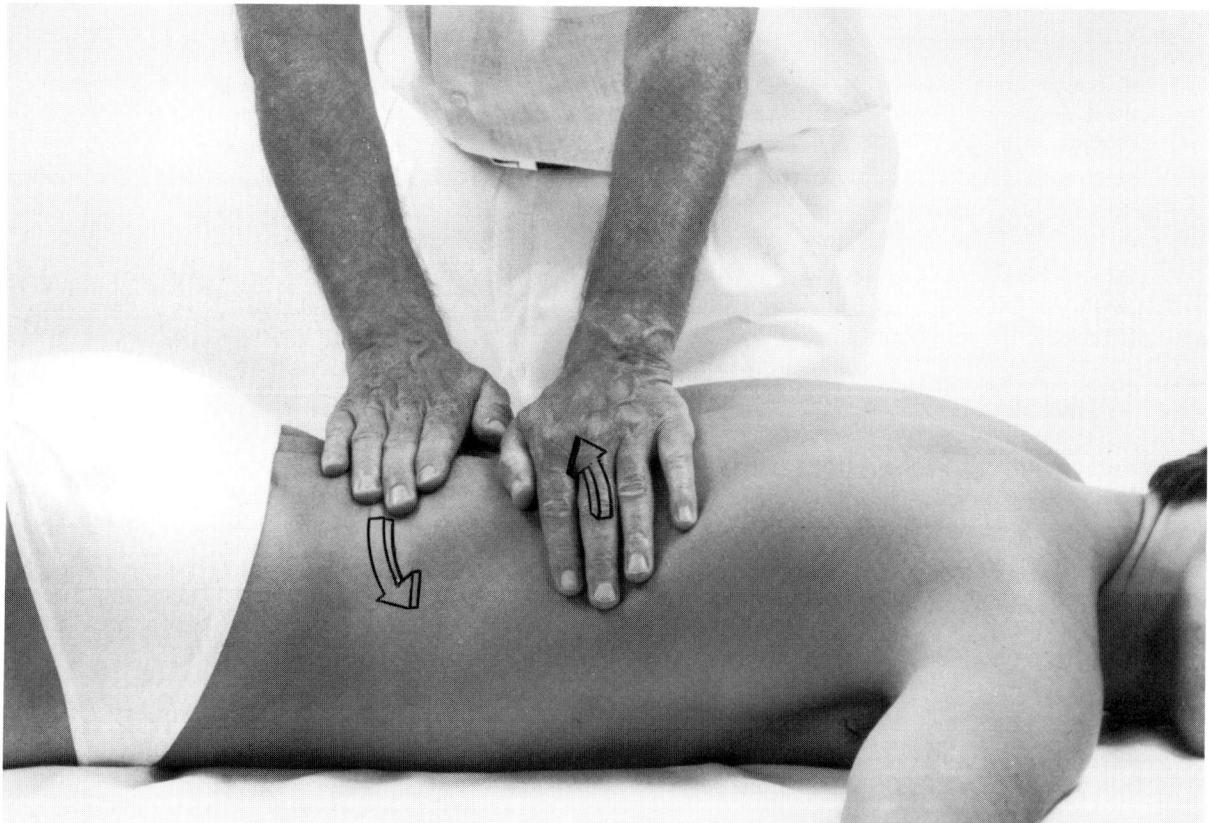

Abb. 54 b   Streichung (Effleurage) Technik am Rumpf

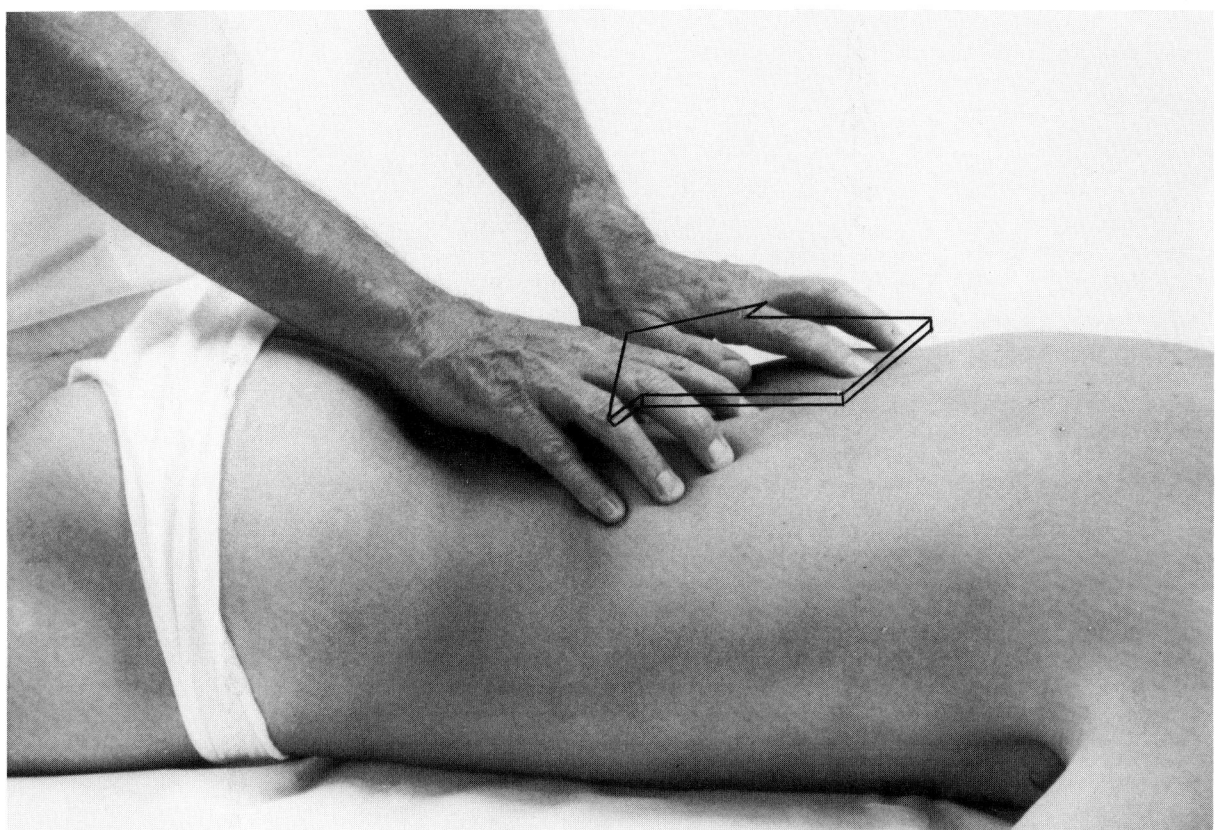

Abb. 55a   Reibung (Friktion) Kammgriff

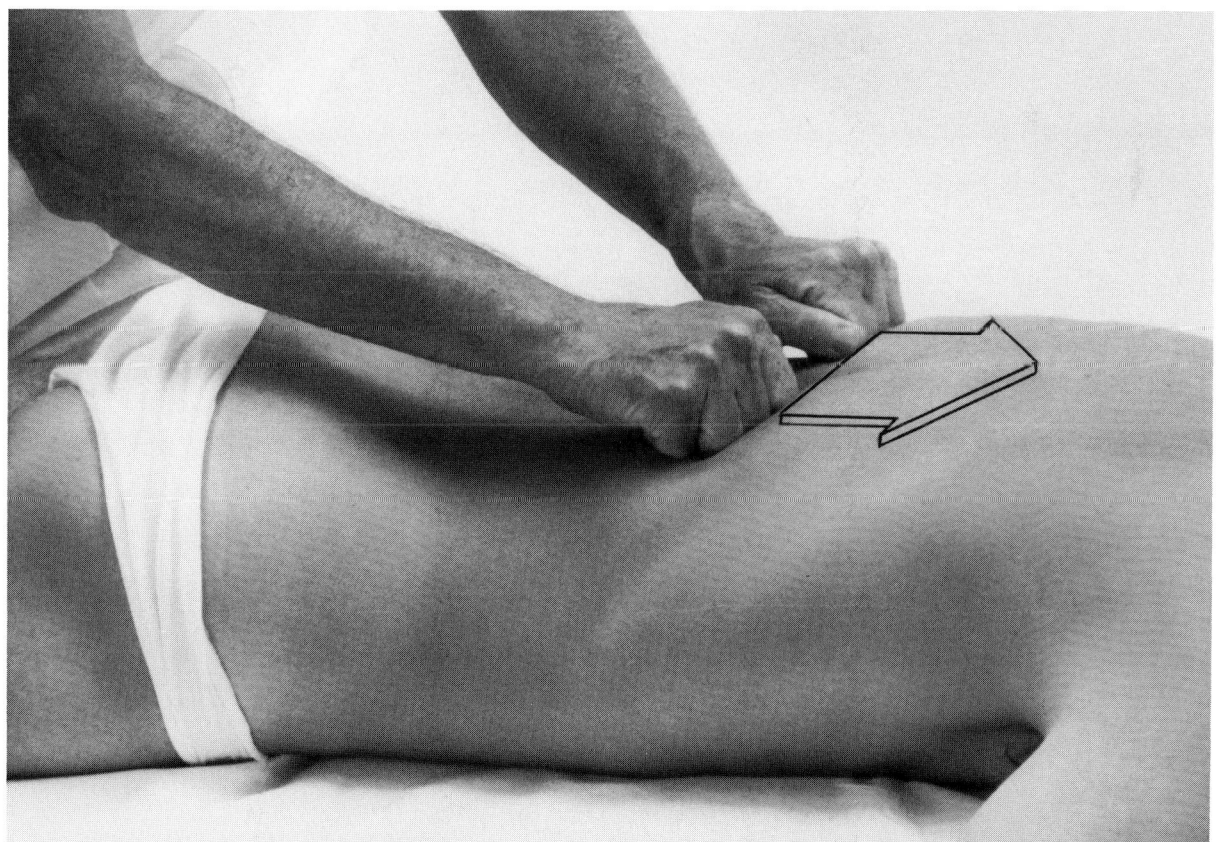

Abb. 55b   Reibung (Friktion) Hobelgriff

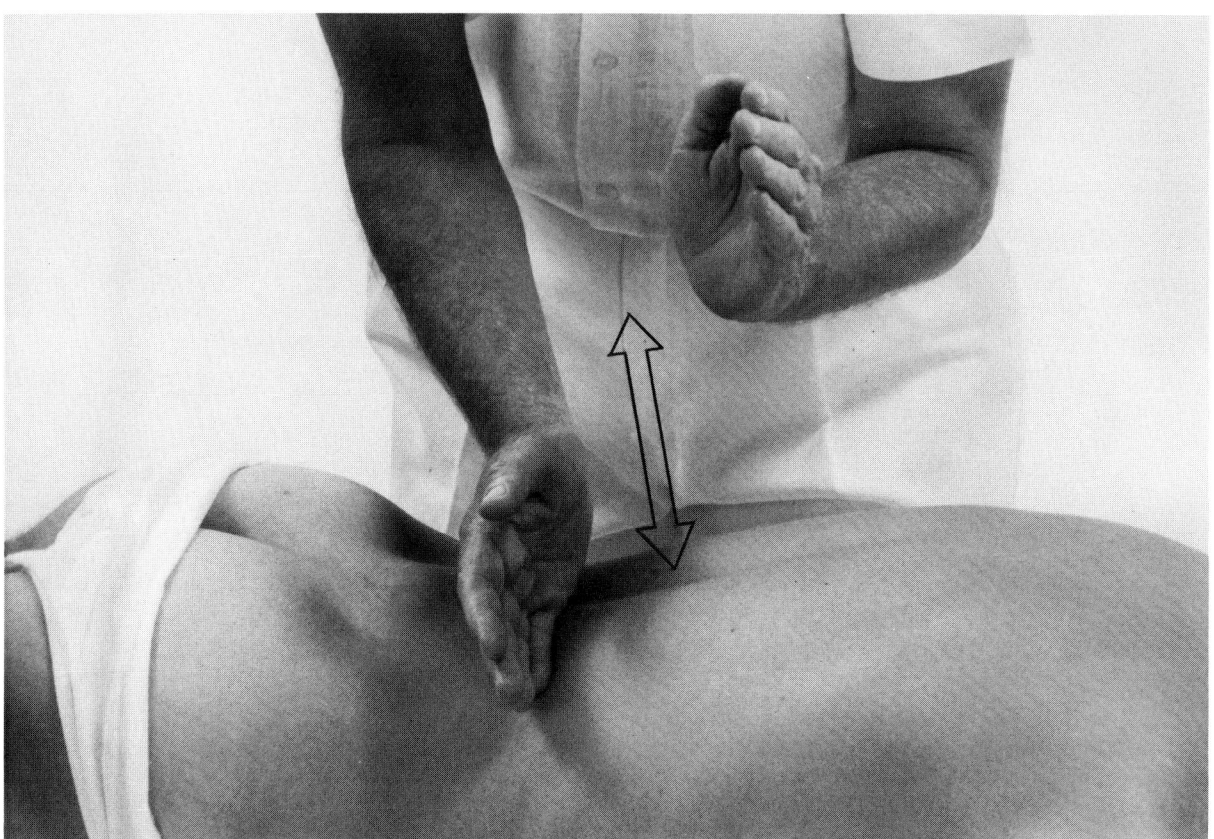

Abb. 56 Klopfung (Tapotement) Handkantentechnik

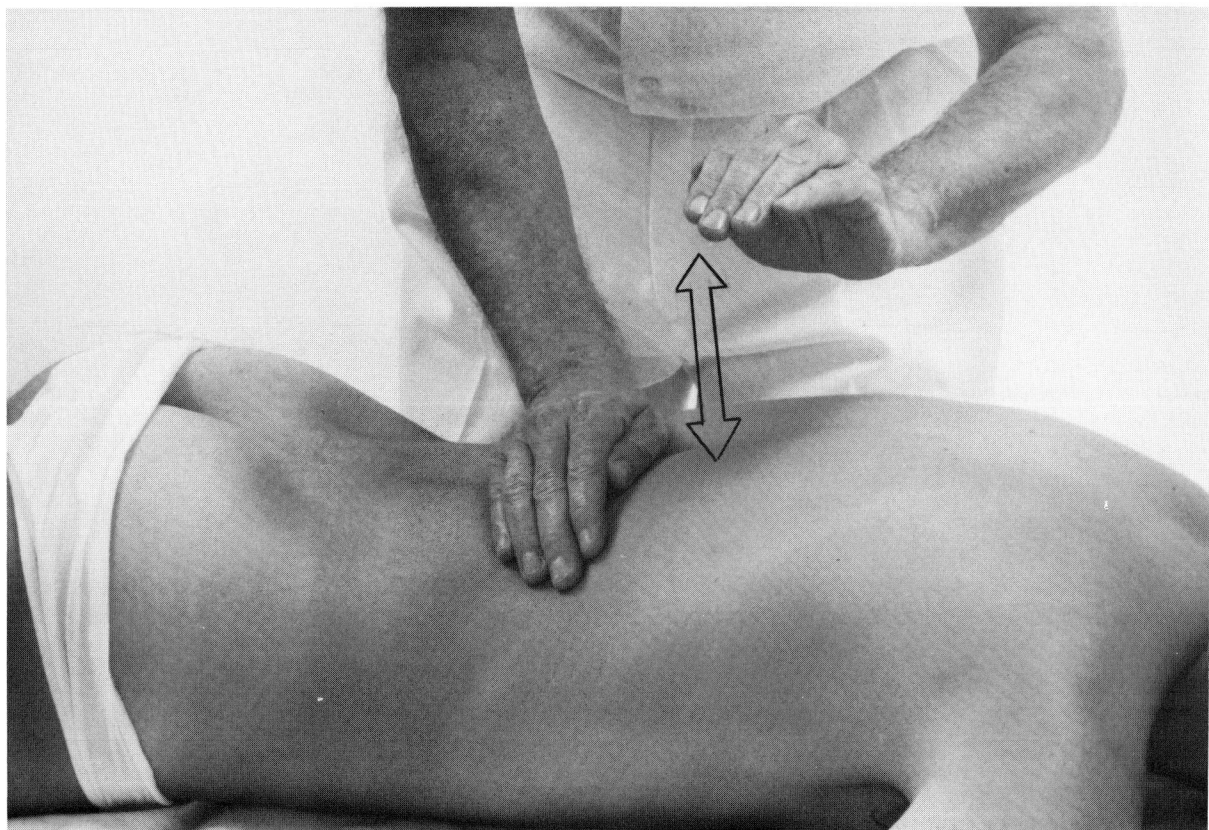

Abb. 57 Klopfung (Tapotement) Klatschung mit der flachen Hand

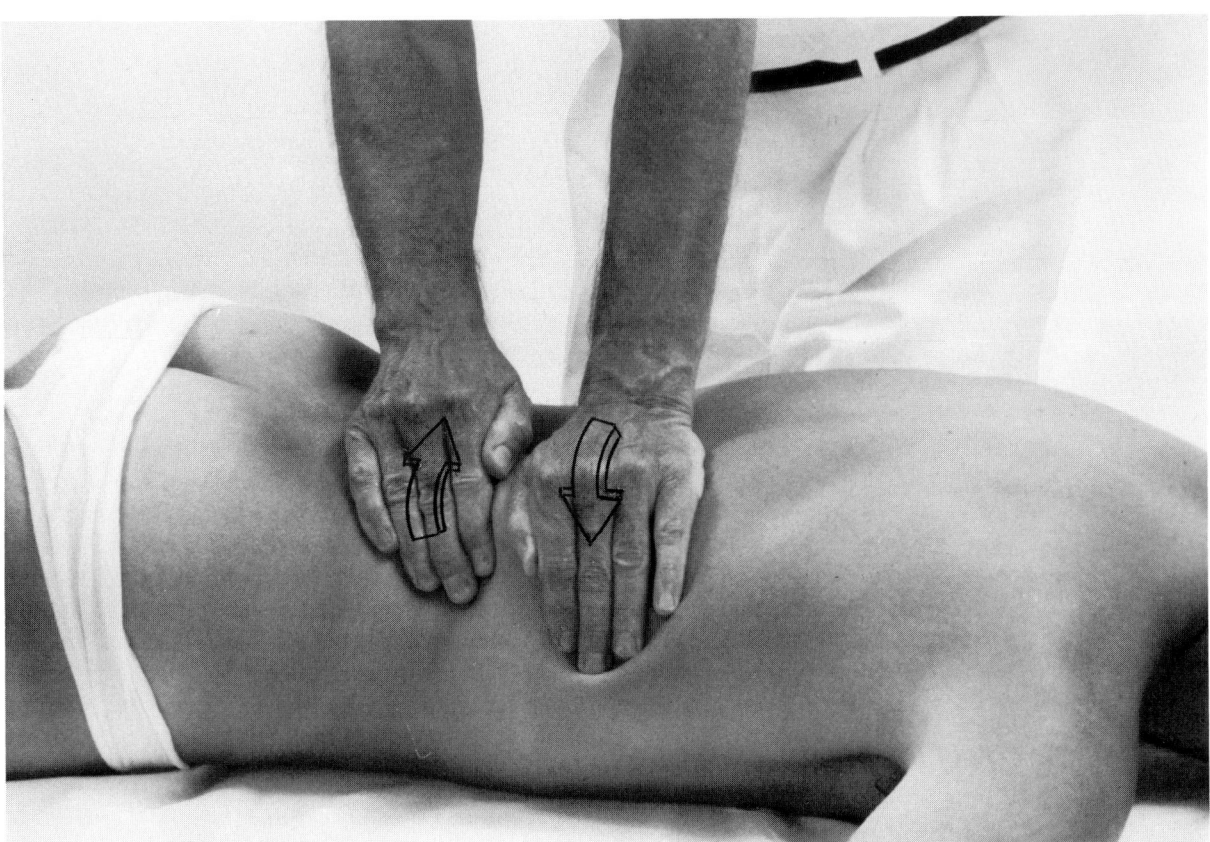

Abb. 58   Knetung (Petrissage), Technik an der Rückenmuskulatur

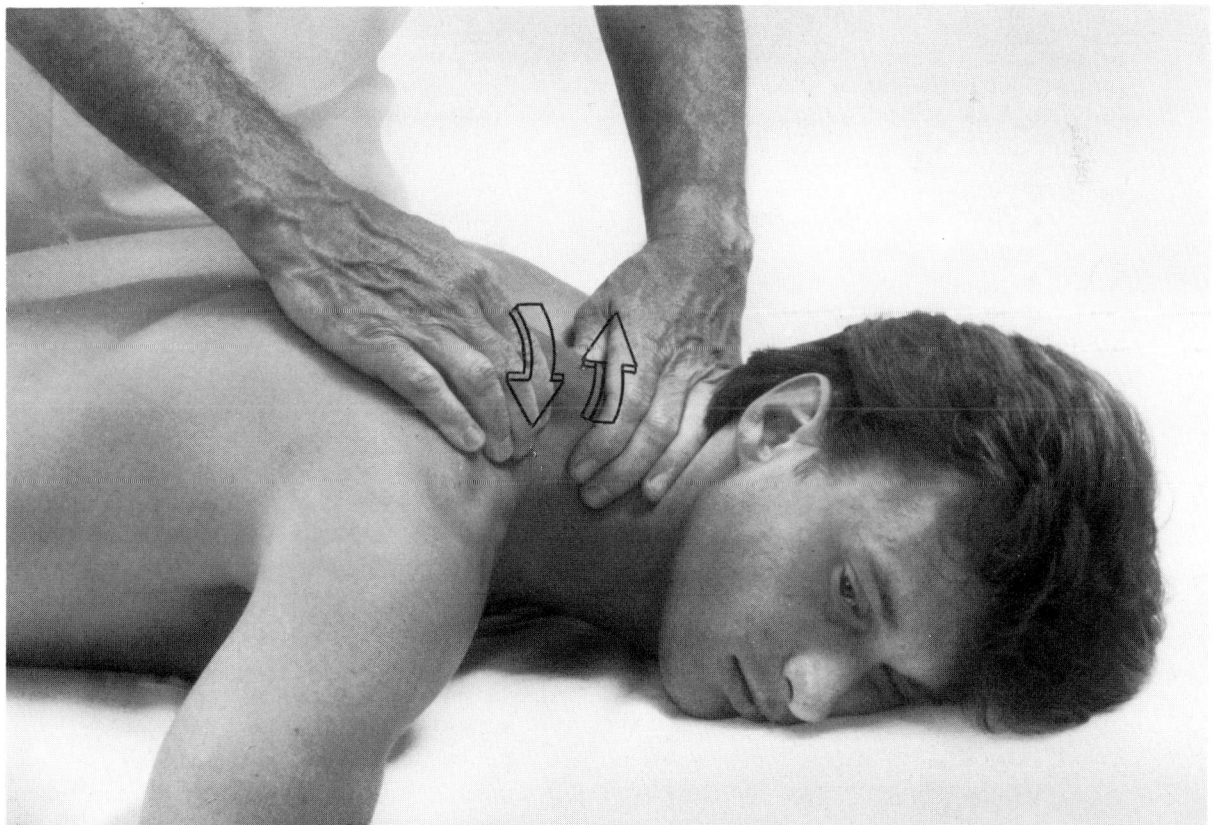

Abb. 59   Knetung (Petrissage), Trapeziusbehandlung

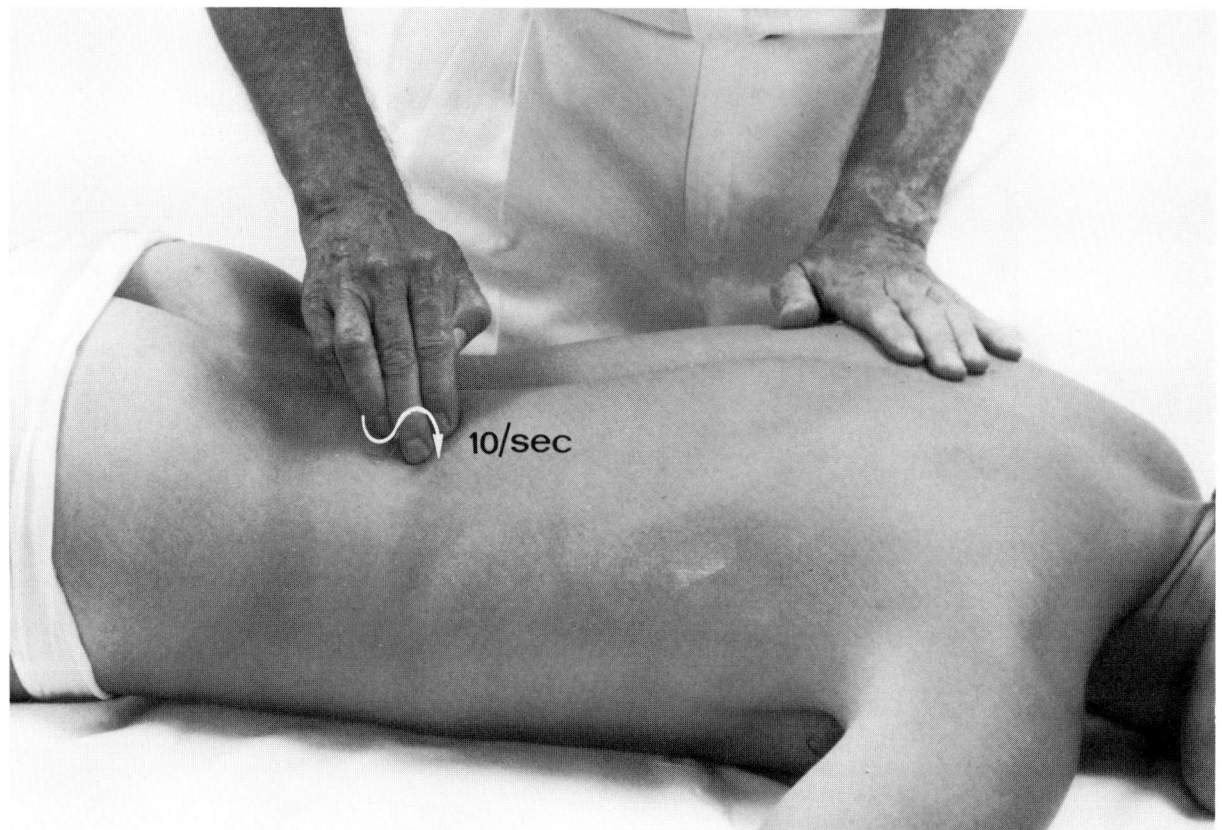

Abb. 60   Erschütterung (Vibration). Vibration mit einer Impulsfrequenz von 8–10/sec.
Tonolyse verspannter Muskeln

Kontraindikationen

Für Massagen gelten folgende Gegenanzeigen:

● entzündliche Prozesse,
● Gefäßerkrankungen (Phlebitiden),
● Blutungsgefahr,
● dekompensierte Vitien,
● frische Traumen,
● das akute Sudecksyndrom,
● Hautkrankheiten,
● Mechanoallergien.

6.5.3   Spezialmassagen – ein Überblick

Unter dem Sammelbegriff Spezialmassagen vereinen sich eine Reihe verschiedener Massagetechniken, deren hauptsächlicher gemeinsamer Nenner in der therapeutischen Ausnützung segmentalreflektorischer Abläufe liegt. So beschrieb *Cornelius* schon um die Jahrhundertwende therapeutische Reibungen an 2000 von ihm als Nervenpunkte

bezeichneten Stellen, die sich durch einen typischen Tastbefund und die Auslösung von Ausstrahlungen bei Druckreiz auszeichnen sollten. Heute kann man dazu sagen, daß die Bezeichnung *Nervenpunktmassage,* wie *Cornelius* angab, sicherlich nicht zu Recht gewählt wurde. Es steht zu vermuten, daß den Punkten Veränderungen im Sinne der schon beschriebenen pseudoradikulären Pathomechanismen zugrunde liegen bzw. Analogien zum Triggerpunktgeschehen gegeben sind.

Von *Kohlrausch* wurde auch bereits vor einigen Jahrzehnten die sogenannte *Muskelzonenmassage* beschrieben, die mittels Vibrationstechniken über zonal verspannter Muskulatur die reflektorischen Wechselwirkungen zwischen Organen und Myotomen (z. B. Adnexe – Lumbosakralregion oder Gallenblase – Schulterzonen) therapeutisch einsetzte.

Einen Schritt weiter gingen *Gläser* und *Dalicho,* die im Unterschied zu *Kohlrausch* nicht nur das myotonale Reflexgeschehen, sondern ebenso die in anderen gestörten segmentalen Strukturen ablaufenden reflektorischen Veränderungen durch Massage zu beeinflussen versuchten. Folgerichtig bezeichneten sie die von ihnen dazu angegebenen Techniken als *Segmentmassage.*

Noch tiefer in die Strukturen greift die Periostmassage nach *Vogler,* die mit punktförmig angesetztem kreisendem Fingerdruck auf bestimmte Periostzonen segmentalreflektorische Normalisierungsabläufe anregen will.

Eine nur zum Teil als Reflextherapie, hauptsächlich hingegen als mechanisch interpretierbare Spezialmassage betrachtbare Therapieform wurde vor ca. 40 Jahren von *Vodder* unter der Bezeichnung *Lymphdrainage-Massage* eingeführt. Dabei wird mit kreisförmig pumpenden Griffen, mit an- und abschwellendem Druck (0 bis 30 bis 0 Torr) und einer Frequenz von 30 bis 60 pro Minute über das Lymph- und Venensystem eine Gewebsdrainage angestrebt. Die mitlaufende reflektorische Komponente betrifft das Vegetativum, das im Sinne parasympathikotoner Reaktionen aktiviert wird. Der Indikationsbereich dieser Spezialmassage umfaßt daher vorwiegend alle durch Stauungen geprägten Störungen (z.B. posttraumatische, postoperative, chronisch entzündlich aufgebaute Entgleisungen der Trophik).

Eine Sonderstellung im Rahmen der Spezialmassagen nimmt in reflextherapeutischer Betrachtungsweise der Störungen des Bewegungsapparates, und hier besonders der Wirbelsäule, die Bindegewebsmassage ein, die demzufolge auch etwas ausführlicher zur Darstellung kommt.

6.5.4 Die Bindegewebsmassage

Vor rund 50 Jahren »entdeckte« die Krankengymnastin *E. Dicke* anläßlich einer eigenen schweren Erkrankung, mehr oder weniger zufällig, die überraschende Wirkung an sich selbst ausgeführter ziehender Massagestriche in verquollenen schmerzenden Zonen der Kreuzgegend auf die bestehende Claudicatio. Aus dieser Eigenbeobachtung entwickelte sie zuerst alleine, nach klinischen Prüfungen von *Teirich, Leube* und *Kohlrausch* mit diesen zusammen eine systematisierte Behandlungsführung dieser Art, die unter dem Namen Bindegewebsmassage bekannt und geschätzt wurde.

Reflektorische Wechselbeziehungen

Wie schon in den Abschnitten zum Schmerzproblem erwähnt wurde, spielen sich im Bindegewebe unmittelbar erfolgende trophische Reaktionen als Beantwortung nozizeptiver Reize ab, die bei länger dauernden Störungen zu bleibenden Verquellungen des Gewebes führen. Diese Veränderungen entwickeln sich im Laufe der Zeit zu sekundären Reizzonen, die das segmentalreflektorische Wechselspiel in seiner Gesamtheit weiter in die Pathogenität abdrängen. Wie immer wieder herausgestellt werden muß, laufen alle Regulationsbestrebungen des Organismus nicht nur in einer Richtung ab, und ebenso wie Primärstörungen aus Strukturen des Bewegungsapparates oder auch aus Organen reflektorisch in den subkutanen segmentalen Bindegewebszonen ihre Markierungen setzen, ist es umgekehrt möglich, therapeutisch über die Beseitigung dieser Verquellungszonen auf die Primärstörung zurückzuwirken. Auf diesen Gesetzmäßigkeiten beruht, mit wenigen Worten ausgedrückt, das Wirkungsprinzip der Bindegewebsmassage. Unter Einbeziehung weiterer neurophysiologischer Erkenntnisse über Reiz und Regulation bzw. Bahnung und Speicherung sowie den schon lange bekannten Forschungsergebnissen von *Head* und *Mackenzie* wurden Behandlungsführung und Massagemuster für eine ganze Reihe von Erkrankungen erarbeitet.

> Bindegewebsmassagen sind reflextherapeutisch hervorragend wirksam. Sie werden viel zu selten verordnet!

Prinzipielles der Technik

Grundlagen der Technik und des Behandlungsaufbaues sowie die Einsatzmöglichkeiten bei Störungen des Bewegungsapparates werden im folgenden kurz beschrieben. Die diagnostische und therapeutische Technik der Bindegewebsmassage beruht auf der Verschieblichkeit von Haut und Subkutis gegen ihre Unterlage. Die manuelle Umsetzung der Zug- und Schiebekräfte erfolgt fast ausschließlich mit 3. und 4. Finger *(Abb. 57).* Je nach Winkelstellung und Führung der Finger, ob flacher oder steiler gegen das Hautniveau aufgesetzt, ergeben sich eine oberflächlichere oder tiefere Gewebsbeeinflussung.

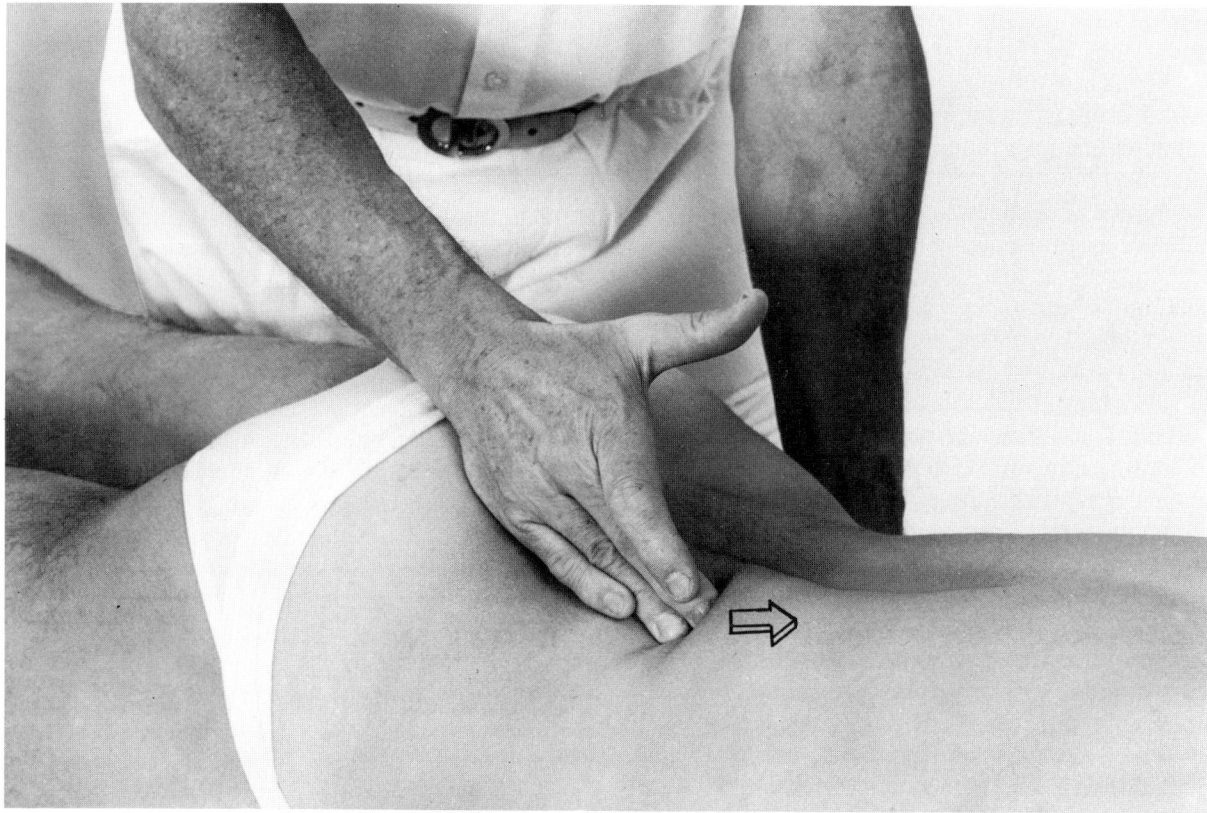

Abb. 61   Typische Handhaltung zur Bindegewebsmassage

Prinzipiell beginnt jede Behandlung in den oberflächlichen Schichten und wird dann in tieferen fortgesetzt. Ebenso gilt als Grundregel, daß die Massage stets kaudokranial gerichtet entwickelt wird, wobei als Ausgangspunkt stets die Lumbosakralregion dient. Ein wichtiges Argument für den Behandlungsaufbau von kaudal her ist, daß in dieser Region nur wenige segmentale Organprojektionen liegen und somit anfängliche therapeutisch ausgelöste Irritationen nicht so belastend empfunden werden. Darüber hinaus bereitet ein langsam kranialwärts geführter Massageaufbau über neurale segmentüberschreitende Querverbindungen und die Vertikalorientierung des Vegetativums die höheren Etagen sozusagen auf die Behandlungsreize vor. Aus diesen Überlegungen leiten sich zwei weitere Grundsätze der Bindegewebsmassage ab:

● nie zu starke Reize setzen,

● nie primär ein gestörtes Segment massieren. Bei der Behandlungsentwicklung von kaudal her ergibt sich des weiteren aus dem Bauprinzip des Vegetativums eine gleichmäßigere Reizverteilung auf Sympathikus und Parasympathikus, die sich in einer Anregung verbundener Funktionen auswirkt.

Als Folge der Parasympathikusaktivierung notieren die Patienten:

● allgemeine Entspannung,
● Schlaflust,
● Polyurie,
● Stuhldrang.

Als Sympathikuszeichen zu werten sind:
● Hyperhidrosis,
● Piloarrektion,
● Mydriasis.

Ein ausgewogenes Auftreten dieser Sensationen signalisiert demzufolge die richtige Dosierung und den korrekten Behandlungsaufbau der Bindegewebsmassage.

Aufbau und Strichführung

Der Behandlungsaufbau beginnt mit dem sogenannten diagnostischen Strich, der in der Rückenmitte knapp neben der Wirbelsäule zuerst auf einer, dann auf der anderen Seite vom Kreuzbein bis zur Höhe von C7 geführt wird. Er informiert über die segmentale Lokalisation der Verquellungen, die durch ein »Steckenbleiben« des ziehenden Fingers

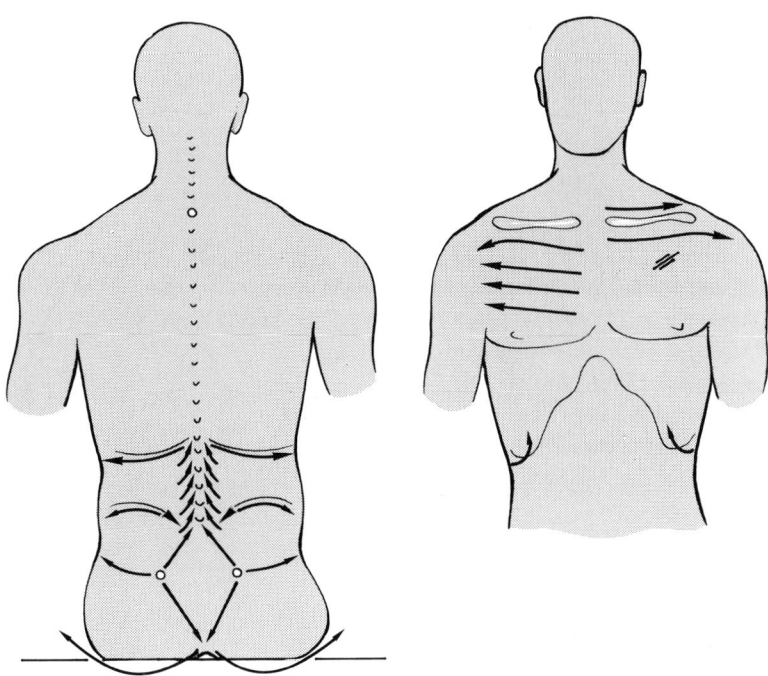

Abb. 62   Kleiner
Aufbau

und die Angaben des Patienten über eine schneidendscharfe Schmerzauslösung in den Zonen charakterisiert sind. Im allgemeinen wird am sitzenden Patienten massiert und nur bei absoluter Bettlägerigkeit in Seitenlage vorgegangen. Prinzipiell, und das wurde bereits erwähnt, beginnt das eigentliche Therapievorgehen in der Lumbosakralregion. Dieser erste sogenannte kleine Aufbau *(Abb. 62)* besteht aus:

● Strichführungen nach lateral über das Bekken,
● kurzen hakenartigen Strichen beiderseits der Lendenwirbelsäule,
● fächerförmigen Strichen zwischen Beckenkamm und 5. Lendenwirbel,
● einer rhombusartigen Figur zwischen 5. Lendenwirbel, oberem Ende der Analfalte und dem Iliosakralgelenk,
● ausziehenden Strichen entlang der unteren Thoraxapertur,
● Ausgleichsstrichen über den Schlüsselbeinen und auf dem Pektoralismuskel.

Bei weiterer Behandlung kommen zusätzliche Strichführungen in Frage:

● flächige Querstriche über das Kreuzbein sowie über die langen Rückenstrecker,
● Anhak- und Dehngriffe über Tuber ischiadicum und Trochantergegend,
● das Anlegen eines »oberen Fächers« im

Winkel zwischen 12. Rippe und Wirbelsäule.

In die weitere Aufbaufolge werden die 5 untersten Interkostalräume mit einbezogen und jeweils von lateral, aus der vorderen Axillarlinie kommend, die Bindegewebsstriche bis zu den Brustwirbeln 12 bis 7 geführt und wiederum abschließend paravertebrale Anhakungen und die Pektoralisausgleichsstriche angebracht *(Abb. 63)*.

Bei anschließenden Sitzungen werden zusätzliche Strichführungen notwendig, besonders wichtig ist der

● »große Ausgleichsstrich«.

Er beginnt in der ventralen Axillarlinie im 6. und 7. Interkostalraum und zieht flächig um die Skapularspitze herum bis zum 7. Halswirbel.

Das nächste Aufbaugebiet erfaßt Schulter und Achselregion *(Abb. 64):*

● Anhakungen vom 7. Brustwirbel bis zum 7. Halswirbel,
● Diagonalzüge von der Wirbelsäule zum inneren Skapularrand,
● ein tiefer Zug entlang des inneren Skapularrandes,
● Striche entlang des seitlichen Skapularrandes von der Spitze in Richtung Schultergelenk und längs der Spina scapulae nach außen.

Nach einigen weiteren Behandlungen kommen als zusätzliche Strichführungen in Frage:

– interskapuläre Querstriche,
– eine flächige Fächerung quer über die Skapula,
– Dehngriffe an Vorderer und hinterer Axillarfalte,
– Ausziehen des ventralen Randes des M. trapezius,
– Längsstriche und Anhakungen von kaudal nach kranial im Sternalbereich.

Dann wird die Nackenregion in den Behandlungsaufbau einbezogen:

– strahlenförmige Striche um den 7. Halswirbeldorn,
– paravertebrale Züge bis zum Hinterhaupt,
– ebensolche Anhakungen,
– Ausziehen des dorsalen Randes des M. sternocleidomastoideus bis zum Ansatz am Warzenfortsatz.

Alle Einzelbehandlungen enden mit den Ausgleichsstrichen über der Pektoralisregion. Wie rasch die Aufbaufolge entwickelt werden kann, hängt ganz vom Reaktionsverhalten des Patienten ab. Die Behandlungsfrequenz (täglich bis einmal wöchentlich) richtet sich nur danach, sowie nach Akuität oder Chronizität der Beschwerden. Im Durchschnitt benötigen Erkrankungen des Bewegungsapparates 12 bis 15 Behandlungen, davon 3 bis 5 für den Grundaufbau. Während

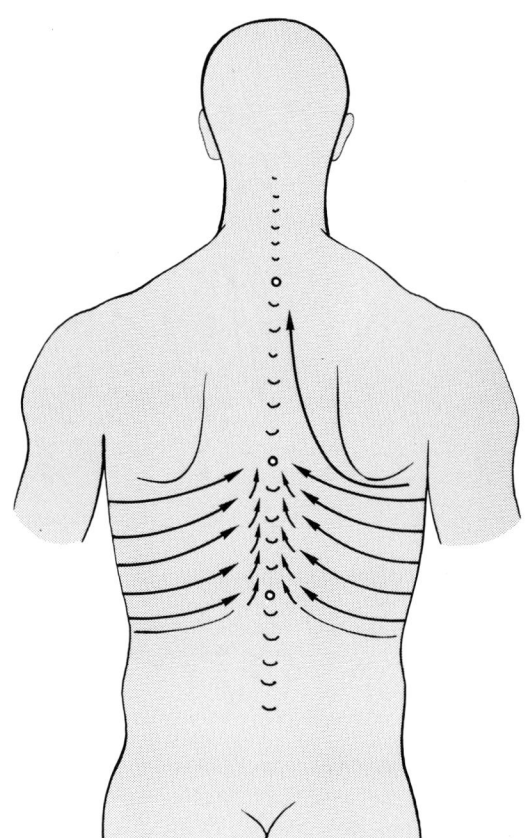

Abb. 63   »Zweite Aufbaustufe«

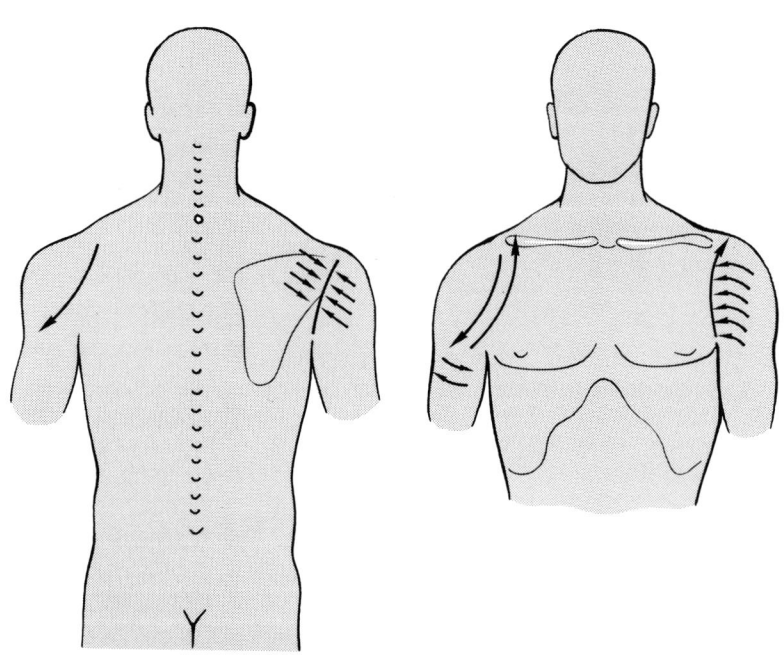

Abb. 64
»Dritte Aufbaustufe«

---

für Wirbelsäulenerkrankungen meist die gesamte Aufbauentwicklung am günstigsten ist, kann bei Störungen im Bereich der unteren Extremitäten gleich nach dem Grundaufbau ein Behandlungsübergang auf diese erfolgen. Beschwerden der oberen Extremitäten verlangen meist den geschilderten Gesamtaufbau.

Aus den *Abbildungen 65, 66, 67, 68* sind die Strichführung zur Extremitätenbehandlung zu entnehmen.

Indikationen und Kontraindikationen

Bei folgenden Erkrankungen des Bewegungsapparates kann die Bindegewebsmassage erfolgreiche Anwendung finden:

- Nachbehandlungen im Zuge orthopädischer Operationen,
- posttraumatische Störungen, Kontrakturen,
- das Sudecksyndrom,
- die Arthrosis deformans (Koxarthrose, Gonarthrose),
- Reizgelenke (nach Abklingen der akut exsudativ-entzündlichen Phase),
- die Polyarthritis (im nicht floriden Stadium),
- die Periarthropathia humeroscapularis,
- die frozen shoulder,
- Epikondylitiden,
- statische Fußbeschwerden,
- Überlastungsmyalgien,
- pseudoradikuläre Syndrome,
- Lumbal- und Zervikalsyndrome,
- postischialgische Durchblutungsstörungen.

(Neurologische Erkrankungen, Gefäßerkrankungen und segmentalreflektorisch beeinflußbare Organstörungen stehen nicht zur Besprechung an und wurden in der Liste nicht berücksichtigt.)

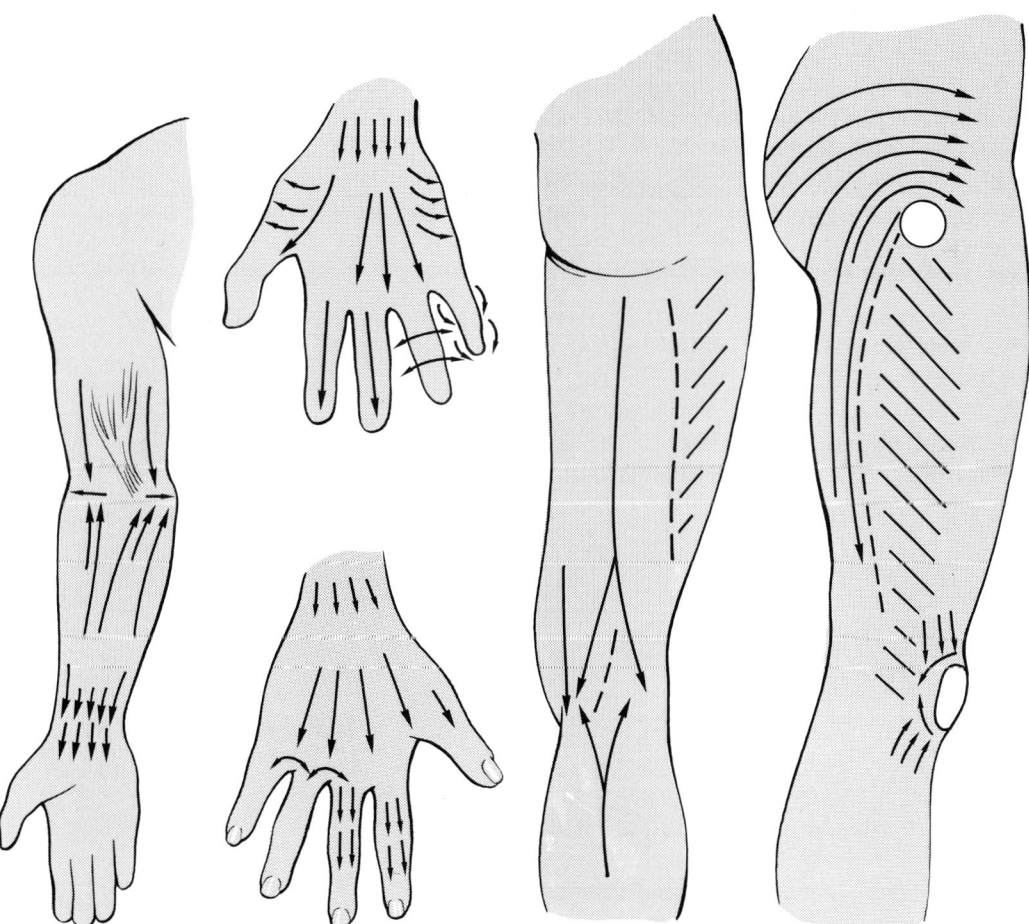

Abb. 65 Behandlungsführung an der oberen Extremität

Abb. 66 Behandlungsführung an Oberschenkel und Gesäß

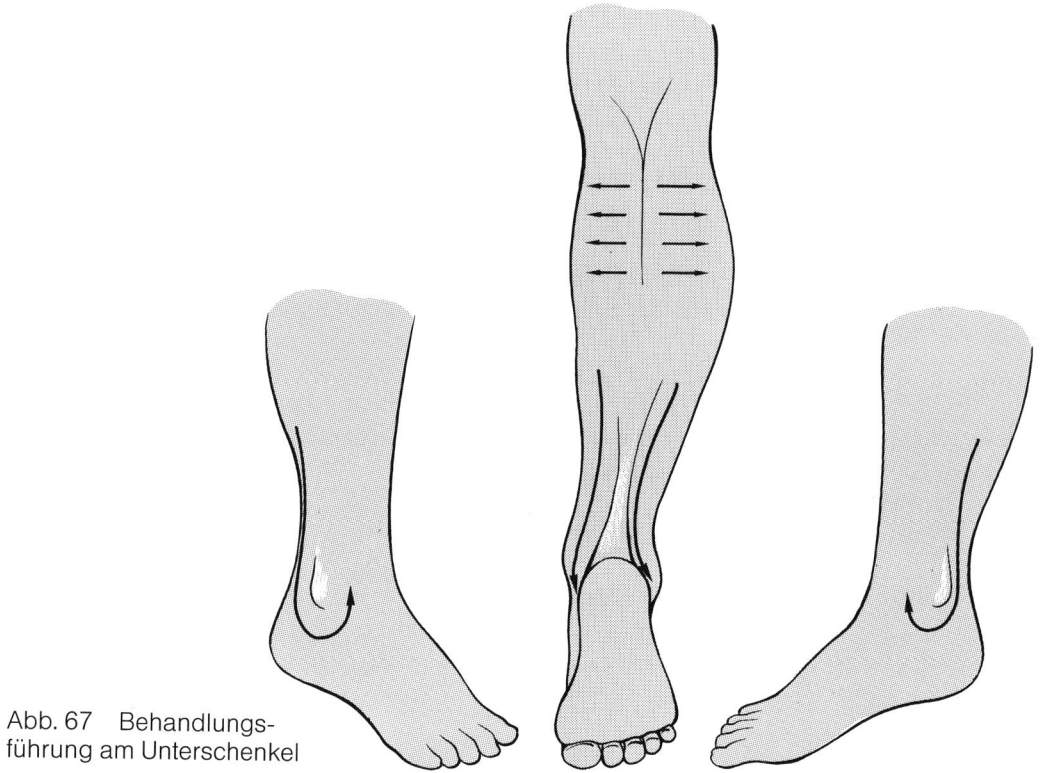

Abb. 67   Behandlungs-
führung am Unterschenkel

Als Kontraindikation gelten:
- bösartige tumoröse Leiden,
- Gelenksbeschwerden mit akut entzündlich
  exsudativen Phasen,
- Infektionserkrankungen,
- Hautleiden,
- Psychosen.

Ansonst gibt es prinzipiell keine Menschen,
die Bindegewebsmassagen nicht vertragen.
Gelegentlich treten Phasen der Unverträglichkeit auf, die unter Berücksichtigung der
Entwicklung der Reaktionslage abgewartet
werden müssen.

6.5.5 Osteopathische/ Chirotherapeutische Techniken

Die historische Entwicklung

Heilende Handgriffe zur Behandlung der
Erkrankungen des Bewegungsapparates sind
seit Jahrtausenden bekannt. Schriftliche Aufzeichnungen, hauptsächlich aber mündliche
Überlieferungen, haben die verschiedenen
Methoden und Techniken dieses ursprünglich als Mechanotherapie angesehenen Ver-
fahrens bis in die jüngere Vergangenheit

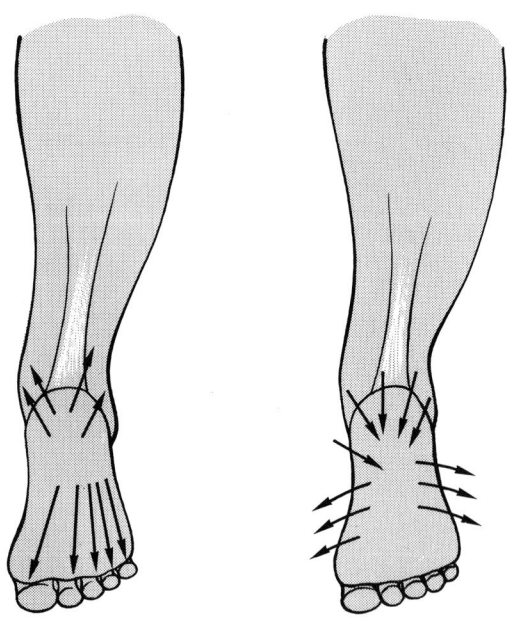

Abb. 68   Fußbehandlung

getragen. Vor etwas mehr als hundert Jahren begannen dann solche manuellen Behandlungsarten auch auf dem Boden der akademischen Medizin Fuß zu fassen. *Andrew Taylor Still,* ein Arzt aus dem mittleren Westen Amerikas, gründete nach Selbstversuchen und intensiven anatomischen Studien des Bewegungsapparates im Jahre 1894, also 20 Jahre nachdem er begonnen hatte, dieses Gebiet zu erforschen und zu erarbeiten, in Kirksville, USA, »The American School of Osteopathy«.

Die Lehre begann sich rasch auszubreiten, und schon kurze Zeit später wurden vom amerikanischen Senat acht osteopathische Universitäten anerkannt. Heute liegen die Verhältnisse in den Vereinigten Staaten so, daß der osteopathische Doktorgrad (D.O.), dem der konventionellen Universitäten (M.D.) gleichgestellt ist und einem Absolventen osteopathischer Universitäten genauso alle medizinischen Sparten offenstehen. Daneben entwickelte sich in den USA auch eine paramedizinische Abart der Handgriffstherapie, die unter dem Namen Chiropraktik schnell einen hohen Bekanntheitsgrad erreichte. *D.P. Palmer,* ein Gemischtwarenhändler aus Illinois, begründete nach einem Besuch bei *Still* diese Methode und gab sie vorerst nur als »Familiengeheimnis« an seinen Sohn weiter, der allerdings schon 1903, hauptsächlich aus kommerziellen Überlegungen, »The Palmer School of Chiropractic« ins Leben rief. Die Chiropraktik lehrte weiter sektiererhaft. Ihren medizinisch unhaltbaren Vorstellungen von der Einrenkung subluxierter Wirbel und der Tatsache, daß sich diese marktschreierische Methode vor der Osteopathie in Europa festsetzen konnte, ist es zuzuschreiben, daß hier Handgrifftherapien aus akademischer Sicht nur langsam Anerkennung fanden. 1953 wurde in der BRD eine ärztliche Gesellschaft gegründet, die sich FAC (Forschungs- und Arbeitsgemeinschaft für Chirotherapie) nannte und 1955 entstand, von *Sell* ins Leben gerufen, in Neutrauchburg die Deutsche Gesellschaft für Manuelle Medizin e. V. Beide Gesellschaften vereinigten sich 1958 zu einer übergeordneten Organisation. Gemeinsam mit der ebenfalls in den fünfziger Jahren gegründeten österreichischen und Schweizer Ärztegesellschaft für Manuelle Medizin und in Zusammenarbeit mit ähnlichen Organisationen vor allem der nordischen Länder gelang es, die Materie unter Einbindung neurophysiologischer Grundlagenerkenntnisse langsam in die sogenannte Schulmedizin zu integrieren. In Graz, Österreich, wurde 1973 erstmals im deutschsprachigen Raum ein Lehrauftrag für Manuelle Medizin im Rahmen der Neurologischen Klinik vergeben. In Deutschland folgte bald die Universität Münster nach. Hier kam es zur Eingliederung in die Orthopädische Klinik. Die volle akademische Integration gelang dann *Tilscher* (1982) und *Eder* (1984) mit entsprechenden Habilitationen und der Venia legendi für konservative Orthopädie unter besonderer Berücksichtigung der Manuellen Medizin bzw. für Vertebrologie und Arthrologie.

Das Wirkungsprinzip

Nach diesem kurzen medizingeschichtlichen Abriß der Handgrifftherapie müssen vor der Beschreibung der Techniken noch einige Worte zur Standortbestimmung fallen.

Ausgangspunkt ist die Tatsache, daß therapeutische Handgriffe Reize setzen, die, von Rezeptoren des Bewegungsapparates perzipiert, schmerzbeeinflussend wirken. Das macht die in diesem Buch verwirklichte gemeinsame Betrachtungsweise mit anderen, schon vorgestellten, nicht medikamentösen Therapieformen möglich, die unter dem Sammelbegriff Reflextherapie ihren bleibenden Platz finden könnten. Somit ist nochmals nachdrücklich festgehalten, daß das Wesen therapeutischer Handgriffe am Bewegungsapparat nicht im »Zurechtrücken dislozierter Strukturen« liegt, nicht im »Einrichten verschobener Wirbel« oder wie immer das fälschlicherweise sonst noch mechanistisch interpretiert wurde, sondern daß hier rein reflektorisch ausgelöste Normalisierungsmechanismen angeregt werden, wobei als Hauptkomponenten die muskuläre Tonusabsenkung und der Abbau der überschießenden Sympathikusaktivierung durch Unterbrechung der nozizeptiven Reaktionsabläufe anzusehen sind. Um diese Mechanismen in Gang zu setzen, bedient sich die Manuelle Medizin osteopathischer Techniken, die im Anschluß detailliert zur Darstellung kommen. Es sind dies:

● Weichteiltechniken,

● Mobilisationen,

● Manipulationen.

Jede dieser Methoden ist durch umrissene Charakteristika geprägt und somit schon terminologisch auf bestimmte Aufgabenbereiche abgestimmt.

Weichteiltechniken

Osteopathische Weichteiltechniken ähneln sehr den bereits beschriebenen Massageformen. Ihr Aufgabenbereich liegt vornehmlich in der Vorbereitung des gestörten Bewegungsapparates auf anschließend zur Ausführrung kommende Mobilisationen und/oder Manipulationen. Das Hauptziel im engeren Sinne ist die muskuläre Tonusabsenkung verspannter Muskelgruppen.

Die einfachste Anwendungsart besteht in einem langsam zunehmend stärker werdenden Fingerdruck auf festgestellte Muskelhärten. Das als Inhibition bekannte Vorgehen sieht eine einminütige digitale Kompression des Muskels vor, wobei in der ersten Halbzeit der Druck verstärkt und dann langsam wieder zurückgenommen wird. Die weiteren Weichteiltechniken zeichnen sich durch regionäre Längstraktionen sowie weitere Dehnungsimpulse auf die Muskulatur aus, die meist quer zur Faserrichtung erfolgen und ohne Gleitbewegungen auf der Haut erfolgen.

Mobilisationen, Isometrics

Unter Mobilisation versteht man das passive Bewegen hypomobiler Gelenke in die eingeschränkte Bewegungsrichtung. Dies wird im Bereich des willkürlichen und unwillkür-lichen Bewegungsraumes der Gelenke mit dem Ziel durchgeführt, eine normale Gelenkbeweglichkeit zu erreichen. Am schonendsten ist ein Behandlungsbeginn im Bereich des unwillkürlichen Bewegungsraumes, des joint play, wie sich *Menell* (1964) ausgedrückt hat. Dazu werden die Gelenkflächen entweder durch Längszug voneinander getrennt (traktorisch, A), oder parallel (translatorisch) zueinander bewegt (B, *Abb. 69)*. In Abhängigkeit von der anatomischen Ausgangssituation lassen sich die beiden Möglichkeiten des Arbeitens im unwillkürlichen Bewegungsraum grifftechnisch auch kombinieren und so in ihrer mobilisierenden Effizienz verstärken.

Mobilisation, Isometrics

Mobilisationen sind Behandlungstechniken, die mittels passiver Bewegungen in die eingeschränkte Richtung unter Nutzung des willkürlichen und unwillkürlichen Bewegungsraumes die Normalbeweglichkeit gestörter Gelenke wiederherzustellen versuchen:

a) traktorisch
b) parallelverschiebend
c) Forcierung der Endbeweglichkeit

Langsame Geschwindigkeit
– große Amplitude

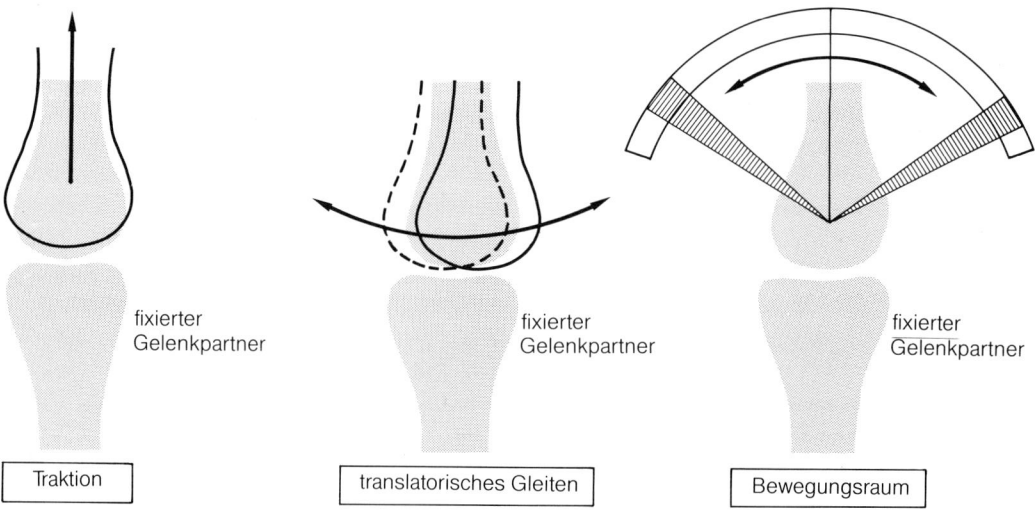

fixierter Gelenkpartner

fixierter Gelenkpartner

fixierter Gelenkpartner

Traktion

translatorisches Gleiten

Bewegungsraum

Abb. 69   Schematische Darstellung von Gelenkmechanik und joint play (s. Text)

In allen Regionen der Wirbelsäule und praktisch auch an allen peripheren Gelenken lassen sich Mobilisationstechniken im Bereich des eingeschränkten willkürlichen Bewegungsraumes der Gelenke ausführen und jene Bewegungsrichtungen benützen, die den normalen regionalen und segmentalen Gelenkmechanismen entsprechen. Ziel dieser Technik ist das Erreichen des normalen Bewegungsausmaßes mit dem »Endgefühl«, worunter man ein weiches Ausklingen einer passiven Bewegung versteht *(Abb. 69 C, Abb.70)*. Je nach Bewegungseinschränkung kommen dazu Ante- oder Retroflexions- bzw. Rotationsmobilisationen und für Wirbelsäulenbehandlungen auch Seitneigungsimpulse in Frage. Das Prinzip aller Mobilisationstechniken besteht sowohl für die translatorisch- traktorischen Techniken als auch für die Mobilisationen im willkürlichen Bewegungsraum in der Fixierung des einen Gelenkpartners oder Gelenkanteiles und der mobilisierenden Bewegung des anderen. Wichtig ist es dabei, die Mobilisationen nicht zu früh abzubrechen und die langsam rhythmisch angebrachten Mobilisationsbewegungen so lange zu wiederholen, bis eine deutlich merkbare Verbesserung der gestörten Gelenkfunktion erreicht wird.

Eine besondere, man könnte fast sagen, eigenständige Variante der Mobilisationstechniken wird als *postisometrische Relaxation,* in Kurzform auch als *Isometrics* bekannt, bezeichnet. Im Unterschied zu den Methoden von *Kabat* u. Mitarb., bei welchen nach isometrischer Maximalaktivierung des Muskels unter den Aspekten des *Sherrington*-I-Reflexes eine Dehnung erfolgt, wird bei den Isometrics eine 6 bis 10 Sekunden anhaltende nur geringfügige Muskelaktivierung gegen Widerstand verlangt; in der Entspannungsphase wird der Muskel ebenfalls ohne große Kraftanwendung, manchmal nur unter Auswirkung der Schwerkraft, bis zu einem Punkt gedehnt, an dem neuerlich Widerstand und/oder Schmerzen auftreten. Aus dieser neugewonnenen Ausgangsstellung werden die gleichen Behandlungsschritte so oft wiederholt, bis die Bewegungseinschränkung beseitigt oder der muskuläre Hartspann nicht mehr nachweisbar ist. Das angegebene Behandlungsverfahren läßt sich darüber hinaus durch die Einbindung der Atmung und über optokinetische Bahnungen fazilitieren; Inspiration und Atemanhalten sowie die Blickausrichtung zur Widerstandsseite erhöhen die Spannung, Exspiration und Blickwendung zur Mobilisationsrichtung fördern die Rela-

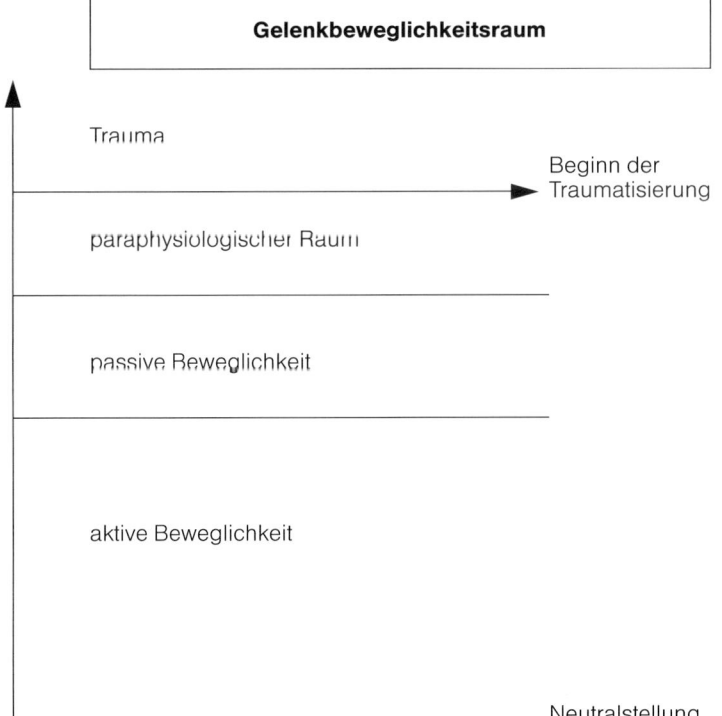

Gelenkbeweglichkeitsraum

Trauma

Beginn der
Traumatisierung

paraphysiologischer Raum

passive Beweglichkeit

aktive Beweglichkeit

Neutralstellung

Abb. 70
Gelenkbeweglich-
keitsraum

xation. Für den reflextherapeutischen Behandlungsplan haben die Isometrics auch insofern eine besondere Bedeutung, als für eine Reihe von Bewegungsstörungen und Verspannungen Selbstbehandlungstechniken entwickelt werden konnten, die ärztliche Behandlungsintervalle hilfreich überbrücken *(Abb. 71)*.

Manipulationen

> Manipulationen sind Behandlungstechniken, die mit geringer Kraft Impulse hoher Geschwindigkeit und kleiner Amplitude vermitteln

Die passive Bewegung eines Gelenkes über seinen physiologischen Bewegungsraum hinaus erschließt vor dem Erreichen der traumatischen Grenze einen schmalen therapeutisch nutzbaren Bereich, der als paraphysiologischer Bewegungsraum bezeichnet werden kann, und exakt innerhalb dieses geringen Spielraumes agiert die osteopathische Manipulation, die ihre Effizienz durch das bekannte Knacksgeräusch signalisiert. Nach heutiger Ansicht löst der den paraphysiologischen Bewegungsraum erreichende Manipulationsimpuls über die Änderung der Afferenzmuster aus Gelenk-, Muskel- und Sehnenrezeptoren Pathomechanismen auf, die hauptsächlich via Gammasystem und muskuläre Tonussituation die Hypomobilität (Blockierung) des Gelenks verursacht haben. Im Endeffekt ist es auch die Lösung des regionär mitlaufenden muskulären Hartspanns, die eine Normalbeweglichkeit des Gelenkes wieder erlaubt und so die Nozizeption abklingen läßt. Voraussetzung für einen vollen Erfolg ist die tatsächlich auf das gestörte Gelenk gezielte Manipulation. Um im Bereich der Wirbelsäule ungestörte Nachbarsegmente vor einer Mitbehandlung abzusichern, müssen diese durch entsprechende Verriegelungstechniken oder manuelle Fixierung geschützt werden.
Die Reizintensität von Manipulationstechniken ist deutlich stärker als die der anderen osteopathischen Methoden. Eine Dosierung erscheint dennoch möglich, wenn berücksichtigt wird, daß traktorische Techniken nicht so reizstark wirken wie solche in forcierter Rotation und Seitneigungseinstellung.

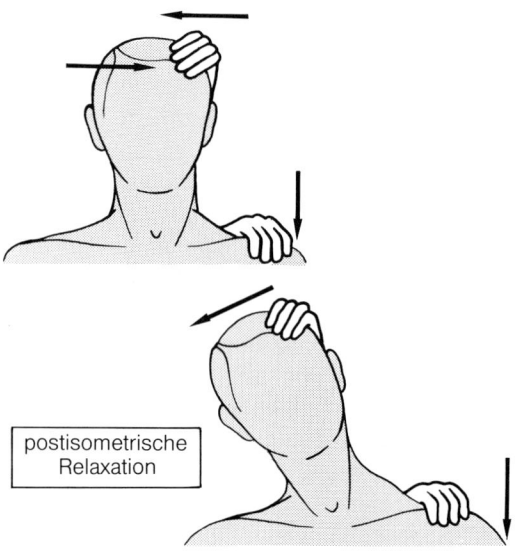

postisometrische Relaxation

Abb. 71   Prinzip der postisometrischen Relaxationsbehandlung

Entsprechende Überlegungen sollen speziell bei manuellen Behandlungen der doch sehr vulnerablen Halswirbelsäule stets gegenwärtig sein und haben deshalb auch dazu beigetragen, daß besonders in dieser Region die weitaus schonender applizierbaren Isometrics eine therapeutische Führungsrolle einzunehmen beginnen.

Memorandum zur Verhütung von Zwischenfällen

In diesem Zusammenhang muß auf die Möglichkeit von Zwischenfällen, überhaupt bei Manipulationen der Halswirbelsäule, hingewiesen und Absicherungsmöglichkeiten müssen genannt werden. Die zunehmende Zahl von Berichten über Manipulationszwischenfälle läßt es gerechtfertigt erscheinen, an ein Memorandum zu erinnern, das von der Deutschen Gesellschaft für Manuelle Medizin anläßlich des 6. Internationalen Kongresses für Manuelle Medizin in Baden-Baden 1979 herausgegeben wurde. Ihrer Bedeutung wegen werden im folgenden wesentliche Passagen des Memorandums wörtlich zitiert.

Zehn Merksätze zur Verhütung von Zwischenfällen durch gezielte Handgrifftherapie an der Halswirbelsäule

1. Todesfälle durch Handgrifftherapie sind nur an der Halswirbelsäule nachgewiesen. Sie betreffen in erster Linie die Arteria vertebralis. Es kann zu Thrombosen kommen, die die Durchblutung der hinteren Schädelgrube unterbrechen. Diese Schädigungsmöglichkeit ist selten. Sie muß aber immer bedacht werden.

2. Schon anamnestische und klinische Daten können die Gefahr signalisieren:

Synkopale Ohnmachten, Schwindelattacken und heftige Kopf-Nacken-Schmerzen bei extremen HWS-Bewegungen können auf Insuffizienzen im Arteria-vertebralis-basilaris-Strombereich hinweisen.

3. Allgemeine klinische Tests zur Erkennung von gefährlichen Situationen im Vertebralis-Basilaris-Strombereich:
   ● Hautantscher Versuch,
   ● De Kleijnscher Hängeversuch,
     (Abb. 72)
   ● Underberger Tretversuch.

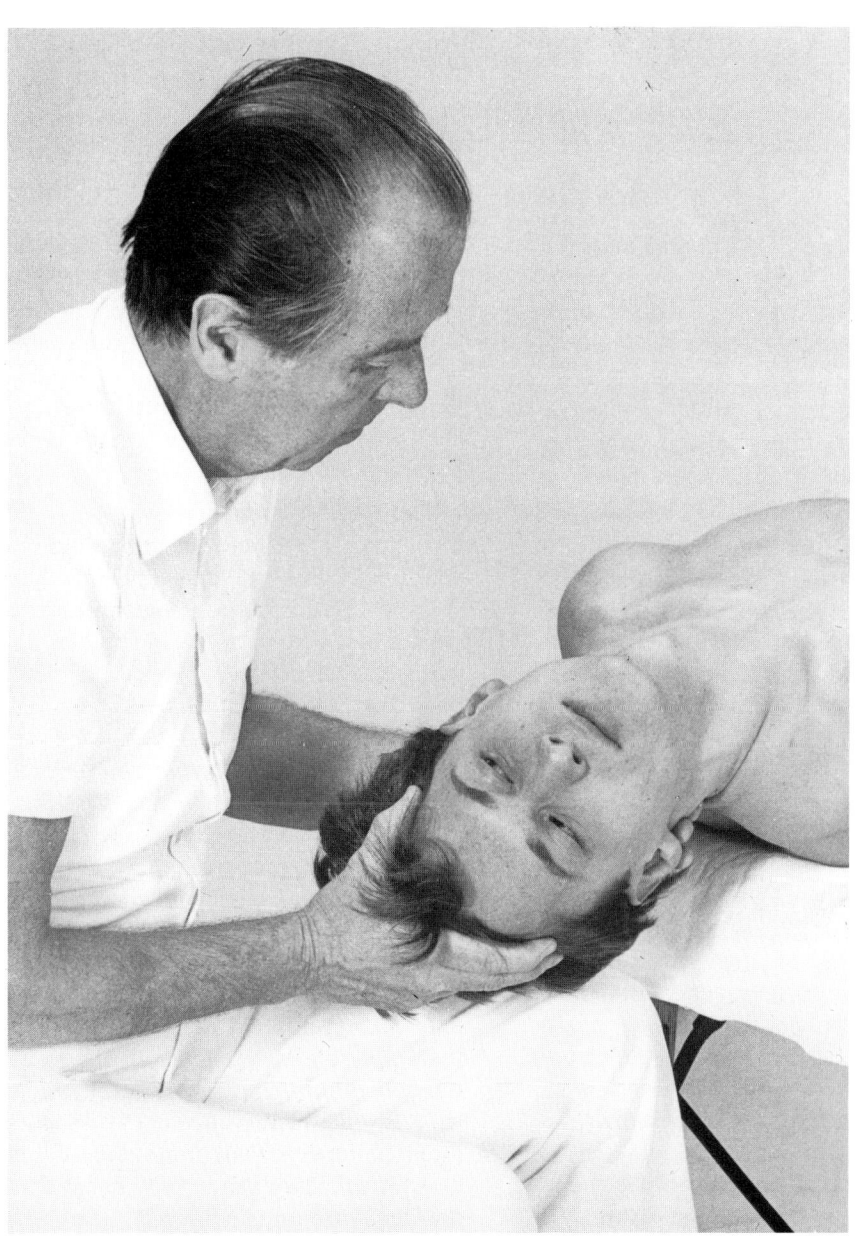

Abb. 72 De Kleijnscher Hängeversuch. Treten bei Retroflexion und Rotation der HWS Schwindel und Unbehagen auf, besteht der Verdacht auf Störungen im Vertebralis-Basilaris-Strombereich.

4. Bei der manualmedizinischen Untersuchung findet sich bei einer Nacken-Kopf- Schmerzsymptomatik, die von der Arteria vertebralis ausgeht, trotz ähnlicher Klinik nicht das gewohnte Bild einer »Blockierung«. Entweder fehlen mechanisches Bewegungsdefizit und endständige Federungsempfindlichkeit oder die motorischneurophysiologischen Zeichen der Nozireaktion.

5. Keine gezielte Manipulation ohne exakte Verriegelung bzw. »Tiefen-Kontakt«!

6. Der Manipulationsstoß darf nur erfolgen, wenn vorher am Ende der passiven Beweglichkeit »Druckpunkt« genommen wurde und der Patient dabei keinerlei Verstärkung von Schmerzen und Symptomen zu erkennen gibt.

7. Nur vom Durchreißen, dem Manipulieren ohne »Druckpunktnehmen«, gehen die z.T. tödlichen Gefahren der Handgrifftherapie aus.

8. Die notwendige exakte Beherrschung der Handgrifftechniken ist nur durch länger dauernde Unterweisung in Kursen und/oder in klinischer Weiterbildung erlernbar.

9. Aufzeichnungen über klinisches Bild und angewandte Handgrifftechnik sind bei Manipulationen an der HWS dringend zu empfehlen.

10. Nur wenn eine hinreichende Ausbildung, eine exakte Diagnostik und eine präzise Handgrifftechnik nachgewiesen werden kann, kann bei einem eventuellen Zwischenfall die »Unvorhersehbarkeit« attestiert werden.

Speziell orientierende diagnostische Tests für den Vertebralis-Basilaris-Gefäß-Bereich:

1. *Reklinationsprobe*
   Der Patient sitzt. Der Untersucher steht hinter dem Patienten und bewegt passiv den Kopf des Patienten langsam in eine Endstellung aus:

2. Reklination, Seitneigung und Rotation
   Diese Probe wird nach beiden Seiten ausgeführt. Man beginnt nach der Seite, auf der keine Symptomatik zu erwarten ist. Kommt es zu Symptomen, so ist die Arteria vertebralis der Seite, nach der hin die Bewegung erfolgte, in ihrem Kaliber eingeengt, denn die gegenseitige Arterie, die

normalerweise die Durchblutung im Basilaris-Strombereich gewährleistet, wird durch die HWS-Einstellung gedrosselt.

3. Hautantsche Probe
   Der sitzende Patient hält beide Arme gestreckt auf gleicher Höhe vor sich. Die Hände sind in Supinationsstellung (Handflächen nach oben) gewendet. Vor Beginn der Kopfbewegung, wie vorher, werden die Augen geschlossen. Kommt es während oder in unmittelbarem Anschluß an die passive Kopfbewegung zu einer Seitwärtsbewegung oder gar zu einem Absinken eines Armes mit Pronation der Hand, dann muß mit einer Durchblutungsminderung im Strombereich der Arteria basilaris gerechnet werden.

4. De Kleijnsche Hängeprobe
   Der Patient liegt auf dem Rücken so, daß der Kopf maximal rekliniert werden kann. Der Untersucher sitzt zu Häupten des Patienten und hält den Kopf in beiden Händen. Er führt diesen dann passiv in eine endständige »Hängelage«, die wiederum aus Reklination, Seitneigung und Rotation besteht. Der Kopf muß dabei sicher gehalten und geführt werden, damit sofort wieder die Mittellage eingestellt werden kann, wenn eine verdächtige Symptomatik einsetzen sollte.

5. Underberger Tretversuch
   Es handelt sich dabei um einen weiterentwickelten Romberg-Versuch. Der Patient steht mit geschlossenen Augen und vorgehaltenen Armen und wird gebeten, auf der Stelle zu treten. Dabei muß der Fuß bei jedem Schritt deutlich den Boden verlassen. Während des Tretens bewegt nun der Patient den Kopf langsam in die endständige Rotations-Reklinations-Stellung. Bei diesem sehr empfindlichen Test taumelt der Patient zur Seite, wenn eine Arteria vertebralis maßgeblich gedrosselt wird. Dieser Test kann allerdings auch dann positiv sein, wenn die Steuerung des Gleichgewichts durch Fehlafferenzen aus dem Rezeptorenfeld des Kopfgelenkbereiches und selbstverständlich auch zentral und vom Innenohr her beeinträchtigt wird. In jedem Fall sollte der Untersucher direkt hinter dem Patienten stehen, damit er sofort zufassen kann, wenn der Patient unsicher wird und zu taumeln beginnt.

Klinische Hinweise auf Gefahren von seiten der Arteria vertebralis

Das klinische Bild einer Irritation, Läsion oder Stenose einer Arteria vertebralis ähnelt zwar dem klinischen Bild, das durch eine Blockierung im Kopfgelenkbereich entsteht, es ist aber durch einige eindeutige Charakteristika von ihm unterschieden. Die Arteria-vertebralis-Läsion kann mit echten Bewußtlosigkeiten, mit Hinfallen und eventuell mit Krampfäquivalenten einhergehen. Bei Blockierungen treten zwar Schwindelzustände mit diversen Sensationen, aber niemals Bewußtlosigkeiten auf. Jeder Patient also, der über »synkopale Ohnmachten«, über Taumeligkeiten mit Hinfallen oder Zusammensakken (drop attacks) berichtet, ist von vornherein von einer gezielten Handgrifftherapie im Bereich der HWS auszuschließen.

Das Lebensalter des Patienten kann nicht von vornherein als Indiz für oder gegen eine bedrohliche Rolle der Arteria vertebralis in einer Symptomatik angesehen werden. Zwar empfiehlt es sich bei älteren Patienten, besonders, wenn Zeichen einer allgemeinen Gefäßsklerose vorliegen und ein labiler Hochdruck besteht nur sehr vorsichtig von den gezielten Handgriffen Gebrauch zu machen. Die Kasuistik der Zwischenfälle ergibt vielmehr, daß sich die meisten Todesfälle bei Patienten im Alter von 30 bis 50 Jahren ereigneten.

Absolute Kontraindikation besteht dann, wenn aus der Vorgeschichte bekannt ist, daß es schon bei früheren Manipulationen zu Zwischenfällen gekommen ist. Dabei ist von besonderer Bedeutung, ob alte Beschwerden verstärkt, neue Symptome provoziert und besonders Bewußtlosigkeiten mit oder ohne zentralneurologische Ausfälle ausgelöst wurden.

Nach Unfällen, die die Halswirbelsäule betroffen haben, sollte man auch dann, wenn mit Sicherheit nur funktionelle Störungen vorliegen, einige Wochen warten bis die akute Symptomatik abgeklungen ist. Wenn dagegen strukturelle Läsionen an Knochen und Weichteilen oder Blutungen vorliegen, dann sollte eine – streng indizierte – Handgrifftherapie erst dann ins Auge gefaßt werden, wenn der strukturelle Ausheilungsprozeß absolut sicher abgeschlossen ist. Eine Phase von sechs bis acht Wochen nach dem Unfall ist hier als Mindestmaß anzusetzen.

Liegen die Unfälle mehr als zwei bis drei Monate zurück, so mahnt eine synkopale Symptomatik mit Taumeligkeit oder gar mit Hinfallen (drop attacks), die auf eine Mitbeteiligung der Arteria vertebralis hinweisen könnte, zu äußerster Vorsicht.

Soweit das Memorandum.

Kontraindikationen für Manipulationsbehandlungen
- **Das Fehlen von Blockierungen**
- Blockierungen bei gravierenden pathologischen Veränderungen
- Hochakute Schmerzsyndrome mit schmerzreflektorischer Vollverspannung
- Wurzelkompressionssyndrome mit dieser Symptomatik !!
- »feuchte Blockierungen« (Synovitis)
- Hypermobilität/Instabilität des Behandlungssegmentes
- psychogene Behandlungssucht

Der *Zwischenfallsbilanz* über die Häufigkeit von Zwischenfällen liegen eine Reihe von Berechnungen und Berichten vor. Einzelheiten dazu können aus dem Kasten S. 139 entnommen werden.

Wie man sieht, darf die Manipulationsbehandlung angesichts der Zwischenfallsrate als durchaus komplikationsarm betrachtet werden. So wie jedes therapeutische Vorgehen, verlangt natürlich auch diese Methode ein exaktes Erlernen, fleißiges Üben und Beachten der bekannten Kautelen.

Im Einzelfall zu beachten

Abschließend zu den allgemeinen Ausführungen über Manipulationstechniken sollen jene Kriterien aufgelistet werden, die in jedem Einzelfalle einzuhalten sind.

Der Patient muß ganz entspannt sein; dies kann zusätzlich durch die Atmung gefördert werden.

● Der Behandlungsansatz erfolgt über die Einstellung des gestörten Bewegungssegmentes in optimaler Vorspannung am Ende des physiologischen Bewegungsraumes, bei sorgfältiger Verriegelung der Nachbarsegmente.

● Die Manipulationsrichtung muß der schmerzfreien Bewegungsrichtung des Gelenks entsprechen.

● Der Manipulationsimpuls selbst darf ebenfalls nicht schmerzen.

● Mißlungene Manipulationen sollen nicht unmittelbar mit gleicher Technik wiederholt werden.

Im folgenden werden erprobte manualmedizinische Behandlungstechniken für die verschiedenen Körperregionen in Wort und Bild vorgestellt. Ergänzend dazu sei angemerkt, daß manuelle Behandlungstechniken sich immer unmittelbar aus den vorausgegangenen, nach manualmedizinischen Prinzipien vorgenommenen Untersuchungen ergeben. Die gesamte Materie, die den Rahmen dieser Monographie sprengen würde, wurde von den Autoren in einem eigenen Buch abgehandelt (»Chirotherapie – vom Befund zur Behandlung«).

6.5.6 Behandlungstechniken für die Lumbalregion

Im Lendenwirbelsäulenbereich kommen Weichteiltechniken in Frage, die hauptsächlich auf die Erektorengruppe und den M. quadratus lumb. abgestimmt sind.

Zur Dehnung dieser Muskeln begibt sich der Patient in Seitenlage, Arme und Beine leicht angewinkelt; der Behandler steht vor dem Patienten und stützt sich mit seinen Ellbogen auf Schultern und Beckenkamm ab *(Abb. 73)*.

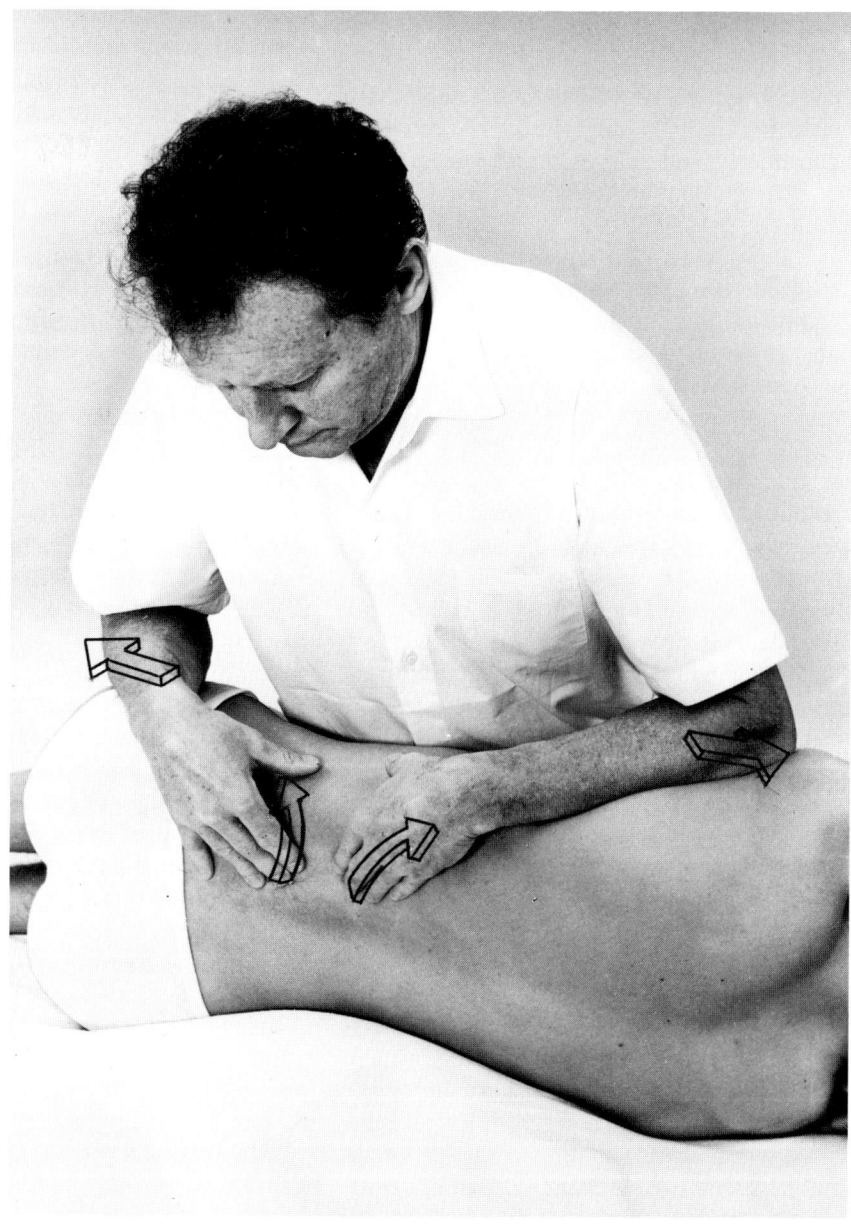

Abb. 73   Handhaltung zur »Quermassage«, Mobilisation in Seitneigung und postisometrische Relaxation

Aussagen über die Zwischenfallsbilanz der Manuellen Therapie

Dvorak und *Orelli* sammelten die Berichte von 203 manualmedizinisch ausgebildeten Ärzten in der Schweiz, die in 33 Jahren insgesamt 2268000 Manipulationen ausgeführt hatten, davon alleine an der Halswirbelsäule 1535000.

Insgesamt wurden 1408 Komplikationen gemeldet, davon 1255 bei Behandlungen der HWS, wobei wiederum 1218 Fälle von kurzzeitigem Schwindel die Hauptkomplikationsrate stellten. Lediglich bei vier Patienten kam es zu neurologischen Ausfällen, das ist eine schwerere neurologische Komplikation bei 383 750 HWS-Behandlungen.

Gutmann befragte 55 manualtherapeutisch tätige Ärzte in der BRD über ihre diesbezügliche Komplikationsrate und ermittelte bei einer durchschnittlich zwölfjährigen Ausübung der Handgrifftherapie, daß bei 37 der Befragten keine Komplikationen aufgetreten waren, 18 berichteten über Zwischenfälle.

Hochgerechnet auf 450000 Behandlungen dieser Gruppe, einschließlich jener, die zwischenfallsfrei manipulierten, ergibt sich die Aussage, daß bei einer Million manueller Behandlungen der HWS mit zwei schweren, 15 mittelschweren und acht leichten Komplikationen gerechnet werden muß.

Wolff berichtete, daß nach Hochrechnungen bei zwei Millionen manuellen Behandlungen pro Jahr unter Erfassung der in der Literatur angeführten Zwischenfallszahlen und dem Einkalkulieren einer gleichhohen Dunkelziffer mit einer Komplikation bei einer Million Behandlungen zu rechnen sein dürfte.

Nach *Tilscher* traten in 15 Jahren bei 24180 manuellen Behandlungen keine ernsteren Komplikationen auf.

Eder überblickt einen Zeitraum von 28 Jahren Manualtherapie mit 168000 Behandlungen, die ohne ernstere Zwischenfälle verliefen.

Mit den Fingern beider Hände zieht er dann die Erektoren von der Wirbelsäule weg nach lateral (Quermassage) und unterstützt die Dehnung durch einen gleichzeitigen Längszug auf die Rückenstrecker, der dadurch ausgelöst wird, daß die Ellbogen des Behandlers Schultern und Becken synchron nach kranial bzw. kaudal drängen. Dieser Vorgang wird einige Male wiederholt, bis der Spannungszustand der Erektoren nachläßt.

Eine weitere Traktionstechnik bewährt sich speziell bei Akutzuständen von Lumbalsyndromen und gibt dabei auch noch Aufschluß über die günstigste Form der Patientenlagerung. Dazu wird der Patient so am unteren Tischende gelagert, daß das Becken am Tischrand endet. Der Behandler tritt zwischen die in Hüft- und Kniegelenken abgewinkelten Beine, und zwar so, daß er, die Unterschenkel zwischen seinen Armen und dem Körper fixierend, mit unter den Kniekehlen gehaltenen Händen durch Rückverlegen des eigenen Körpergewichtes eine Traktion ausüben kann. Dabei ist es erforderlich, unter Ausnützung der dreidimensionalen Zugmöglichkei-

ten jene Richtung zu finden, die den besten antalgischen Effekt ergibt. Anschließende langsame rhythmische Traktionen *(Abb. 74)* zeitigen meist eine gute schmerzlindernde Wirkung. Die festgestellte antalgische Traktionsrichtung bewährt sich dann ebenfalls für die schon beschriebene Stufenlagerung des Akutpatienten.

Auch die postisometrischen Relaxationstechniken werden im Lendenwirbelsäulenbereich vorzüglich zur Erektorenentspannung eingesetzt. So kann man bei Rückenlage des Patienten an den angewinkelten Beinen die Knieregion fixieren und ihn dann anweisen, gegen diesen Widerstand isometrisch leicht anzudrücken *(Abb. 75)*. Bei diesem Versuch aktivieren sich die Erektoren mit. Nach 6 bis 10 Sekunden der isometrischen Anspannung werden in der angeschlossenen Relaxationsphase die Rückenmuskeln durch ein kinnwärts gerichtetes Hochdrücken der Beine gedehnt. Eine Selbstbehandlung durch Fixieren der Knieregion mit den eigenen Händen und sinngemäßer postisometrischer Dehnung kann ebenfalls ausgeführt werden.

Zur Selbstbehandlung für den Patienten eignet sich des weiteren eine Übung, die in Bauchlage abläuft, und zwar so, daß nur der Oberkörper auf dem Tisch liegt und die Beine herabhängen. Leichtes Anheben des Beckens im Sinne einer Lordosierung der Lendenwirbelsäule und kurzes Halten dieser Stellung bewirkt die isometrische Aktion, anschließendes Fallenlassen des Beckens bei entspannten Beinen die Relaxation und Dehnung. Beide Techniken müssen in unmittelbarer Folge einige Male wiederholt werden, um therapeutisch wirksam zu sein.

Zur segmentalen Mobilisation der Lendenwirbelsäule findet die auch für die Segmentdiagnostik gebräuchliche Seitenlage mit angewinkelten Beinen Verwendung. Der Behandler steht vor dem Patienten und fixiert mit den Fingern den Dornfortsatz des kranial gelegenen Wirbels, mit der anderen Hand umfaßt er die angewinkelten Patientenbeine in Kniehöhe. Durch rhythmisches passives Hochdrücken der Beine in Richtung Brust kommt es zur Kyphosierung der Lendenwirbelsäule, bzw. zu einer Anteflexionsmobilisation kaudal des fixierten Dornfortsatzes *(Abb. 76)*. Werden bei gleicher Ausgangsposition die Beine rhythmisch nach kaudal bewegt und wird somit die Lendenwirbelsäule lordosiert, bewirkt dies eine Retroflexionsmobilisierung.

Auch eine segmentale Traktionsbehandlung ist in dieser Einstellung ausführbar. Dazu beugt sich der Behandler weit über den Patienten, ein Unterarm liegt längs der Dornfortsatzreihe. Mit den Fingern erfolgt wiederum die Fixierung des kranial liegenden Dornfortsatzes. Die andere Hand greift von kaudal um das Becken und nimmt Kontakt am kaudalen Dorn des gestörten Bewegungssegmentes. Über rhythmischen Zug am kaudalen Dorn, unterstützt durch ein Kaudaldrängen des Beckens mittels Oberkörperkontakt an den Oberschenkeln des Patienten, erfolgt die Traktionsmobilisation *(Abb. 77)*. Zur Manipulationsbehandlung von Wirbel-

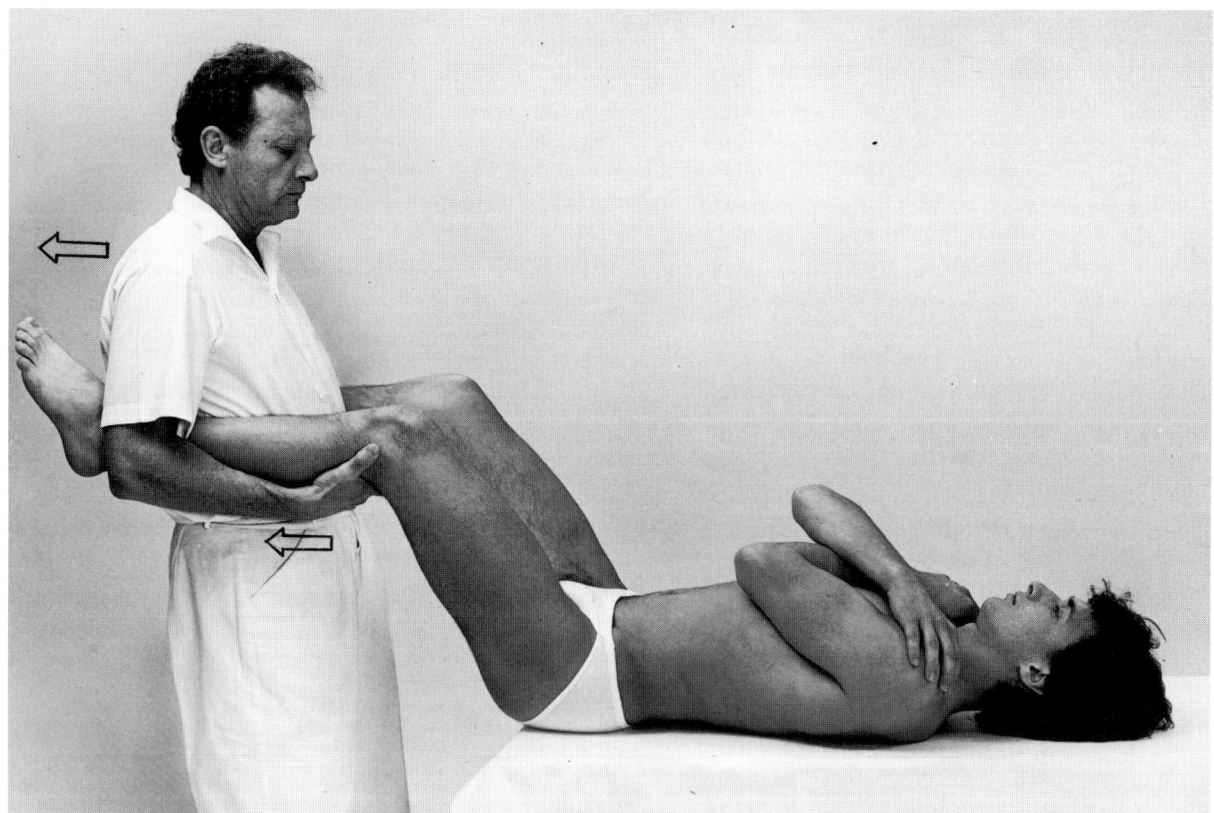

Abb. 74   Rhythmische Traktion

gelenkblockierungen der Lendenwirbelsäule *(Abb. 78)* kommt am häufigsten eine Technik in Seitenlage und Neutralhaltung des Patienten zur Ausführung. Dazu liegt der Patient auf der Seite, die unten liegende Schulter wird vorgezogen, um die Neutralstellung des Rumpfes zu sichern. Das untere Bein bleibt leicht gebeugt, das obere wird mehr gebeugt, und zwar so, daß der Fuß auf der unteren Hälfte der Wade des anderen Beines liegt. Diese Einstellung gilt für das Bewegungssegment L5-S1. Für die darberliegenden Abschnitte, also L4-L5, L3-L4 usw., muß das obenliegende Bein zunehmend vermehrt gebeugt und höher kniewärts am unteren Bein aufgelegt werden. Dies bedeutet eine Kyphosierungstendenz der kaudal des Behandlungssegmentes gelegenen Partien und eine so bewirkte Verriegelung durch Bandstraffung. Die Vorspannung im Behandlungssegment erreicht man durch gegenläufigen, tischwärts gerichteten Druck mit beiden Unterarmen auf Schultern und Becken. Der entstehende Rotationseffekt wird durch Beindruck des Behandlers auf das angewinkelte Patientenbein verstärkt. Der Daumen der kranial liegenden Hand nimmt nun von oben lateralen Kontakt am Dorn des kranialen Wirbels. Somit ist der gesamte über der oberen Kontakthand befindliche Wirbelsäulenabschnitt über die Rumpfrotation bis zur Dornfixierung verriegelt. Die Finger der kaudal liegenden Hand ziehen von unten den kaudal gelegenen Dornfortsatz in die Torsionsrichtung, bis auch hier die Vorspannung perfekt ist. Der Manipulationsimpuls selbst erfolgt über die untere Kontakthand und den Unterarm durch eine rasche und kurze Rotationsverstärkung. Die Behandlung der oberen Lendenwirbelsäulenabschnitte verlangt eine Impulssetzung über die obere Kontakthand, bei Fixierung der kaudaleren Bewegungssegmente.

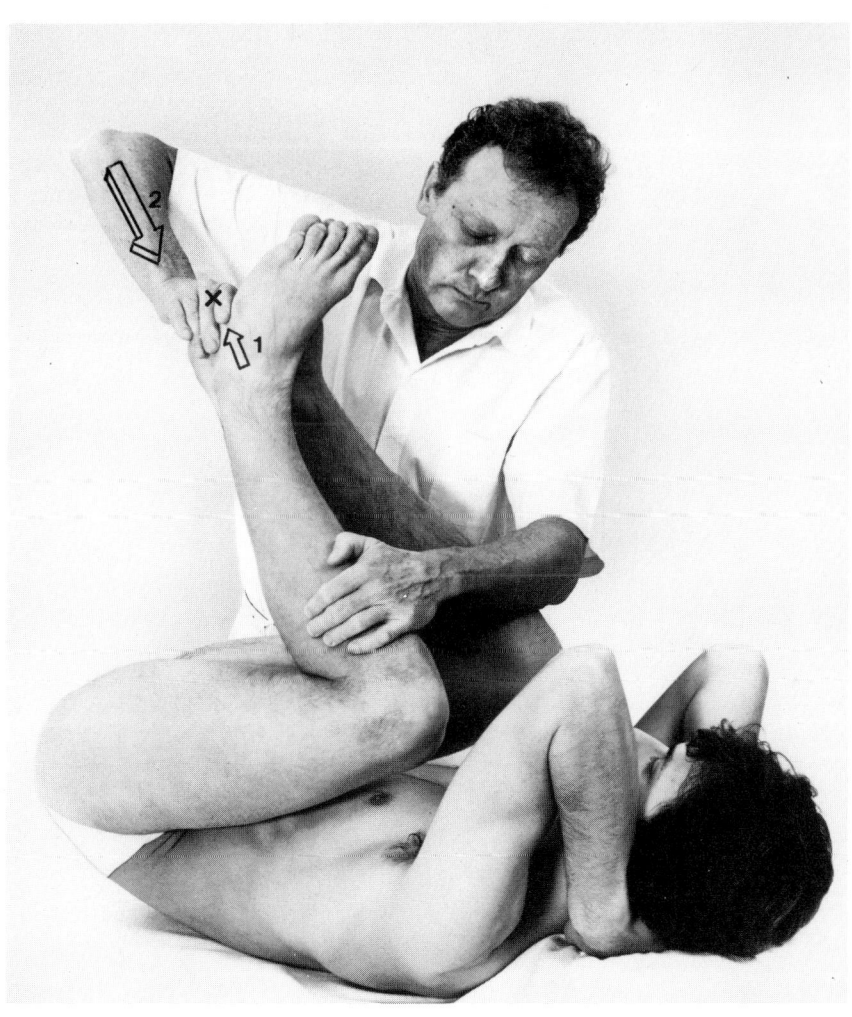

Abb. 75 Postisometrische Dehnung der Rückenstrecker

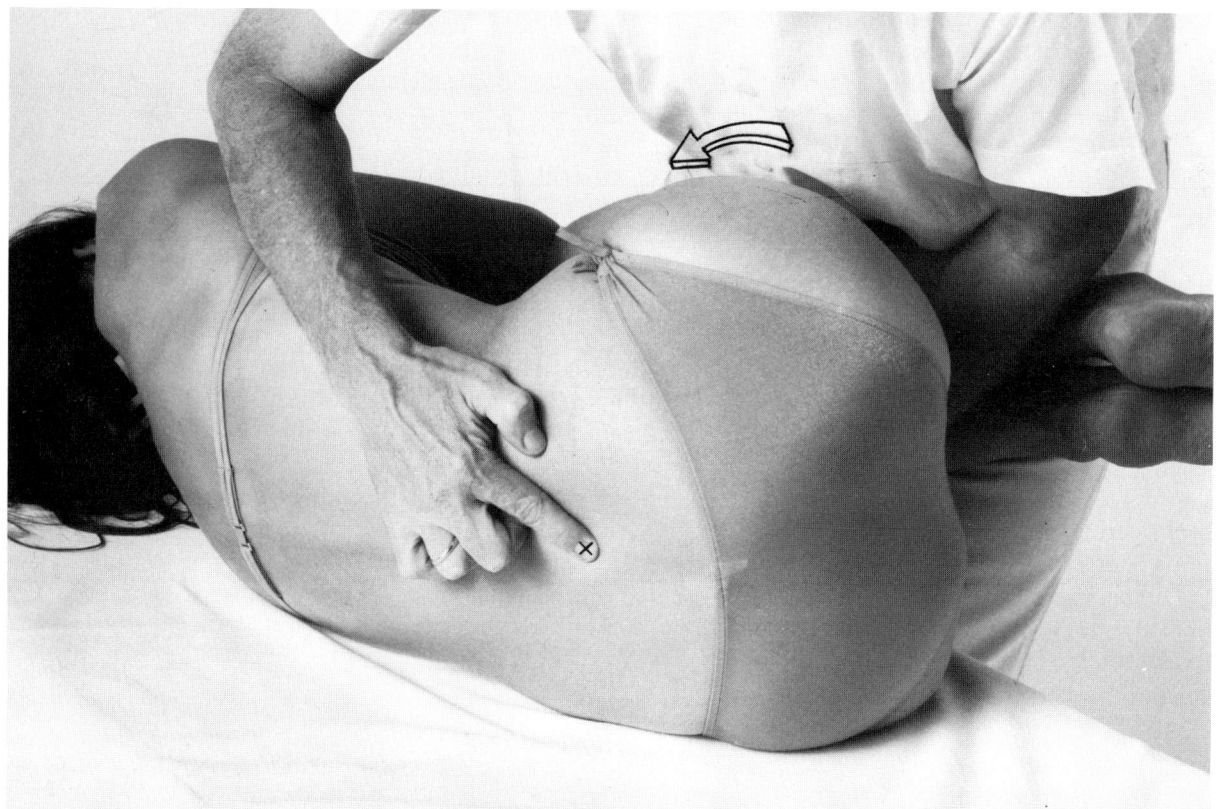

Abb. 76   Anteflexionsmobilisation

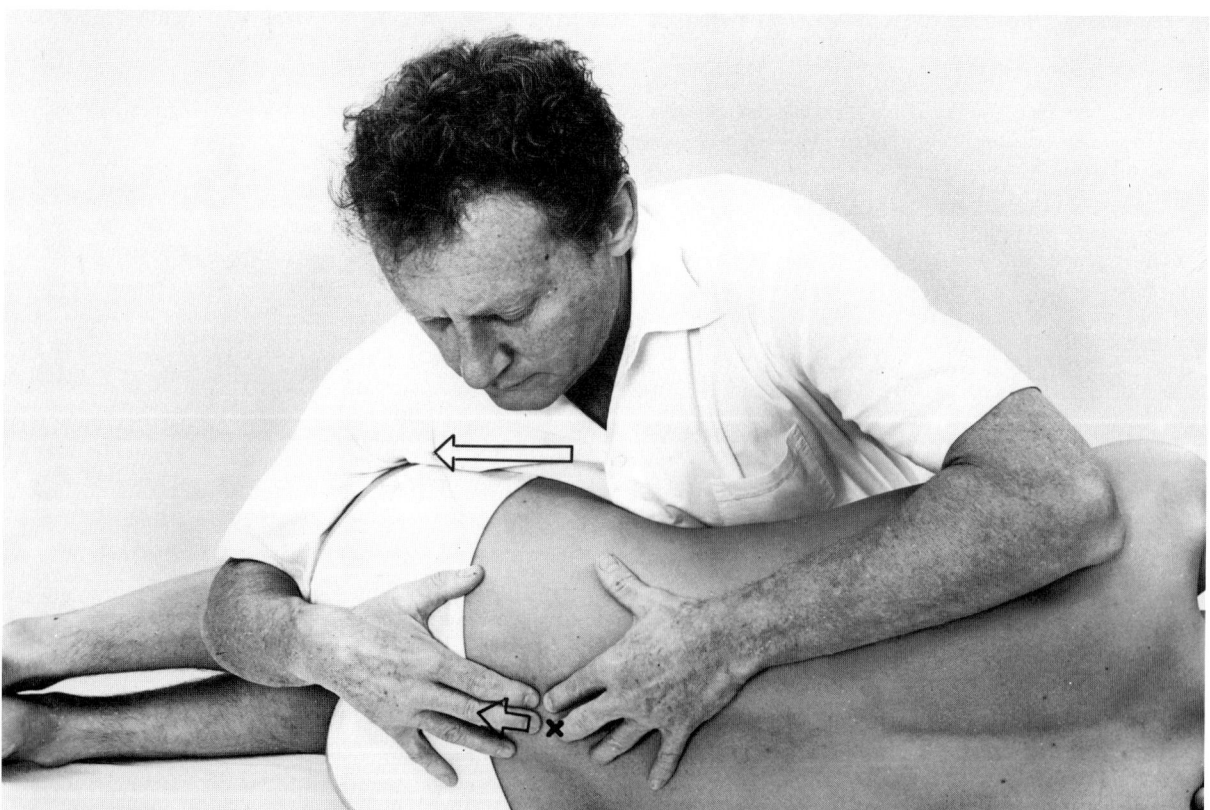

Abb. 77   Traktionsmobilisation der Lendenwirbelsäule

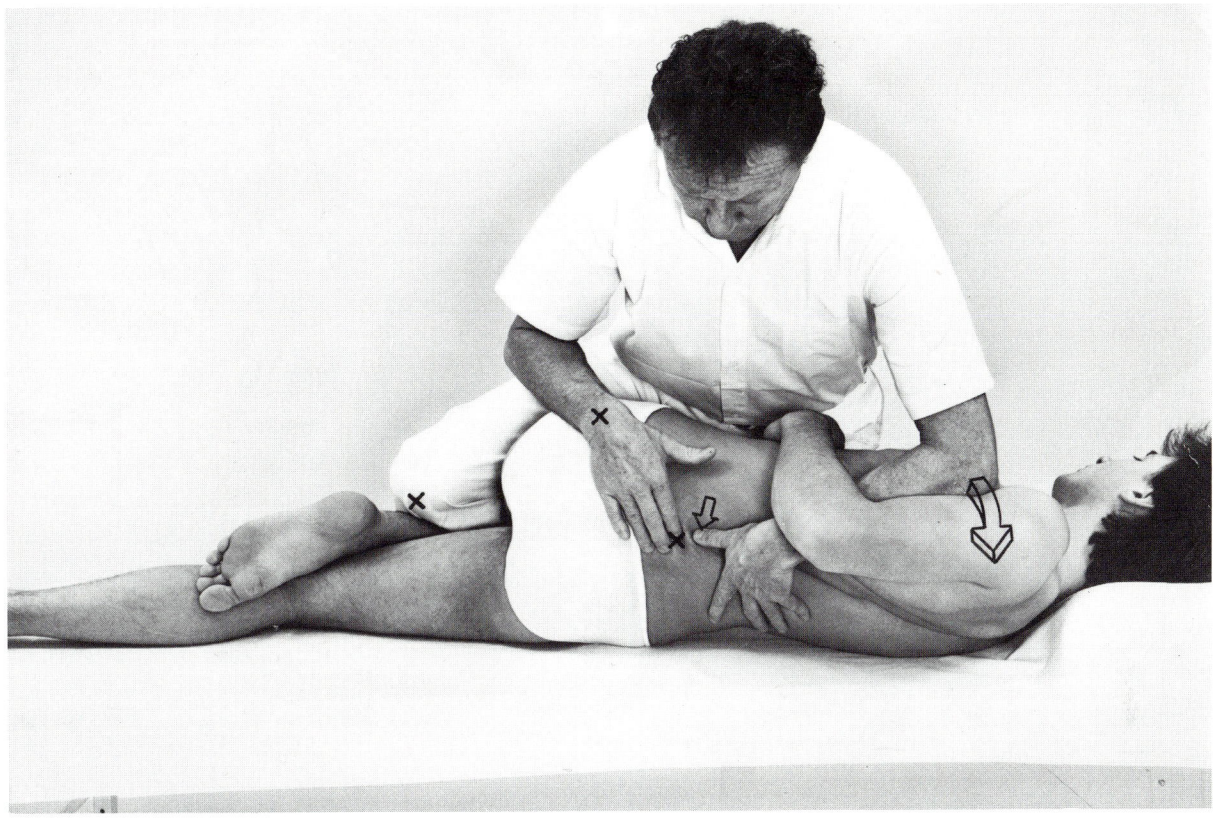

Abb. 78   Prinzip der Verriegelungstechnik und Handhaltung zur gezielten Manipulation

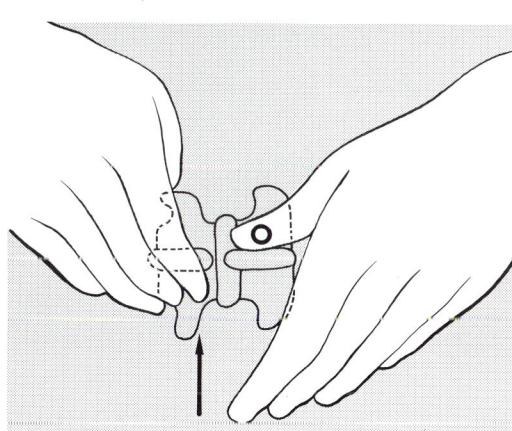

Aus der eben vorgestellten Ausgangsposition und Grundeinstellung für die Rotationsmanipulation der Lendenwirbelsäule läßt sich eine Isometric-Variante ableiten. Anstelle des Manipulationsimpulses drückt der Patient mit seinem abgewinkelten obenliegenden Knie isometrisch gegen den fixierenden Oberschenkel des Behandlers, mithin

gegen die eingestellte Rotation. Nach 6 bis 10 Sekunden Dauer wird ausgeatmet und entspannt sowie die Entspannungsphase vom Behandler zur kontinuierlichen Verstärkung der Rotation im gestörten Bewegungssegment benutzt.

Eine entsprechende Selbstbehandlungsmethode bei muskulären Verspannungen und eingeschränkter Flexions- und Rotationsfähigkeit der Lendenwirbelsäule wird in sitzender Position ausgeführt. Der Patient führt, mit der Hand am Scheitel, Kopf und Rumpf in Seitneigung, Rotation und Anteflexion, bis der Vertex der resultierenden Krümmung sich mit der verspannten Muskelpartie deckt. Dann spannt er unter Einatmung und Blickfazilitation isometrisch gegen den Widerstand der Scheitelhand an, um anschließend im Exspirium Seitneigung, Rotation und Anteflexion zu verstärken.

Zur Behandlung der Iliosakralgelenkblockierung nimmt der Patient Bauchlage ein. Die nachfolgend beschriebene Technik gilt gleichermaßen für Mobilisation und Manipulation (*Abb. 79*). Der Behandler steht seitlich zum Patienten und behandelt das kontralaterale Gelenk. Mittels gekreuzt gehaltener Hände wird auf der homolateralen Seite das Sakrum fixiert, auf der kontralateralen mit dem dorsalen Anteil des Beckenkammes Kontakt genommen. Mit dieser Hand erfolgt die rhythmische Mobilisation durch Druckimpulse in ventrolateraler Richtung. Bei ungenügender Effizienz kann nach entsprechender Vorspannung durch den Kreuzgriff ein kurzer Stoß auf das Ilium nach ventrolateral den Manipulationseffekt erreichen.

6.5.7 Behandlungstechniken für die Thorakalregion

Als Weichteiltechnik im Thorakalbereich kommt ebenfalls die schon für die Lumbalregion beschriebene Erektorendehnung mit Quermassage in Frage.

Eine Mittelstellung zwischen Weichteiltechnik und Mobilisation nimmt eine Methode zur Traktionsbehandlung der Brustwirbelsäule ein. Der Patient steht mit vor der Brust verschränkten Armen. Der Behandler umgreift von hinten, in leichter Schrittstellung stehend, den Patienten und nachdem er seine Ellbogen erfaßt hat, fordert er ihn auf, sich ganz entspannt nach rückwärts zu lehnen. Die Brustwirbelsäule des Patienten lehnt nun am Sternum des Behandlers. Durch rhythmisches Rückwärtspendeln (Gewichtsverlagerung auf das rückwärtige Bein) wird über die verschränkten Patientenarme und den Sternalkontakt die Traktion der Brustwirbelsäule bewirkt.

Zur Mobilisation der Brustwirbelsäule bei eingeschränkter Retroflexion (*Abb. 80*) sitzt der Patient und lehnt seine vor dem Kopf verschränkten Arme auf die Schultern des vor ihm stehenden Behandlers. Dieser umgreift mit beiden Armen den Patienten und nimmt mit seinen Händen Kontakt über den zu

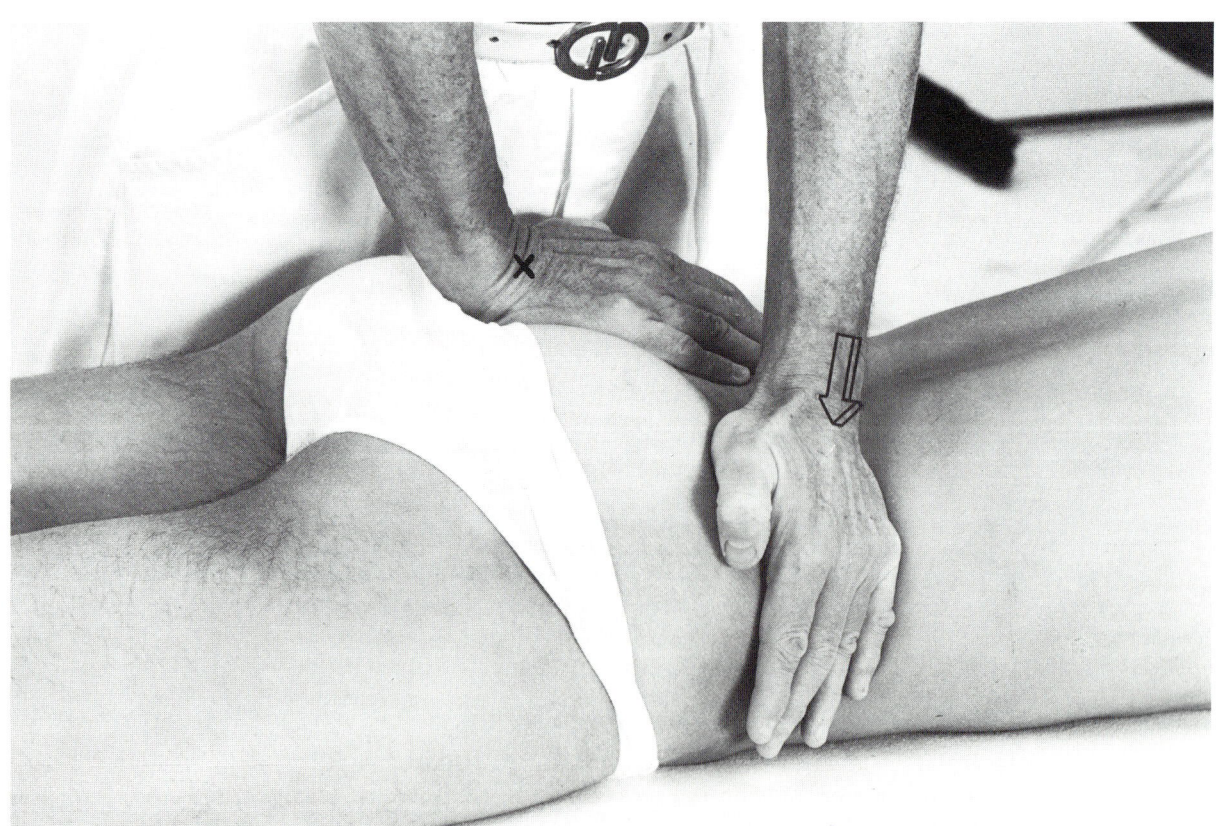

Abb. 79   Handhaltung zur Mobilisation und Manipulation des Iliosakralgelenks

mobilisierenden Abschnitten der Brustwirbelsäule. Durch wiederholtes Rückverlagern des Körpergewichts unter gleichzeitigem Zug der Hände nach ventrokranial wird die Brustwirbelsäule retroflektierend behandelt.

Für die Selbstbehandlung der eingeschränkten Brustwirbelsäulenmotilität existieren ebenfalls Mobilisationsbehandlungen *(Abb. 81)*. Zur Verbesserung der Retroflexion setzt sich der Patient in Anteflexionshaltung der Brustwirbelsäule auf einen Hocker, supiniert die leicht abduzierten Arme und spreizt die Finger maximal. In dieser Ausgangsstellung wird zuerst tief eingeatmet und in der Ausat-

mungsphase nur die Brustwirbelsäule retroflektiert, wobei darauf zu achten ist, daß der Kopf nicht in den Nacken geneigt und auch die Lendenwirbelsäule stabil gehalten wird. Auch bei Flexionseinschränkungen benützt man die Atmungsfazilitation zur Mobilisierung *(Abb. 82)*. Dazu hockt sich der Patient auf seine Fersen und beugt den Oberkörper so weit vor bis die Stirn die Unterlage berührt. Die Arme liegen neben dem Körper, die Handflächen sind nach oben gerichtet. Aus dieser Ausgangsposition atmet der Patient gezielt besonders in jene Brustwirbelsäulenpartien ein, die der Mobilisation

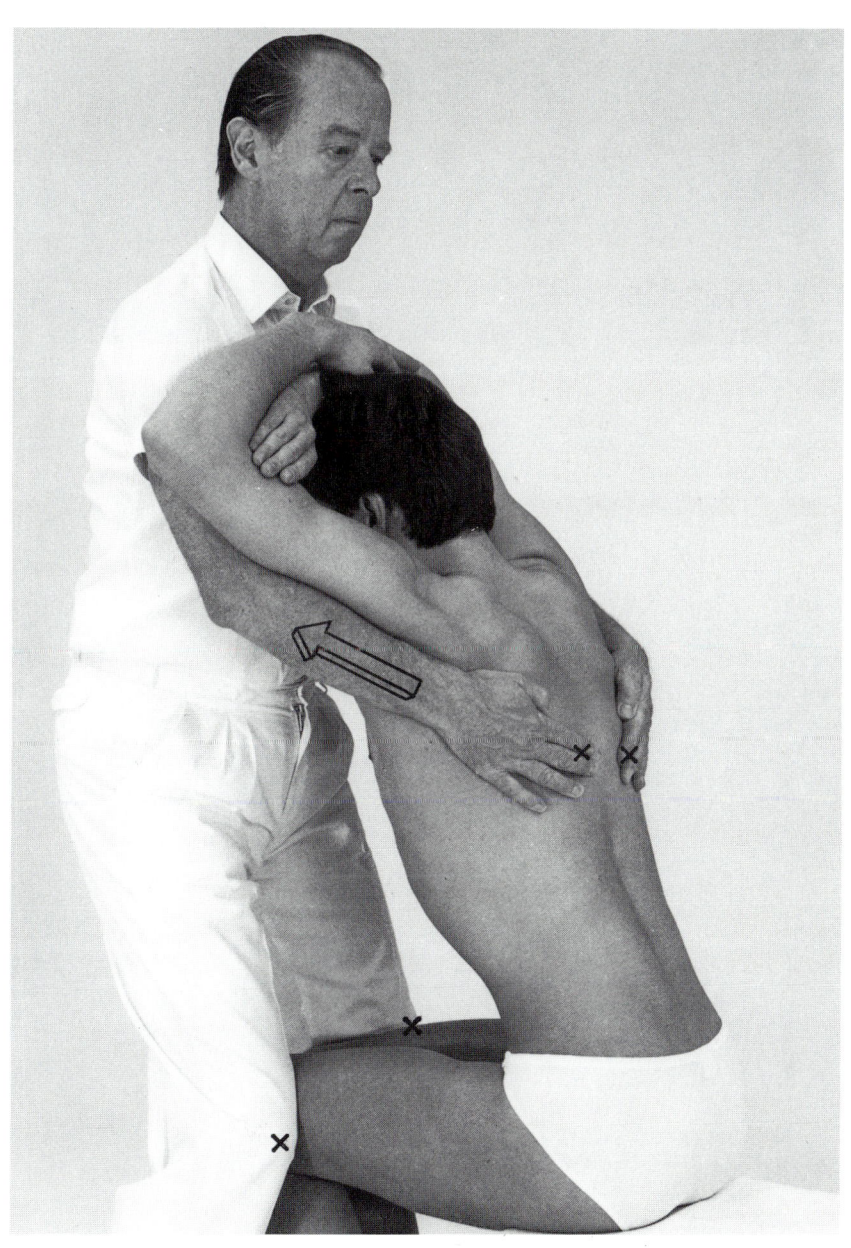

Abb. 80 Mobilisation bei eingeschränkter Retroflexion der Brustwirbelsäule

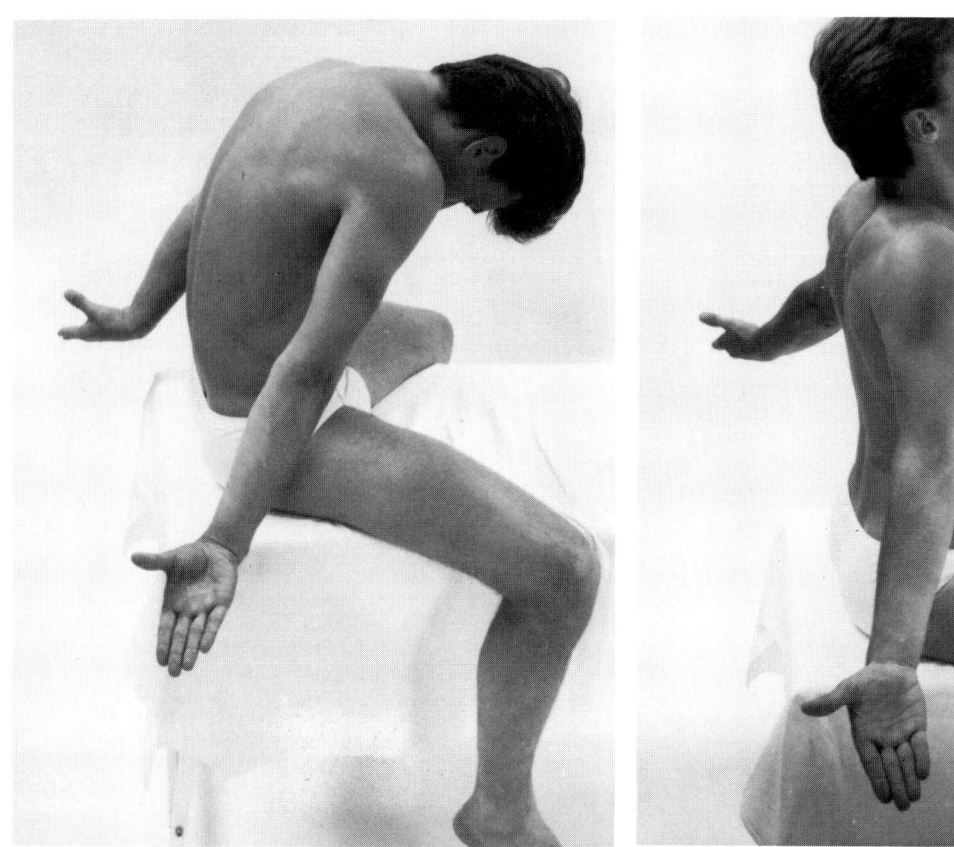

Abb. 81   Selbstmobilisation der Brustwirbelsäule, Phase 1 und 2, Vorgehen bei Retroflexionseinschränkung.

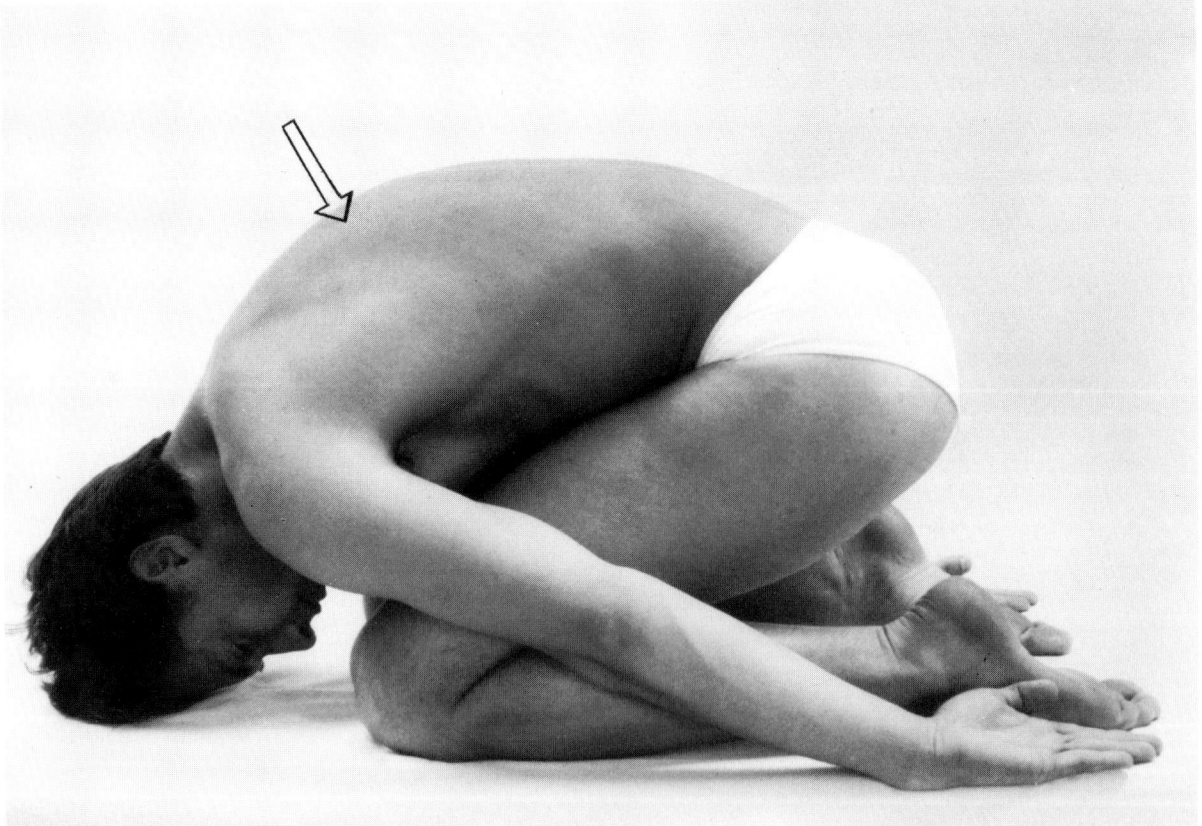

Abb. 82   Selbstmobilisation der Brustwirbelsäule bei Flexionseinschränkung

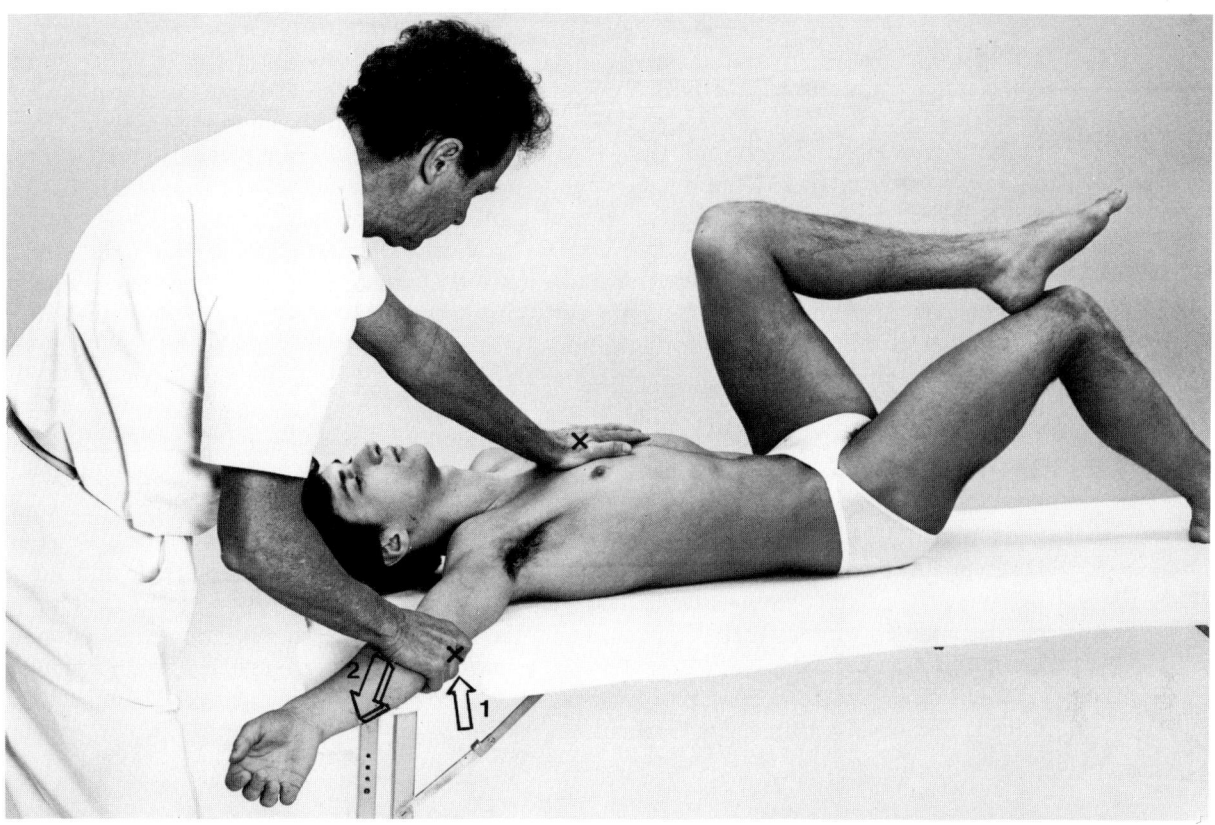

Abb. 83a   Postisometrische Dehnung des M. pectoralis major

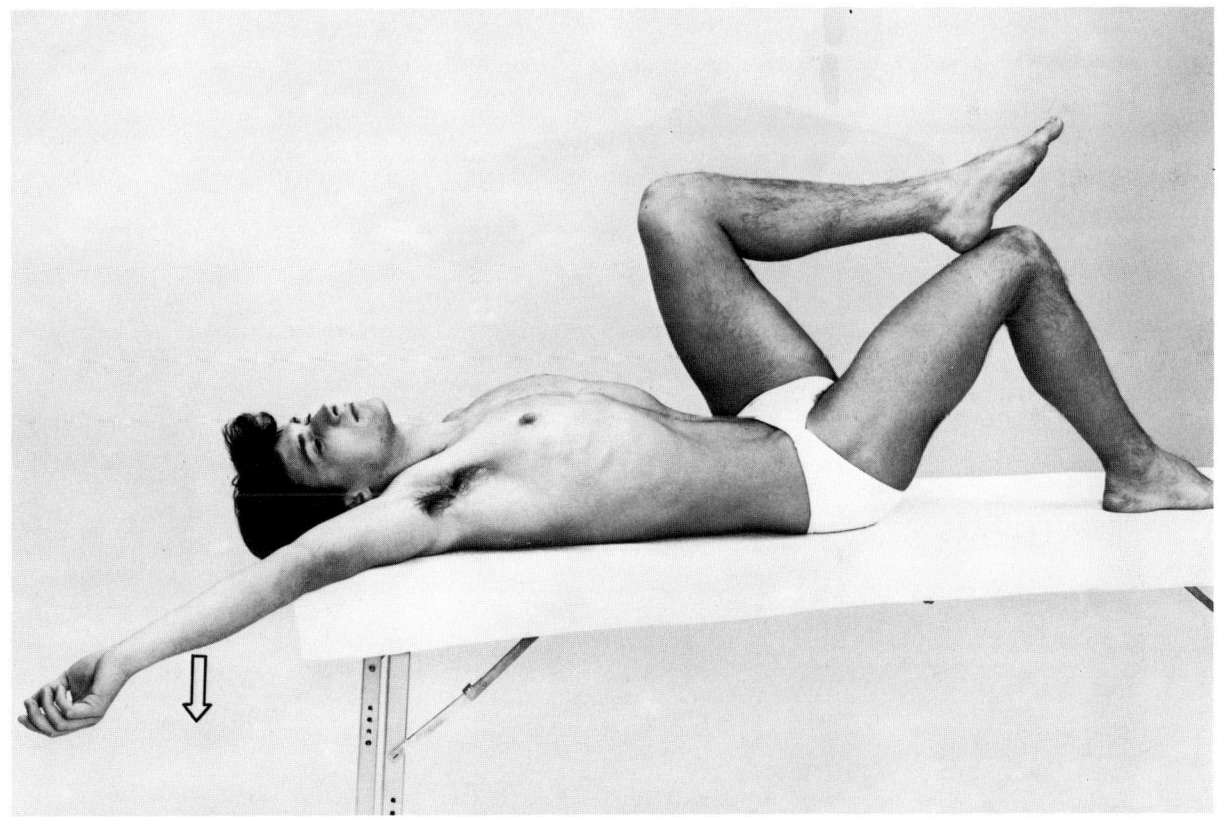

Abb. 83b   Selbstbehandlung des M. pectoralis major

bedürfen. Das gezielte Einatmen in gewünschte Thoraxabschnitte gelingt über die mentale Bahnung bereits nach wenigen Versuchen.

Muskuläre Verspannungszustände als Ursache von Bewegungseinschränkungen und Schmerzsyndromen der Thorakalregion sind sehr häufig. Hier ist es vor allem der M. pectoralis, der als tonischer Muskel zu Verkürzungen neigt und durch das mitlaufende Vorziehen der Schultern eine Rundrückenbildung begünstigt. Zur postisometrischen Relaxationsbehandlung des M. pectoralis *(Abb. 83)* liegt der Patient auf dem Rücken, den gestreckten Arm der Behandlungsseite in Abduktions- und Elevationsstellung, und zwar so, daß die Längsachse des Armes dem Faserverlauf des Muskels entspricht. Der Behandler fixiert mit einer Hand den Thorax, mit der anderen wird leichter Widerstand am elevierten Arm gegeben. Nach isometrischer Aktivierung dieses Armes kommt es in der Entspannungsphase durch das Gewicht des frei hängenden Armes, unterstützt durch zarten Behandlerdruck, zur Pektoralisdehnung. Durch die Variation der Einstellwinkel der Abduktion und Elevation läßt sich die Dehnung genau in die Hauptverspannungszonen dirigieren. Die Selbstbehandlung der Pektoralisverkürzung folgt den Überlegungen zur passiven Dehnung. An Stelle der Widerstandsetzung durch den Behandler wird die isometrische Aktivierung gegen und die Dehnung mittels Schwerkraft ausgeführt *(Abb. 84)*

Bei Myalgien der interskapulären Muskulatur empfiehlt sich folgende Behandlung: Der Therapeut steht hinter dem sitzenden Patienten und erfaßt, nach vorne greifend, den kontralateralen Ellbogen jenes Armes, der mit der Schmerzseite korrespondiert, und führt ihn zur gegenüberliegenden Schulter. Durch Heben und Senken des Ellbogens läßt sich die Vorspannung genau in das Schmerzgebiet bringen. Die isometrische Aktivierung, wiederum unter Einatmung, erfolgt gegen

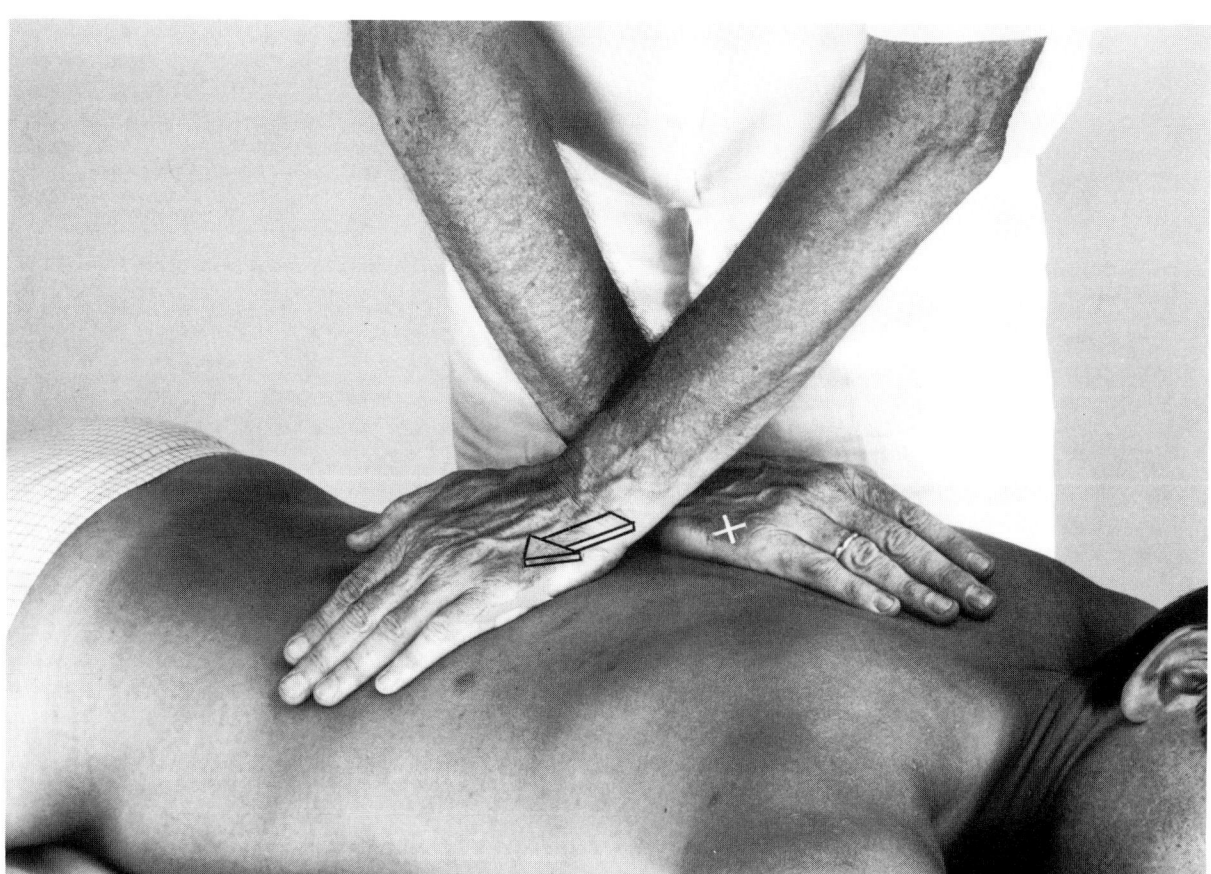

Abb. 84   Handhabung zur Mobilisation und Manipulation funktionsgestörter Rippenwirbelgelenke

den Ellbogenwiderstand. In der Relaxations-phase wird die Adduktionsbewegung zur Schulter hin verstärkt.

Eine entsprechende Selbstbehandlung ist leicht möglich. Der Patient umfaßt mit seiner Hand den kontralateralen Ellbogen und führt die eben beschriebene Aktion selbst durch. Funktionsstörungen der Kostovertebral- und Kostotransversalgelenke verursachen eben-falls und gar nicht so selten thorakale Schmerzsyndrome, die mittels mobilisieren-der und manipulativer Techniken gut behan-delbar sind.

Das Prinzip mobilisierender Isometrics für die gestörte Rippenfunktion geht aus folgen-der Technik hervor:

Der Patient befindet sich in Rückenlage. Der Therapeut steht, um im Bereich der oberen, vorderen Rippenpartien behandeln zu kön-nen, am Kopfende des Tisches. Den abge-spreizten Daumen legt er so in den über der funktionsgestörten Rippe liegenden Interko-stalraum, daß auch die Knochen-Knorpel-Verbindung abgeschient ist. Die anderen Fin-ger liegen flach am Thorax. Bei einer Störung der exspiratorischen Rippenbewegung folgt der Daumen im Exspirium der Rippe und gibt in der Endstellung gegen die Inspirati-onsbewegung Widerstand. Nach einigen Wiederholungen gelingt auf diese Art eine Funktionsnormalisierung. Prinzipiell kann dieses Behandlungsvorgehen auch an den unteren und seitlichen Rippenpartien Anwendung finden, wobei nur die Stellung zum Patienten und die Handhaltung sinnge-mäß variiert werden müssen. Bei Störungen der Inspirationsbewegung muß natürlich am Ende der Inspiration vom unteren Interko-stalraum Widerstand geleistet werden.

Bei anderen, ebenfalls gut wirksamen Mobili-sations- bzw. Manipulationstechniken zur Rippenbehandlung liegt der Patient in Bauchlage. Die Arme hängen frei über den Tischrand. Der Behandler steht kopfwärts des Patienten und legt seine Hände mit schräg lateral weisenden Fingern entspre-chend dem Rippenverlauf rechts und links der Wirbelsäule auf den zu mobilisierenden Abschnitt. Daumenballen und Daumen blei-ben parallel zur Wirbelsäule über den Rip-pengelenken. Durch atemsynchrone, rhyth-mische, ventrokaudal gerichtete komprimie-rende Impulse wird die gestörte Rippenbe-weglichkeit behandelt.

Sollen nur die Rippen einer Thoraxhälfte mobilisiert werden, stellt sich der Behandler auf die Gegenseite der zu behandelnden Thoraxhälfte (Abb. 84). Eine Hand fixiert mit kopfwärts weisenden Fingern hauptsächlich mit der ulnaren Handkante knapp paraverte-bral die gesunde Thoraxseite. Die andere (Kreuzgriff) mobilisiert mit lateral-kaudal-wärts gerichteter, dem Rippenverlauf ent-sprechender Fingerlage in der eben beschrie-benen Art die funktionsgestörten Rippen. Aus dieser Grundstellung läßt sich nach ent-sprechender Vorspannung über Pisiforme-kontakt durch einen kurzen ventral gerichte-ten Stoß auf die Rippengelenke auch die Manipulation ausführen.

Eine Sonderstellung in der Rippenbehand-lung nimmt die erste Rippe ein (Abb. 85). Der Behandler tritt hinter den sitzenden Patien-ten, erfaßt mit einer Hand den Scheitel, rotiert den Kopf zur Störungsseite und fixiert diese Stellung durch Abstützen des Ellbo-gens auf der Patientenschulter. Die andere Hand mobilisiert durch rhythmische, von schräg oben kommende und zur kontralate-ralen Hüfte gezielte Impulse auf das Rippen-köpfchen die Rippenbeweglichkeit. Nach sorgfältiger Vorspannung kann in analoger Weise durch einen kurzen Stoß die Manipu-lationsbehandlung angeschlossen werden.

Manipulationsbehandlungen an den Wirbel-gelenken werden für den unteren Brustwir-belsäulenabschnitt im Sitzen, für den mittle-ren und oberen Anteil im Liegen ausgeführt. Der Patient sitzt am besten im Reitsitz, um das Becken zu fixieren, und nimmt die Pha-raonenhaltung ein (Arme gekreuzt, Hände auf den kontrolateralen Schultern). Der Behandler umfaßt, hinter dem Patienten ste-hend, dessen Oberkörper und ergreift die ge-genüberliegende Schulter, um den Oberkör-per in Anteflexion, Rotation und Seitneigung zu führen (Abb. 86). Zu beachten ist, daß Rotationsrichtung und Seitneigung gegensin-nig ausgerichtet werden, das heißt, bei links-rotiertem Oberkörper wird dieser nach rechts geneigt und umgekehrt. Mit dem Daumen der anderen Hand wird an der kontralateral zur Rotationsrichtung gelegenen Seite des Dornfortsatzes Gegenhalt geleistet (Gegen-haltetechnik) und zwar am unteren Processus spinosus des blockierten Bewegungssegmen-tes; es kommt durch impulsartige Verstär-kung der Rotation über Schulter und Oberkörper zum Manipulationseffekt. Aus der gleichen Grundstellung läßt sich durch Retroflektieren des Patientenoberkörpers, mit Rotation und Seitneigen zur gleichen Seite und Pisiformkontakt am Querfortsatz des oberen Wirbels, durch den Manipulationsimpuls in Rotationsrichtung der obere Wirbel mitnehmen (Mitnehmertechnik) *(Abb. 87)*.

Für die mittlere und obere Brustwirbelsäule empfiehlt sich ein anderes Vorgehen *(Abb. 88)*. Der Patient legt sich auf die Seite, die Hände im Nacken verschränkt, die Ellbogen vor der Brust. Der Behandler tritt von dieser Seite an den Patienten heran und formt die Kontakthand so, daß Daumen und Zeigefinger ein V bilden und 3. bis 5. Finger in den mittleren und distalen Fingergelenken angebeugt sind. Die Hand wird nun so plaziert, daß der Mittelfinger am Querfortsatz des unteren Wirbels, der Daumenballen am kontralateralen Querfortsatz des oberen Wirbels Kontakt findet *(Abb. 88)* unten. Dann wird der Patient mit der Führungshand über die Ellbogen auf den Rücken und die somit darunter liegende Kontakthand gedreht. Nun lehnt sich der Behandler über den Patienten und verstärkt mit dem Gewicht seines Ober-

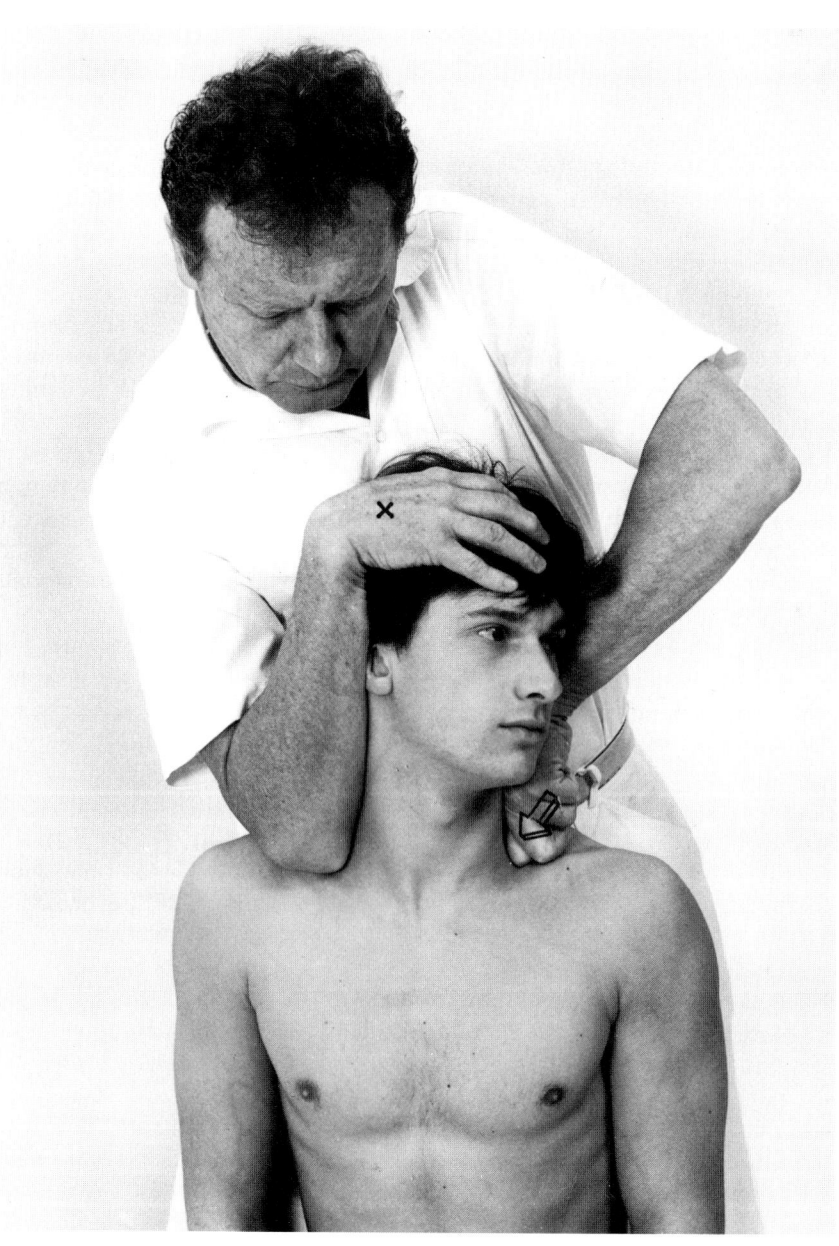

Abb. 85
Behandlung der 1. Rippe

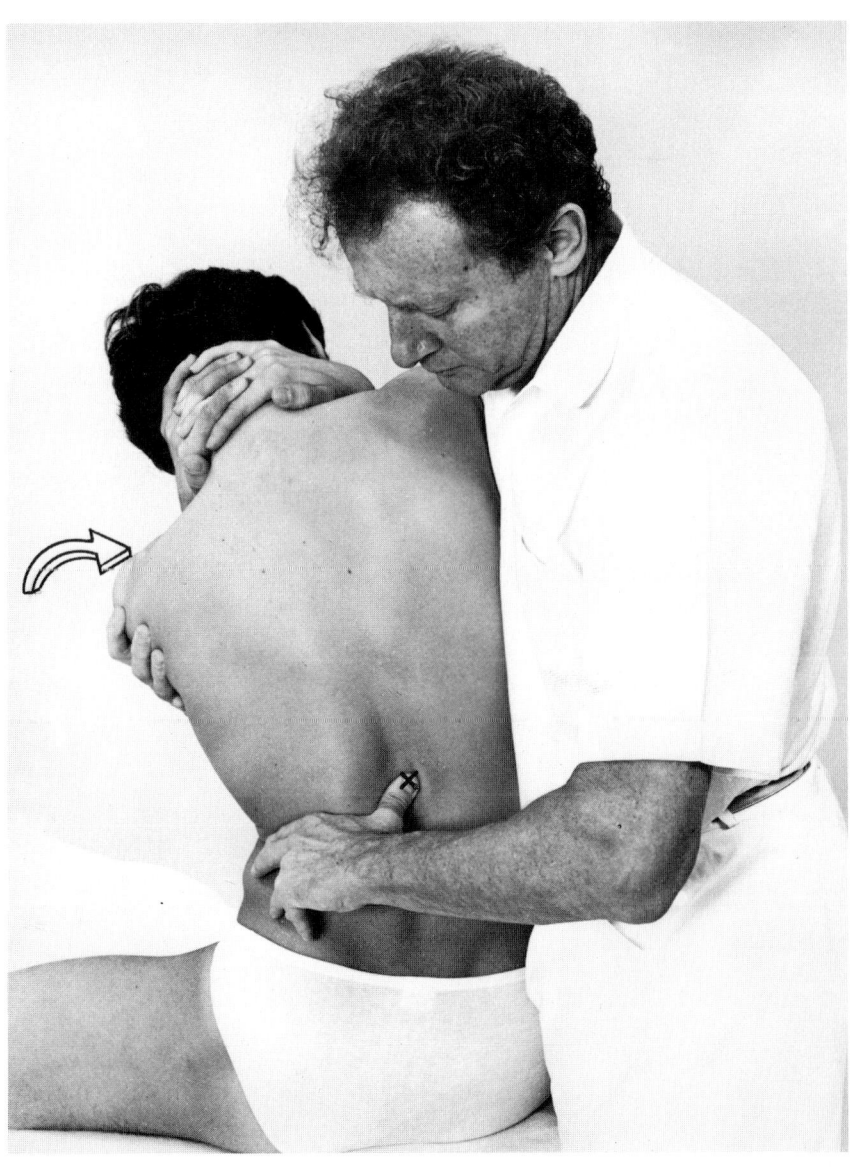

Abb. 86   Gegenhalte-
technik in Anteflexion zur
Behandlung der unteren
Brustwirbelsäule

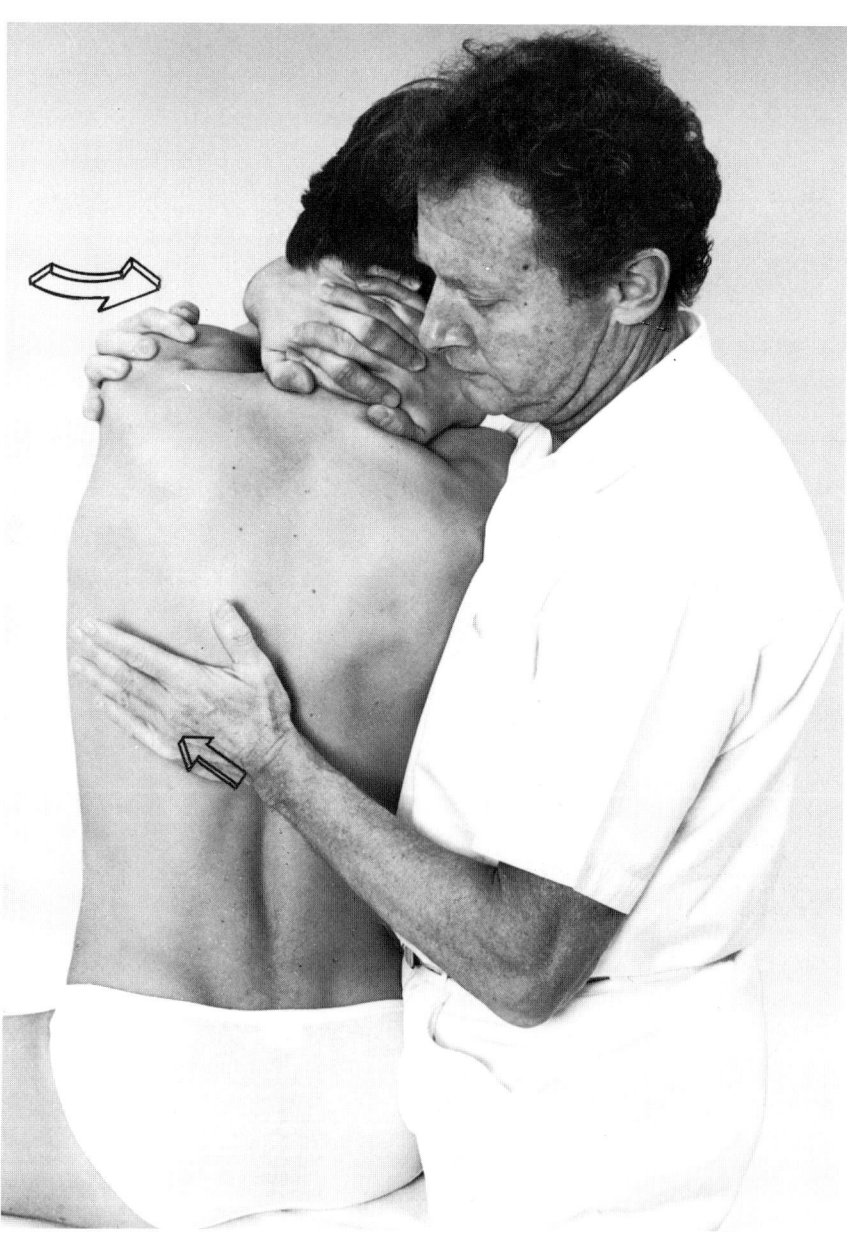

Abb. 87   Mitnehmertechnik
zur Behandlung der unteren
Brustwirbelsäule

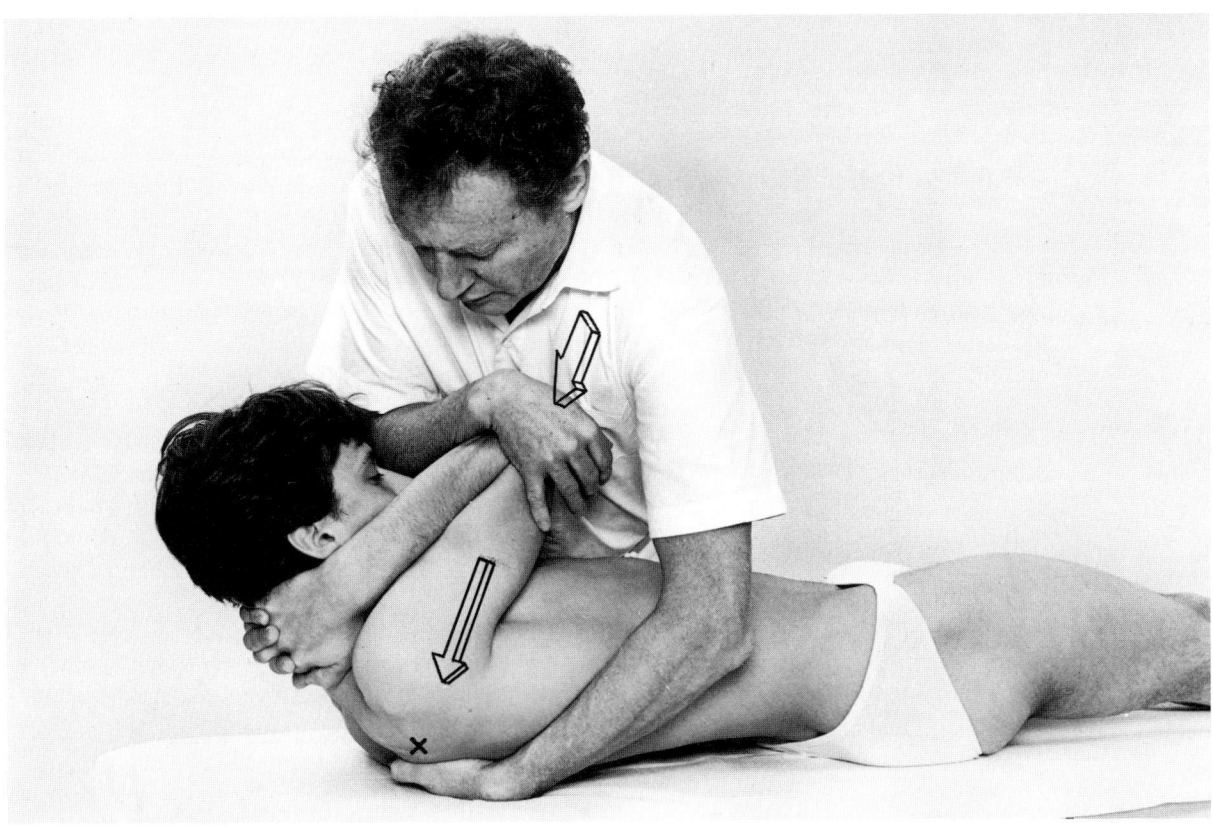

Abb. 88 a   Details zur Manipulationstechnik an mittlerer und oberer Brustwirbelsäue (siehe Text)

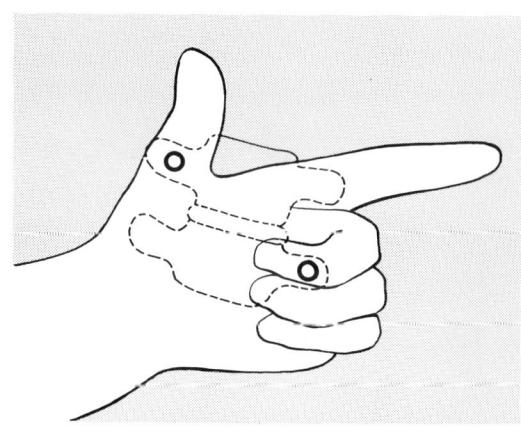

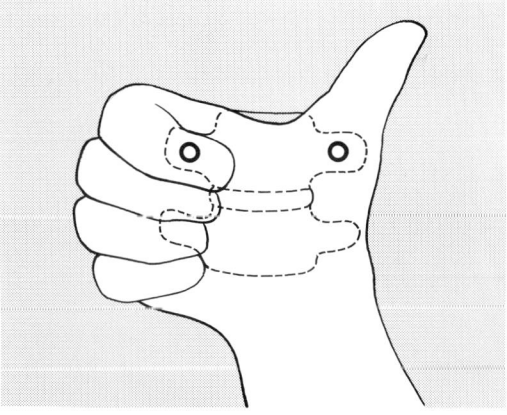

körpers die Vorspannung im Behandlungsab-schnitt. Führungshand und Oberkörper geben einen gemeinsamen, leicht kranial-wärts gerichteten Manipulationsimpuls, der im blockierten Segment einen gegenläufigen Rotationseffekt des oberen zum unteren Wirbel auslöst (Rotationsmanipulation). Der Zeigefinger weist zur eingeschränkten Rota-tionsrichtung. Soll eine Retroflexions- oder

Anteflexionsblockierung behandelt werden, gilt ein identischer Ablauf, mit dem Unter-schied, daß die Kontakthand mit abgewinkel-tem Daumen und gebeugtem 2. bis 5. Finger arbeitet. Die Kontaktpunkte liegen dann so, daß Zeigefinger und Daumenballen die Querfortsätze des unteren Wirbels fixieren *(Abb. 88 b* oben). Ein leicht kranialwärts geführter Manipulationsimpuls dient zur

Behandlung von Retroflexionsblockierungen, ein etwa kaudal eingestellter findet bei Anteflexionsstörungen Anwendung.

6.5.8 Behandlungstechniken für den zervikothorakalen Übergang

Zur segmentalen Mobilisationsbehandlung liegt der Patient seitlich, der Behandler umfaßt von vorne Kopf und Nacken mit dem sogenannten Wickelgriff und nimmt mit der anderen Hand Kontakt am Dornfortsatz des unteren Wirbels. Diesen entgegen der jeweiligen Behandlungsrichtung festhaltend, kann nun Kopf und Nacken je nach Art der eingeschränkten Beweglichkeit in Ante-, Retro-, Lateralflexion und Rotation rhythmisch mobilisierend über dem fixierten Wirbel bewegt werden.

Zur Manipulationsbehandlung des zerviko-thorakalen Überganges sitzt der Patient. Der Therapeut ergreift von rückwärts die Unter-arme des Patienten und fordert ihn auf, die Hände hinter dem Okziput zu verschränken und den Kopf nach vorne zu beugen *(Abb. 89)*. Die mitgegangenen und jetzt ebenfalls am Nacken liegenden Hände des Behandlers fixieren mit den 2. und 3 Fingern beider Hände den Dornfortsatz des oberen Wirbels. Durch weites passives Zurücklehnen des Patienten entsteht die erforderliche Vorspannung. Ein kranialwärts gerichteter Ruck bewirkt dann über die den Dornfortsatz fixierenden Finger die Manipulation.

Eine andere Behandlungsmöglichkeit für das Bewegungssegment C7-D1 läßt sich ebenfalls am sitzenden Patienten ausführen *(Abb. 90)*. Der Kopf wird über die Führungshand in Seitneigung und gegensinnige Rotation gebracht, um die über dem Behandlungsabschnitt gelegenen Wirbelsäulenpartien zu verriegeln. Der Daumen der anderen Hand nimmt von der Neigungsseite her seitlichen Kontakt am Dornfortsatz des kaudalen Wirbels. Der Manipulationsstoß auf diesen Dorn wird zur gegenüberliegenden Seite gerichtet.

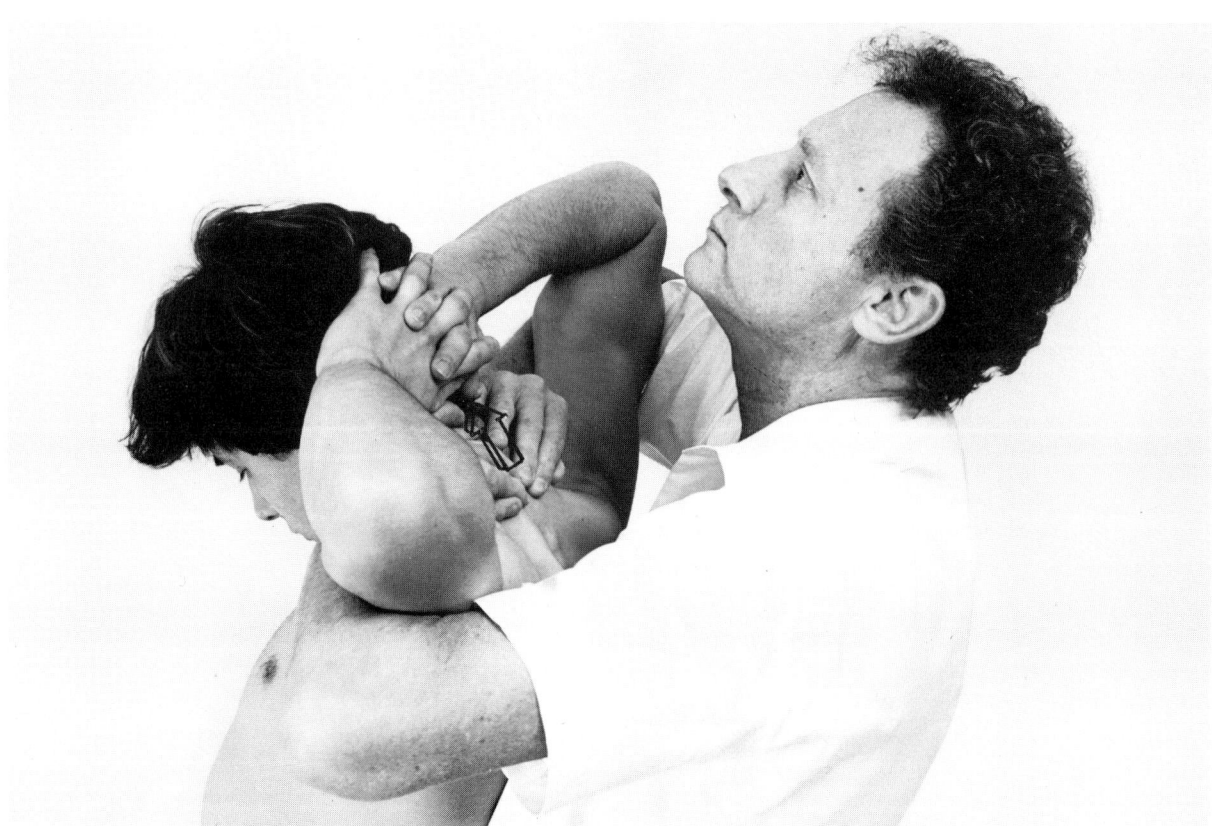

Abb. 89   Manipulationsbehandlung des zervikothorakalen Übergangs (»Doppelnelson«)

6.5.9 Behandlungstechniken für die Zervikalregion

Die vorbereitenden Weichteiltechniken an der Halswirbelsäule lassen sich am besten in entspannter Rückenlage ausführen. Unter den Kopf kommt ein dünnes Kissen, um den Nacken besser zugänglich zu machen. Vom Kopfende aus legt man dann beide Hände seitlich an den Hals, die Finger suchen die dorsalen und lateralen Nackenmuskeln, streichen diese behutsam nach aufwärts und lateral bzw. dehnen sie von den Dornfortsätzen nach außen. Für den nächsten Behandlungsschritt tritt man seitlich zum Patienten, legt die kopfwärtige Hand auf die Stirne, umfaßt mit der anderen von vorne den Hals. Die Finger liegen knapp vor der Dornfortsatzreihe und ziehen von hier die Nackenmuskeln nach lateral, während gleichzeitig die Führungshand auf der Stirn den Kopf gegenläufig leicht rotiert. Diese Bewegung muß langsam, rhythmisch und synchron erfolgen und nach Stellungswechsel zur Gegenseite mit vertauschter Handhaltung wiederholt werden. Die Mobilisation in Traktion kann gut am sitzenden Patienten zur Ausführung kommen. Die Stirn lehnt fest an der Brust des Behandlers, der mit korbförmiger Handhaltung den Kopf so umkreist, daß die Kleinfingerkanten knapp kaudal des Okziputs liegen und die Fingerspitzen sich in der Medianlinie fast

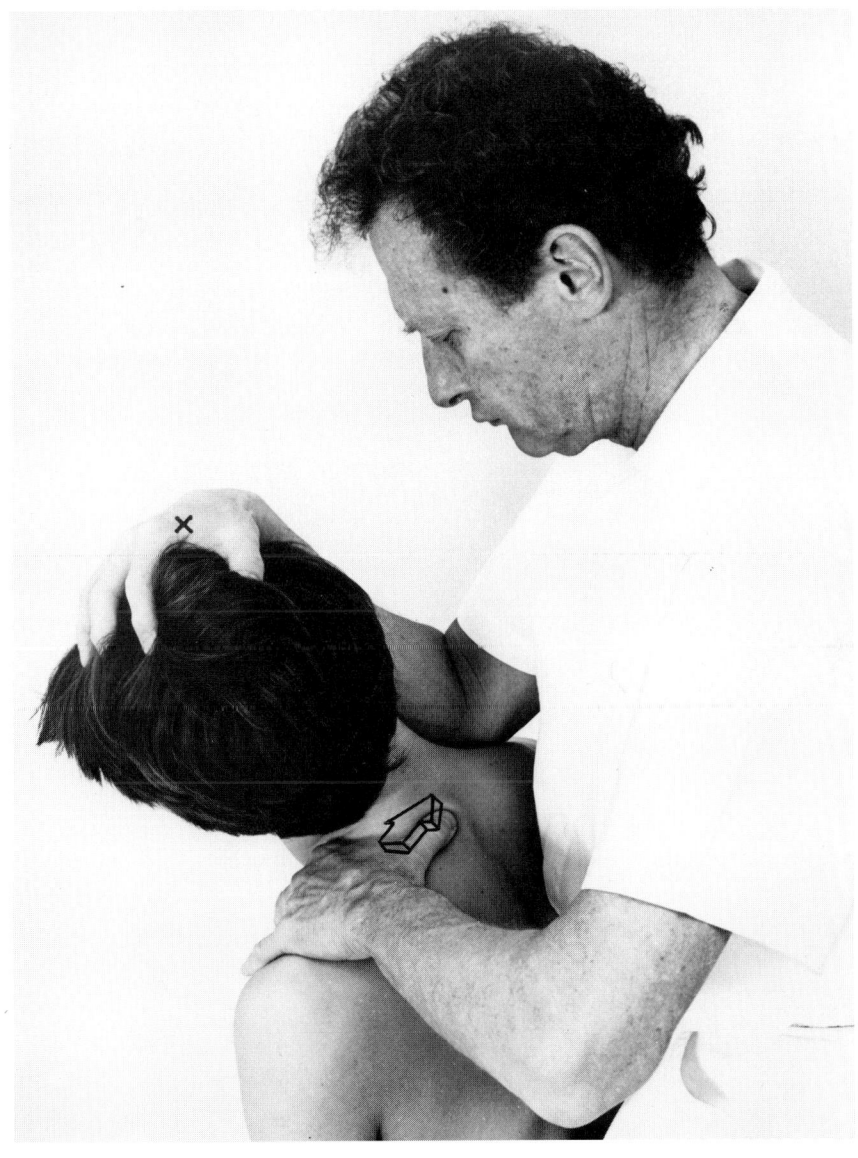

Abb. 90   Manipulations-behandlung des zervithorakalen Übergangs im Sitzen

berühren. Über rhythmisches Zurückschwingen des eigenen Oberkörpers, den Stirn-Sternum-Kontakt und den Zug der Hände wird die Traktion angebracht. Durch schrittweises Kaudalwärtssetzen des Kleinfingerkontakts lassen sich die einzelnen Bewegungssegmente erfassen.

Mit segmentalen Mobilisationstechniken lassen sich funktionsgestörte Abschnitte sowohl in Ante- und Retroflexion als auch in Seitneigung und Rotation mobilisieren *(Abb. 91)*. Dabei ist die Einstellung der Therapeutenhände stets die gleiche. Neben dem Patienten stehend, umgreift die eine Hand mittels Zangengriff von Daumen und Zeigefinger die Laminae des unteren Wirbels. Die andere liegt im Wickelgriff mit der Ulnarkante bzw. dem Kleinfinger am oberen Wirbel. Wenn der kaudale Wirbel festgehalten wird, kann der kraniale Wirbel über den Kleinfingerkontakt sowohl in Traktion als auch in Kombinationsbewegungen mit Ante-, Retroflexion, Seitneigung und Rotation mobilisiert werden. Genausogut ist es möglich, aus dieser Einstellung Isometrics auszuführen.

Als Beispiel diene eine segmentale Einschränkung der Linksrotation. Die Einstellung der Hände am gestörten Bewegungsseg-

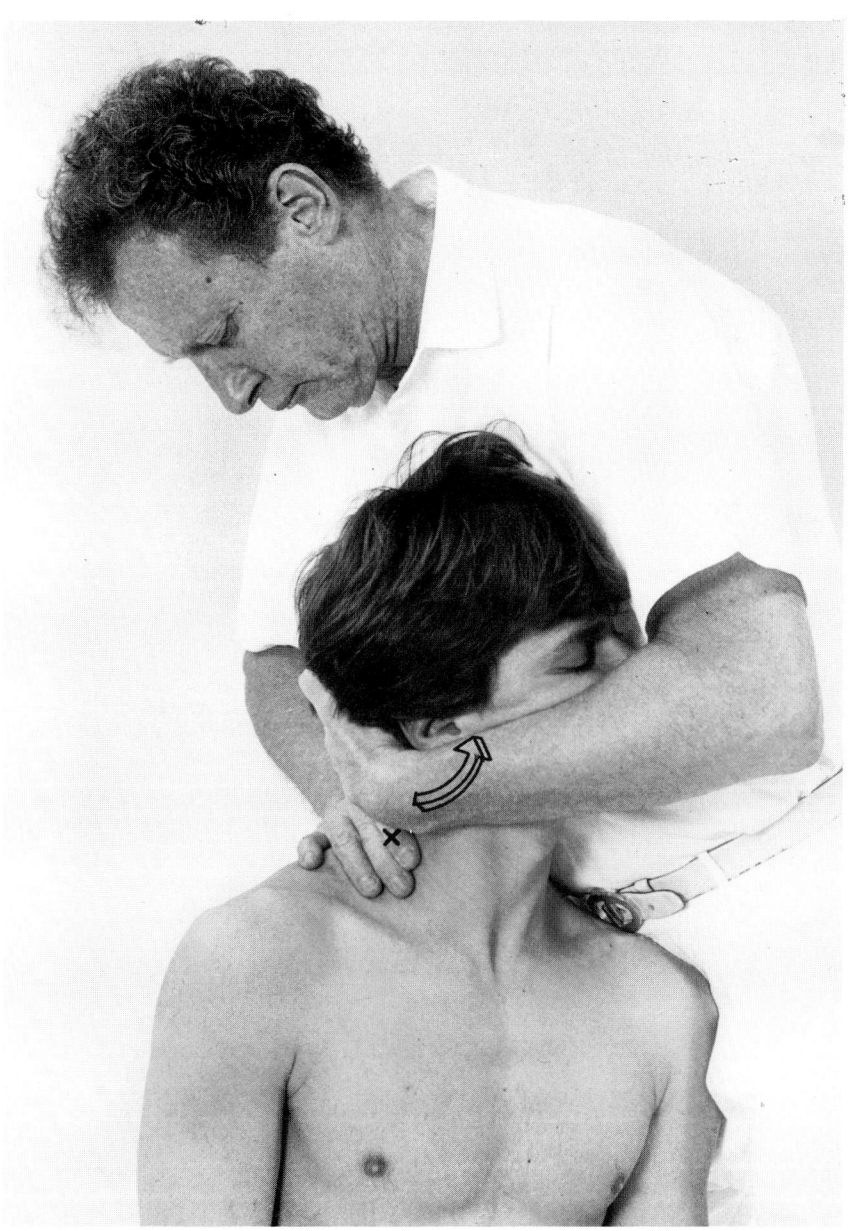

Abb. 91 Segmentale
Mobilisationsbehandlung
der Halswirbelsäule

ment geschieht wie beschrieben. Dann wird die segmental noch mögliche Linksrotation eingestellt und fixiert und der Patient aufgefordert, isometrisch den Kopf gegen den Widerstand leicht anzuspannen, das heißt, zu versuchen, ihn nach rechts zu drehen. In diesem Zusammenhang sei nochmals daran erinnert, daß alle isometrischen Aktionen nicht als Kräftemessen mit dem Behandler zu verstehen sind, sondern lediglich leichter Gegendruck gegeben werden darf. Nach 6 bis 10 Sekunden entspannt der Patient, und der Behandler nützt die Relaxationsphase zur Verstärkung der Linksrotation. Nach einigen Wiederholungen gelingt es vielfach schon durch diese einfache und schonende Methode, die Bewegungsstörung aufzulösen. Bei ungenügender Effizienz kann wiederum mit gleicher Handhaltung die Manipulation angeschlossen werden. Um beim Beispiel der Linksrotationsstörung zu bleiben: Der Patient sitzt, der Arzt steht links seitlich; die rechte Hand fixiert im Gabelgriff den unteren Wirbel, die linke in Wickelgriff und Kleinfingerkontakt den oberen. Dann wird der Kopf soweit linksrotiert, bis die Rotation (von kranial nach kaudal verlaufend) den oberen Wirbel erreicht. Gleichzeitig erfolgt eine Seitneigung nach rechts, ebenfalls bis zum oberen Wirbel. Nun ist jener Abschnitt der Halswirbelsäule, der kranial der Störung liegt, verriegelt. Der Manipulationsimpuls besteht in einer dosierten, ruckartigen Minimalverstärkung der Rotation unter gleichzeitiger Traktion.

Patienten, die schlecht entspannen können, lassen sich meist in Rückenlage leichter behandeln. Hier bewährt sich eine Manipulation in Traktion und leichter Seitneigung (Abb. 92). Mit einer Hand wird das Kinn umfaßt, der Kopf am Unterarm gelagert, vom Behandler wegrotiert und zur Gegenseite geneigt (Verriegelung). Die andere Hand sucht mit dem Zeigefingergrundgelenk den Kontakt zum Querfortsatz des oberen Wirbels. Die Impulsrichtung der Manipulation geht nach kranial und kontralateral.

Am problematischsten, überhaupt für den Ungeübten, sind die manualtherapeutischen Techniken zur Behandlung der Kopfgelenke, und dabei nehmen wiederum Manipulationstechniken eine Spitzenstellung ein. Abgesehen von der technisch schwierigen Ausführung gezielter Handgriffe im Bereich Okzi-

put-C1-C2-C3 ist diese Region nahezu einzigartig in ihrer reflextherapeutischen Ansprechbarkeit. Neuronale Verschaltungen mit dem Innenohr, Querverbindungen zum kaudalen Trigeminuskerngebiet sowie zum Halssympathikus bewirken im Zusammenhang mit der überreichlichen Rezeptorenbestückung der Kopfgelenke, daß diese Region als peripheres Steuerungszentrum entsprechender reflektorischer Abläufe betrachtet werden muß. Ohne Übertreibung kann man sagen, daß die volle therapeutische Zugänglichkeit dieses Abschnitts einzig und allein manualmedizinischen Methoden möglich ist.

Erschwerend wirkt sich dabei aus, daß Behandlungen der Kopfgelenke die äußerst sensiblen Vertebralarterien tangieren und schon deshalb sorgfältigstes und darauf bedachtes manualtherapeutisches Arbeiten erforderlich ist. Dann allerdings kann der Erfolg der Handgrifftherapie wirklich verblüffend sein, und unter Umständen normalisiert ein einziger Handgriff die Tonussituation des gesamten Bewegungsapparates. Als Leitmotiv für Behandlungen des Kopfgelenksbereiches – und das erscheint nach diesen Anmerkungen verständlich – gilt:

> Je feinfühliger, desto besser,
> Je gezielter, desto wirksamer.

Die Skala der Behandlungsintensität wird von Mobilisationen und Isometrics eröffnet. Der derzeitige Behandlungstrend bevorzugt letztere. Für den Abschnitt Okziput – Atlas ist dazu eine Ausführung in Rückenlage zu bevorzugen. Um das Segment C1-C2 auszuschalten, wird der am Körper des Behandlers abgestützte Kopf voll zur Seite der Störung ausrotiert und so gehalten. Für die isometrische Aktivierung genügt jetzt ein mit der Einatmung synchron erfolgendes Nachobenblicken. Die Blicksenkung im Exspirium wird dazu eingesetzt, die Kopfrotation zu steigern. Nach einigen Wiederholungen ist die Rotationsstörung dann meist beseitigt.

Bei eingeschränkter Lateroflexion des Segmentes Okziput – C1 wird wiederum in voller Rotationsstellung eine Seitneigung eingestellt und diese mit der eben beschriebenen Blick- und Atemführung postisometrisch mobilisiert (Abb. 93). Für Retroflexionsstörungsbehandlungen eignet sich diese Technik ebenfalls, wobei es genügt, die in Rotationshaltung eingestellte Retroflexion alleine durch die Atemführung zu verbessern.

Zur Mobilisationsbehandlung der gestörten Anteflexion bleibt der Patient in Rückenlage, der Kopf aber in Neutralstellung. Mit gespreiztem Daumen und Zeigefinger fixiert man den rückwärtigen Atlasbogen, das Hinterhaupt liegt auf dem Handteller. Die andere Hand umgreift die Stirn. In der dann eingestellten Nickhaltung (»Kinn an die Binde«), die im Segment Okziput-C1 als Anteflexion abläuft, kommt es beim Heben des Blickes im Inspirium zur Synkinese des Kopfes nach oben, dem die auf der Stirn liegende Hand des Therapeuten Widerstand entgegensetzt. In der Ausatemphase senkt der Patient den Blick und fazilitiert so die Anteflexion, die durch entsprechende zarte Handführung geleitet und verbessert wird.

Eine andere Möglichkeit, die Anteflexion zu verbessern, läßt sich ebenfalls in Rückenlage ausführen, den Kopf an der Schulter des Behandlers abgestützt, dessen eine Hand mit Gabelgriff den rückwärtigen Atlasbogen festhält, während die andere das Okziput in leichter Traktion anteflektierend rhythmisch gegen den Atlas mobilisiert.

Die Manipulation im Segment Okziput-C1 (siehe auch *Abb. 92*) wird am besten im Liegen ausgeführt, damit eine gute Entspannung des Patienten gewährleistet ist. Sie verlangt als erstes die dafür erforderliche korrekte Einstellung. Dazu tritt der Arzt von der Seite her, auf der sich die Störung befindet, zum Patienten, umfaßt mit der kopfwärtigen Hand im Wickelgriff das Kinn, den Kopf auf Unterarm und Armbeuge abstützend. Durch Wegrotieren des Kopfes und Seitneigen zur Gegenseite erreicht man die Verriegelung der kaudal des Behandlungssegmentes liegenden

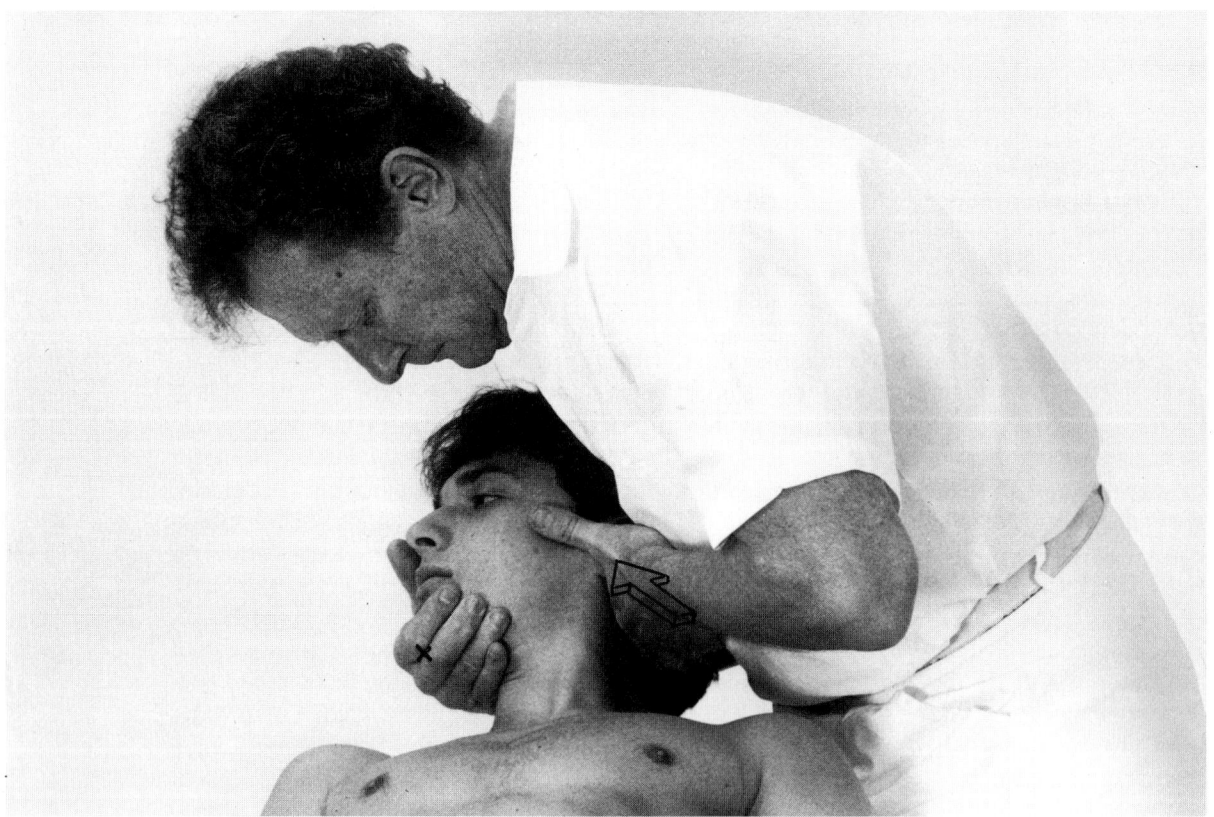

Abb. 92   Manipulation in Traktion und Seitneigung

Halswirbelsäulenabschnitte. Die andere Hand nimmt mit der Zeigefingerkante Kontakt am mastoidnahen Okziput. Die Unterarmrichtung deckt sich mit der Körperlängsachse, der Manipulationsimpuls ebenso.

Die Manipulationsbehandlung des Bewegungssegmentes C1-C2 erfolgt mit derselben Technik, nur, daß der Manipulationsimpuls etwas schräg zur Körperlängsachse gerichtet den Querfortsatz von C1 trifft.

Muskuläre Störungen und damit verbundene Schmerzsyndrome der Zervikalregion haben ihren Ausgangspunkt bevorzugt in:

- M. trapezius,
- M. levator scapulae,
- Mm. scaleni,
- M. sternocleidomastoideus.

Vor allem der obere tonische Anteil des Trapezmuskels neigt sehr zur schmerzhaften Verspannung. Zur postisometrischen Relaxationsbehandlung des M. trapezius *(Abb. 94 a,b)* liegt der Patient auf dem Rücken, Kopf und Nacken werden mit einer Hand in maximale Seitneigung gebracht, das Kinn bleibt leicht zur Gegenseite rotiert. Die andere Hand zieht die Schulter nach kaudal und hält

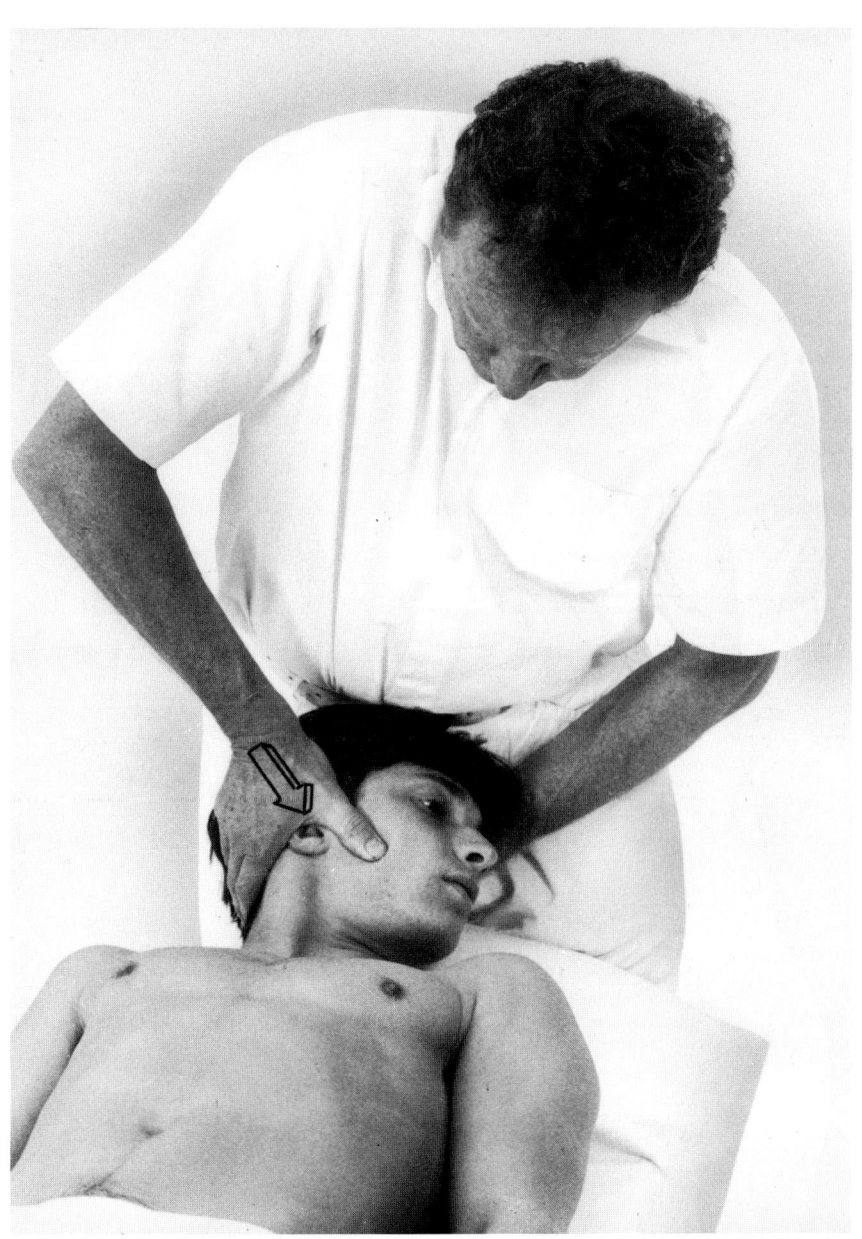

Abb. 93   Behandlung Okziput-C 1, Seitneigungsmobilisation

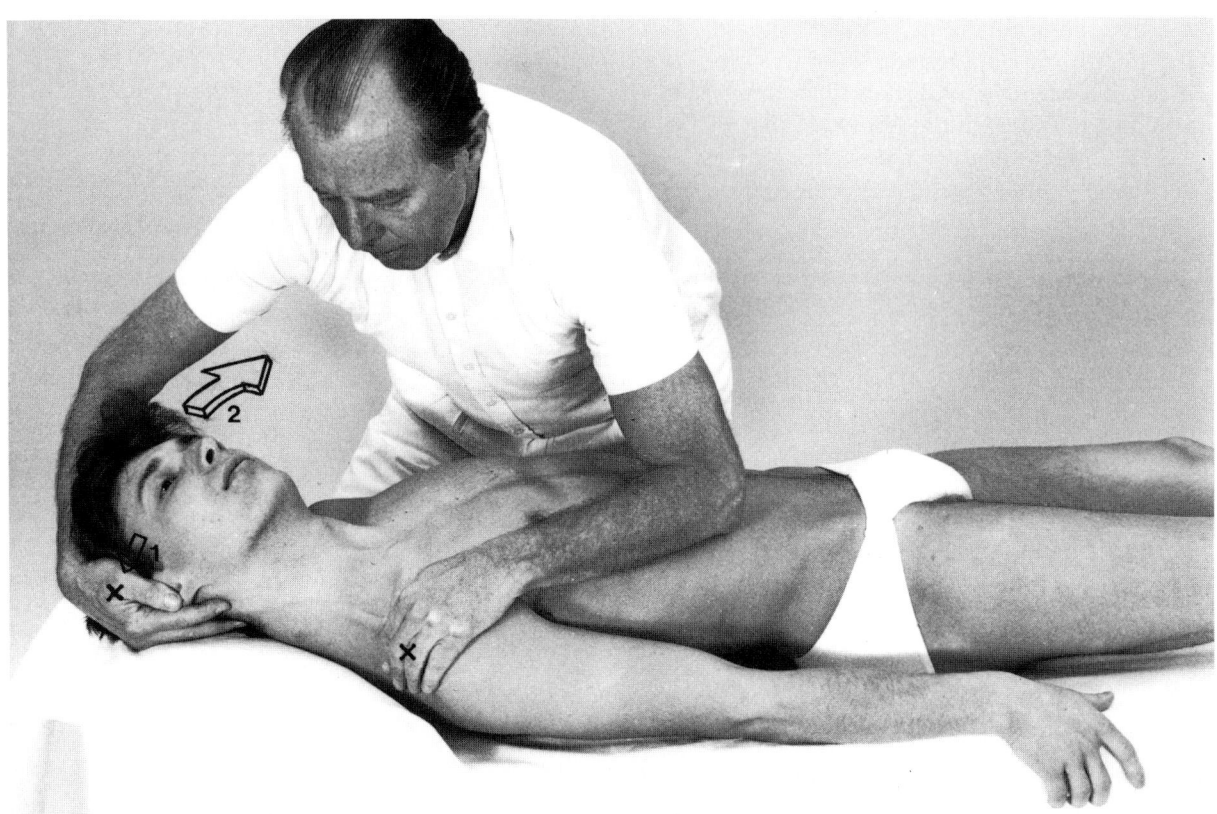

Abb. 94a   Postisometrische Dehnung des M. trapezius

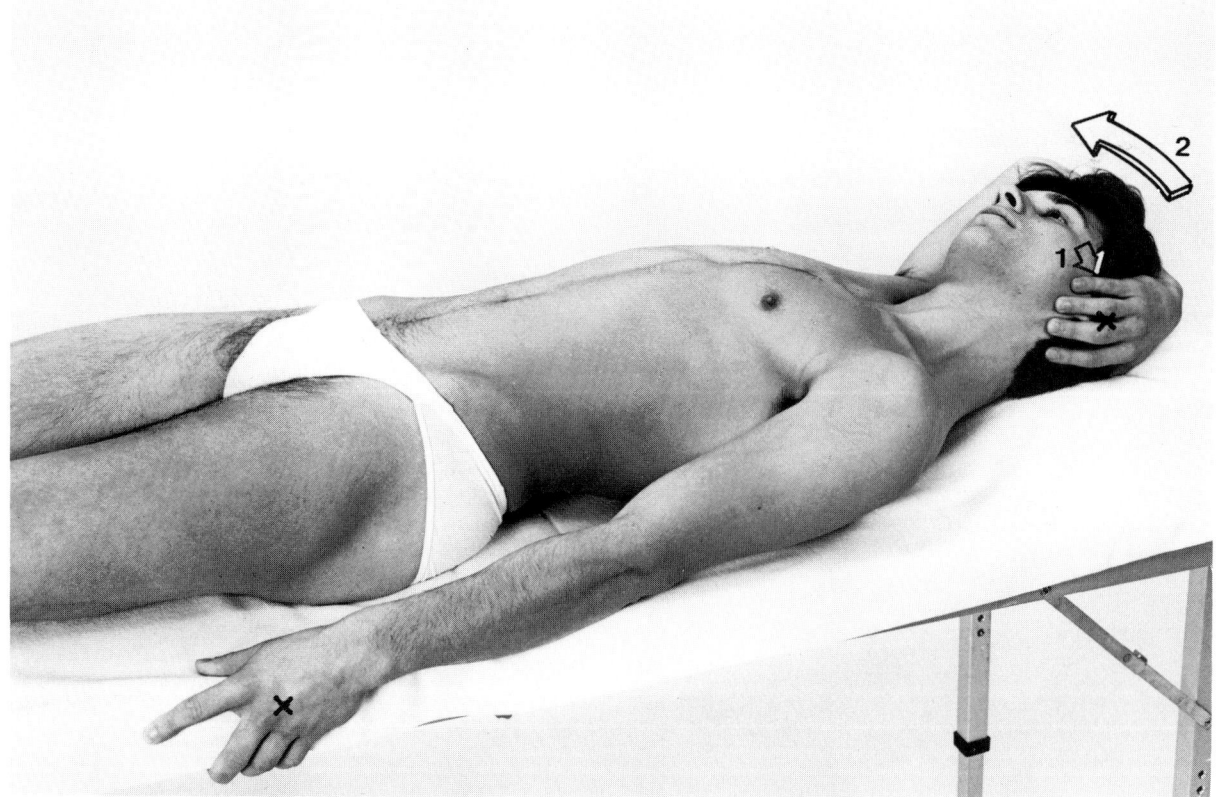

Abb. 94b   Selbstbehandlung des M. trapezius

sie fest. Gegen die ohr- und hinterhauptfixierende Hand wird isometrisch aktiviert und anschließend in der Relaxationsphase über Kopf und Schulter gegensinnig zart gedehnt. Zur Selbstbehandlung dient die gleiche Ausgangshaltung. Mit der Hand der Dehnungsseite greift der Patient am Bettrand an, um die Schulter zu fixieren, die andere umfängt den Kopf und hält kontralaterales Ohr und Okziput fest. Nach isometrischem Widerstand gegen diese Vorspannung zieht der Patient selbst den Kopf weiter zur Seite und dehnt so den Trapezmuskel.

Auch die postisometrische Dehnung des M. levator scapulae *(Abb. 95)* läßt sich am besten in Rückenlage ausführen. Der Kopf lagert dicht am oberen Tischrand, der Arm der schmerzhaften Seite wird gebeugt und mit dem Ellbogen nach kranial gerichtet. So erhält er Kontakt mit dem Körper des Behandlers. Dieser schiebt nun mittels Körperdruck über den Ellbogenkontakt die Skapula kaudalwärts und sorgt so für eine Vorspannung im M. levator scapulae. Mit den Händen das Hinterhaupt abstützend schiebt

er dann den Kopf zur Gegenseite. Am Endpunkt der möglichen Seitführung leistet der Patient isometrischen Widerstand. In der Entspannungsphase soll der Kopf unter leichtem Anheben und Rotation zur Gegenseite weiter nach lateral geführt werden. Statt gegen den Kopf Widerstand zu geben, ist es auch möglich, die isometrische Aktivierung über einen kranial gerichteten Ellbogendruck gegen den Körper des Behandlers einzusetzen. Die Behandlungsführung in der postisometrischen Relaxation bleibt gleich. Beide Verfahren können wechselweise in einem Mobilisierungsgang zur Anwendung kommen.

Zur Selbstbehandlung, die gleichfalls in Rückenlage erfolgen soll, schiebt der Patient seine Schultern so weit wie möglich nach unten und fixiert die Skapula der Behandlungsseite dadurch, daß er sich auf die supinierte Hand legt. Mit der anderen umgreift er seinen Kopf und schiebt ihn unter Vermeidung jeglicher Rotation zur Gegenseite. Am Endpunkt der möglichen Lateralisation drückt der Kopf gegen die fixierende Hand.

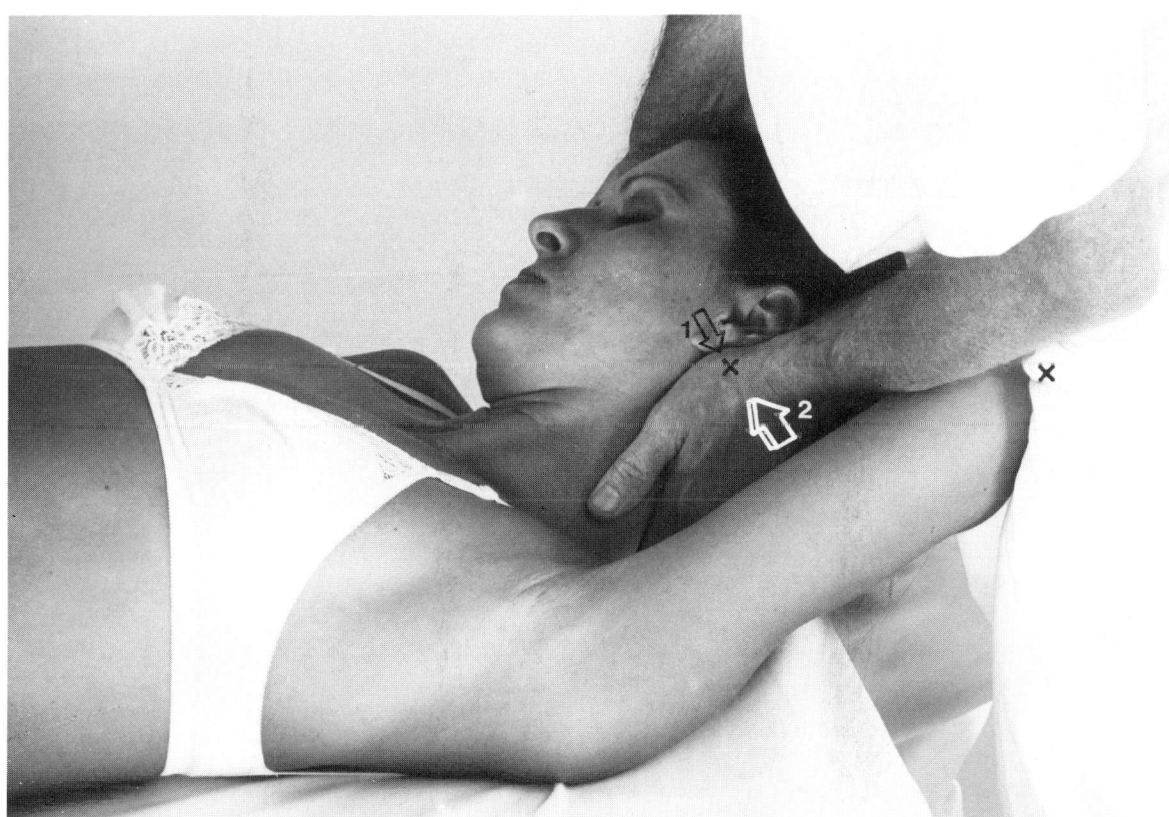

Abb. 95   Postisometrische Dehnung des M. levator scapulae

In der postisometrischen Phase erfolgt ein weiteres Seitschieben bis neuerlich Widerstand und/oder Schmerzen entstehen. Nach 3 bis 4 Wiederholungen ist der Muskel meist entspannt.

Spannungszustände der Mm. scaleni bewirken Thoraxschmerzen, Kopfweh, Dysästhesien der oberen Extremitäten und Beklemmungsgefühl (Atemmuskulatur!). Eine erfolgreiche Therapie dieser Symptome ist am einfachsten durch eine postisometrische Relaxation der Skalenusmuskeln zu erzielen.

Die Behandlung erfolgt im Sitzen, der Kopf wird retroflektiert und zur Gegenseite der Verspannung rotiert. Eine Hand fixiert dabei Wange und Unterkiefer, die andere subklavikulär die obere Thoraxhälfte. Nach der isometrischen Aktivierung gegen die fixierenden Hände kann in der Entspannungsphase durch Verstärkung von Retroflexion und Rotation die Skalenusgruppe gedehnt werden. *(Abb. 96).* Sinngemäß läßt sich die Selbstbehandlung ausführen: Die Fixierung der Schulter geschieht durch Halten am Ses-

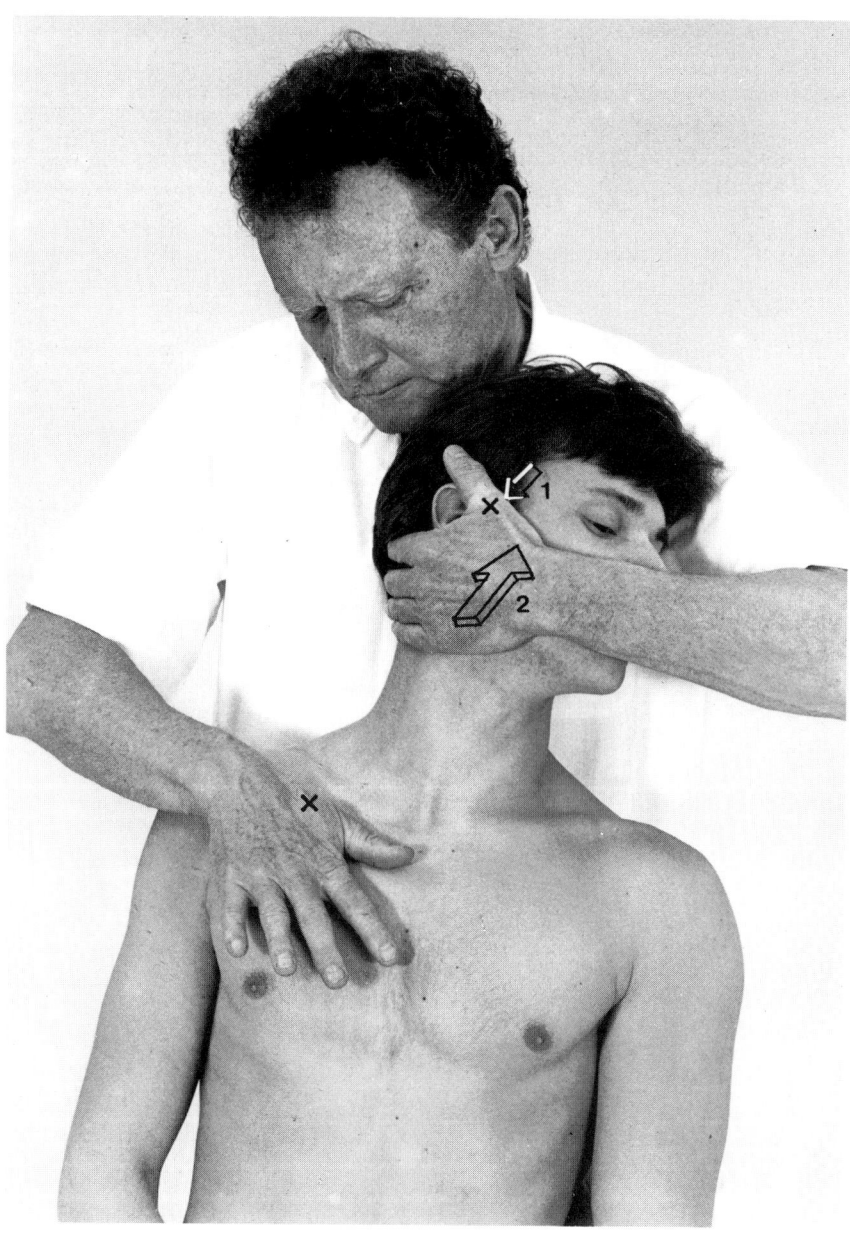

Abb. 96   Postisometrische Dehnung der Skalenusmuskeln.

sel; Einstellung des Kopfes, Widerstandsetzung und postisometrische Dehnung führt die andere Hand aus.

Um den M. sternocleidomastoideus postisometrisch zu entspannen, wird folgendermaßen vorgegangen *(Abb. 97):* In Rückenlage hängt der Kopf in Retroflexion frei über den Tischrand. Unter Rotation zur Gegenseite spannt sich der Muskel vor. Widerstand von oben am Kinn durch die Hand des Therapeuten baut die Spannungsphase auf. Während der Relaxation soll der Kopf weiter in Retroflexion und verstärkte Rotation gelangen bzw. unterstützend geführt werden. Nach einigen Wiederholungen schwindet, als Zeichen der erfolgreichen Behandlung, der typische Druckschmerzpunkt an der klavikulären Insertion des Muskels.

Die mögliche Selbstbehandlung ergibt sich aus den vorhergegangenen Beschreibungen.

6.5.10 Behandlungstechniken für die Schulter-Arm-Region

Bevor auf die speziellen Mobilisationstechniken für den Gelenkapparat und die Muskulatur der Extremitäten näher eingegangen werden kann, müssen gelenksmechanische Vorbedingungen, die Griffansatz und Mobilisationsrichtung bestimmen, Erwähnung finden. Mobilisationstechniken, die den Bewegungsablauf gestörter Gelenke zu normalisieren trachten, berücksichtigen sowohl die anguläre als auch die translatorische Bewegungskomponente. Obwohl translatorische Behandlungen hauptsächlich das Prinzip der Parallelverschiebung der beiden Gelenkspartner einsetzen, gilt auch dabei für die Mobilisation angulärer Hemmungen die sogenannte Konvex-Konkav-Regel *(Kalten-*

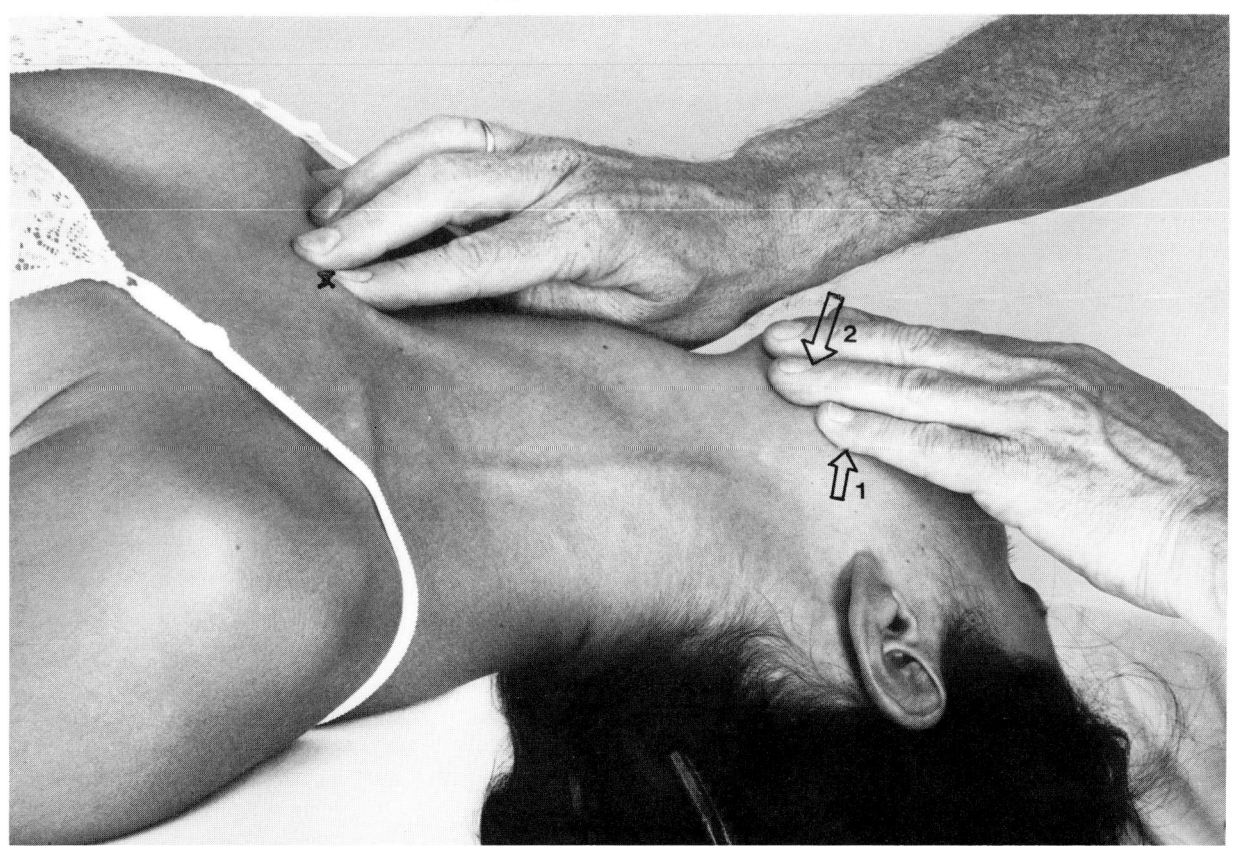

Abb. 97   Postisometrische Dehnung des M. sternocleidomastoideus

born), das heißt, daß die Behandlungsrichtung davon abhängt, ob die proximalen oder distalen Gelenkpartner konvex oder konkav geformt sind. In der Regel wird dabei nur ein Gelenkpartner, meist der distale, bewegt und der andere fixiert. Besitzt der fixierte proximale Gelenkteil eine konkave Gelenkfläche und der distale eine konvexe, so muß im Falle der Bewegungseinschränkung gegensinnig mobilisiert werden, bei umgekehrten Verhältnissen gleichsinnig.

Abbildung 98 liefert dazu die eindeutige Begründung. Alle Gelenkmobilisationen müssen sich also nach den anatomischen Gegebenheiten der Störungsregion richten, und Therapieansätze, die das unberücksichtigt lassen, sind meist nicht erfolgreich.

Das Schultergelenk ist ein Kugelgelenk und besitzt den größten willkürlichen Bewegungsraum. Der sogenannte feststehende Gelenkpartner ist konkav geformt. Mobilisierungsimpulse müssen daher gegen die Bewegungseinschränkung gerichtet sein. Bewegungsstörungen im Schultergelenk gehen hauptsächlich auf zwei Entwicklungen zurück. Entweder sind es entzündliche Affektionen des Kapselapparates oder, und dies häufiger, Myotendinopathien der sogenannten Rotatorenmanschette. Während bei kapselbedingten Bewegungseinschränkungen im Sinne der frozen shoulder reflextherapeutische Maßnahmen nur als Remedium adjuvans zu betrachten sind, da a priori der Krankheitsverlauf als unabänderliches Langzeitgeschehen angesehen werden muß, sprechen myogene Störungen besonders auf Isometrics gut an.

Folgende Techniken bewähren sich:

Zur postisometrischen Relaxationstherapie des M. infraspinatus (schmerzhaft bei Außenrotation gegen Widerstand) sitzt der Patient. Er abduziert den Arm bis zur Horizontalen und läßt den Unterarm vertikal herabhängen. Der Behandler faßt den Arm oberhalb und unterhalb des Ellbogens, verstärkt die Innenrotation soweit es geht, fixiert diese Position gegen leichten Widerstand des Patienten im Sinne einer Außenrotation und forciert in der anschließenden Entspannungsphase die Innenrotation etwas weiter. Die nun erreichte verbesserte Innenrotationsposition dient jeweils als Ausgangspunkt für anzuschließende Wiederholungen dieses

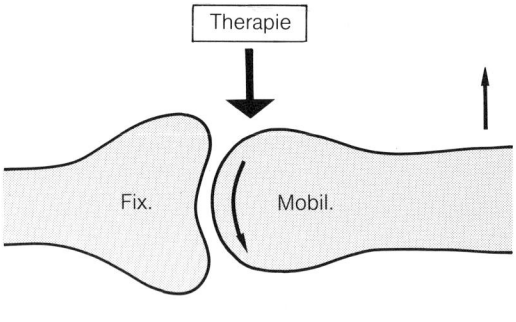

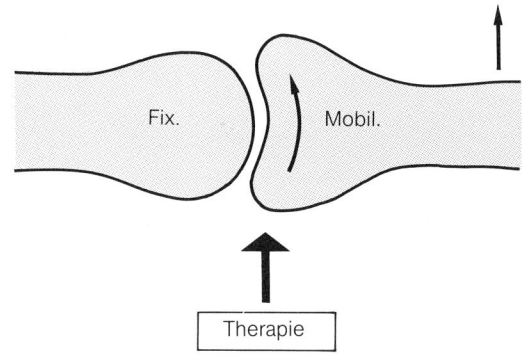

Abb. 98   Konvex-Konkav-Regel nach *Kaltenbach*

Vorgangs. Die Dehnungsbehandlung des M. supraspinatus erfolgt ebenfalls am sitzenden Patienten. Der im Ellbogen gebeugte und voll adduzierte Arm liegt mit pronierter Hand so hoch am Rücken wie möglich. Der Behandler verstärkt diese Einstellung und läßt unter Fixierung der Endstellung isometrisch im Abduktionsinn innervieren. Nach ca. 6 bis 10 Sekunden erfolgt in Entspannung die Dehnung des Muskels durch Höherschieben der Grundeinstellung des gebeugten Armes.

Der M. subscapularis wirkt hauptsächlich als Innenrotator. Sein wesentlichster Gegenspieler ist der M. infraspinatus. Die Einstellung des Armes zur postisometrischen Relaxation erfolgt ebenfalls in Abduktion bis zur Horizontalen, aber mit dem Unterschied, daß der im Ellbogengelenk gebeugte Unterarm nach oben weist. Der Behandler faßt den Arm und forciert die Grundeinstellung in Richtung Außenrotation. Isometrischer Widerstand und postisometrische Dehnung laufen entsprechend ab.

Myotendinopathien in der langen Bizepssehne verursachen ebenfalls Schulterschmerzen. Zur Dehnung dieses Muskelanteils *(Abb. 99)* sitzt der Patient, den Arm der erkrankten Seite am Rücken haltend. Unter Pronation wird die Hand bis zur gegenüberliegenden Glutäalregion geführt, dort die Pronation so weit wie möglich verstärkt und dann vom Patienten im Sinne einer Supinationsbewegung isometrisch angespannt. Die Entspannungsphase dient zur neuerlichen und erweiterten Pronation unter gleichzeitigem Kaudalziehen der Hand.

Die reine rhythmische Mobilisation hat keine allzugroße Bedeutung. Da bei Bewegungsstörungen des Schultergelenks das translatorische Kaudalgleiten des Humeruskopfes meistens eingeschränkt ist, erscheint nur diese entsprechende Mobilisation sinnvoll. Der Behandler erfaßt mit einer Hand von hinten ellbogennahe den rechtwinklig gebeugten Unterarm des sitzenden Patien-

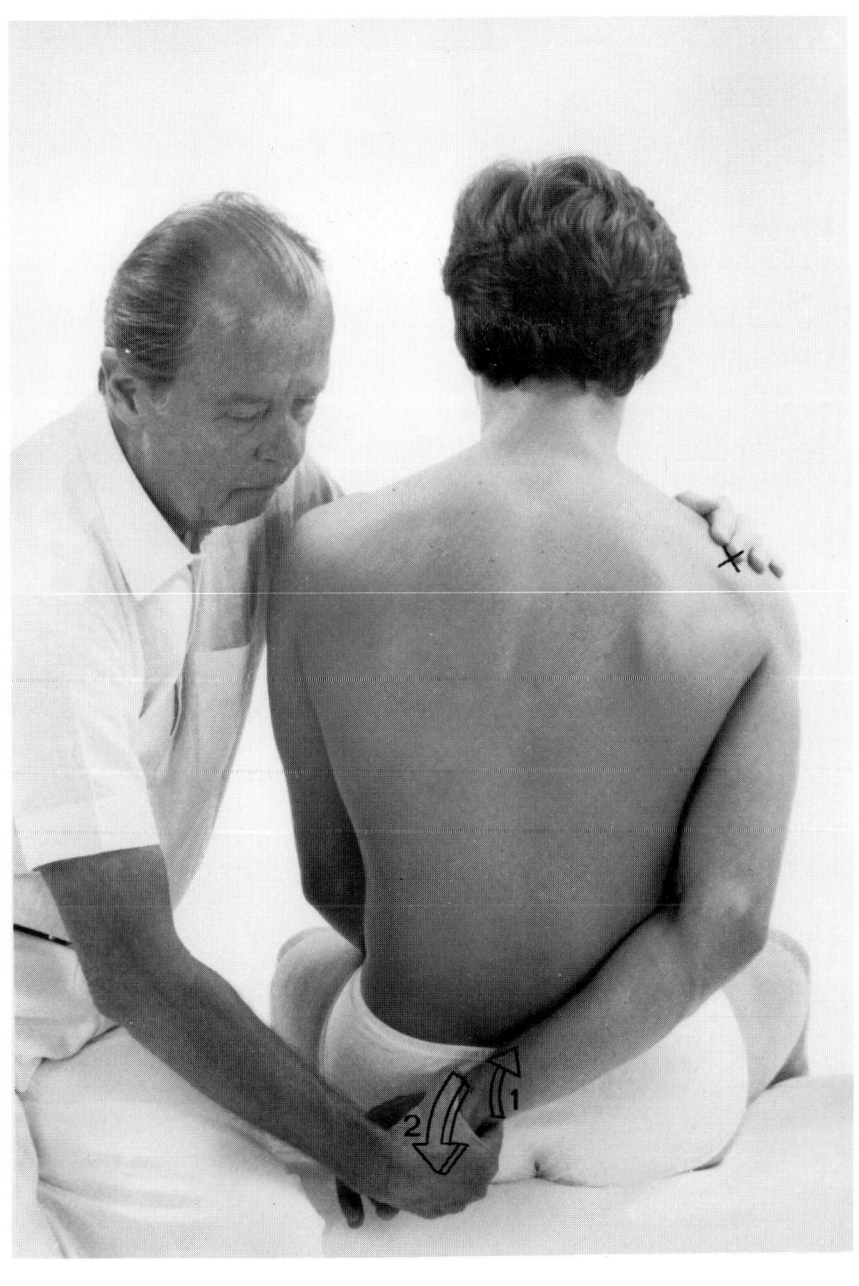

Abb. 99   Dehnung
der langen Bizepssehne.

ten, abduziert den Arm bis etwa 60 Grad und gibt in dieser Ausgangseinstellung mit der anderen Hand, ganz proximal am Humerus und knapp lateral des Acromion Kontakt nehmend, rhythmische, streng kaudal gerichtete Impulse.

Für die Ellenbogenregion kommen manualmedizinische Behandlungen vor allem bei den doch sehr häufigen Epikondylitiden in Frage, wobei angemerkt werden darf, daß hier die Kombination aus Infiltrationsbehandlungen und Isometrics besonders gute Erfolge bringt.

Die Epicondylitis radialis ist von Verspannungen der Extensorengruppe und des Supi-

nators begleitet und weist meist eine Blockierung im Radiusköpfchengelenk auf. Dementsprechend wird die Behandlung ausgerichtet. Durch die Supinatorverspannung ist die Pronation bei fixiertem Ellbogen eingeschränkt. Um dagegen einzuwirken, eignet sich folgende Technik *(Abb. 100):* Bei gestrecktem Ellbogen wird die vor dem Körper liegende Hand möglichst weit in Pronation gedreht und so fixiert. Die isometrische Aktivierung geschieht im Sinne einer leichten Supination gegen den Widerstand. In der Relaxationsphase bringt die passive Verstärkung der Pronation die Dehnung des Supinators. Angegeben wird auch eine Technik bei gebeugtem

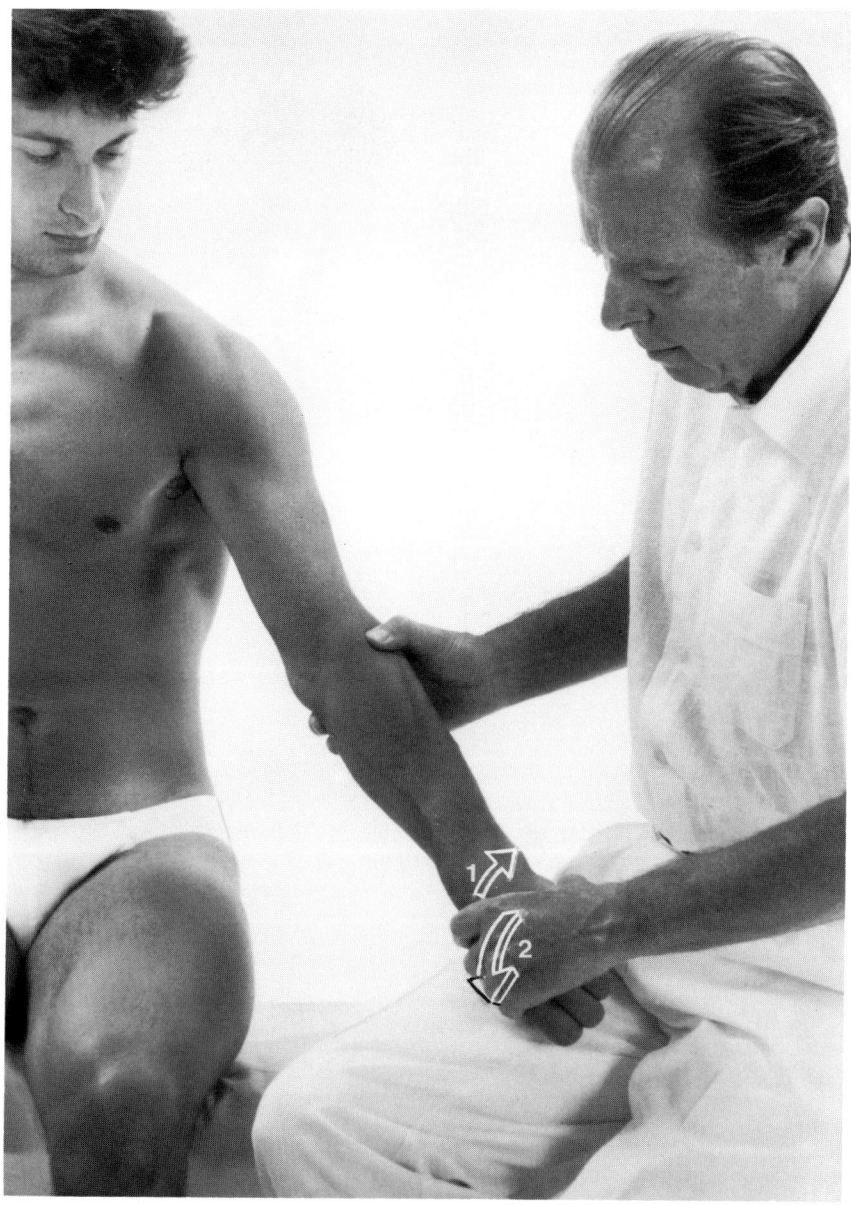

Abb. 100   Dehnung des
M. supinator

Ellbogen, eine Variante, die von den Autoren für nicht so effizient gehalten wird. Gleiches gilt für die Dehnungsbehandlung der Extensoren.

Um die Extensoren zu dehnen, geht man so vor, daß bei gestrecktem Ellbogen in Handgelenk und Fingergrundgelenken eine maximale passive Flexion gesetzt wird *(Abb. 101)*.

Widerstand im Sinne der Extension und anschließende Beugeverstärkung folgen in gewohnter Weise. Zur Mobilisation des Radiusköpfchens selbst legt der Patient den abgewinkelten Unterarm auf eine Unterlage. Der Behandler faßt im Gabelgriff mit parallel zum Knochenverlauf flach angelegtem Daumen und Zeigefinger den Radius knapp distal des Köpfchens. Die andere Hand fixiert den distalen Oberarm. Die Mobilisation wird durch rhythmisches dorsales und ventrales Verschieben des proximalen Radiusanteiles bewirkt.

Bei der Epicondylitis ulnaris sind die Fingerbeugermuskeln auf der Ulnarseite des Unterarms verspannt (Abb. 102). Die Behandlung erfolgt bei gebeugtem Ellbogen und maximal dorsal flektierter sowie pronierter Hand mit beugeseitig gerichtetem Widerstand und

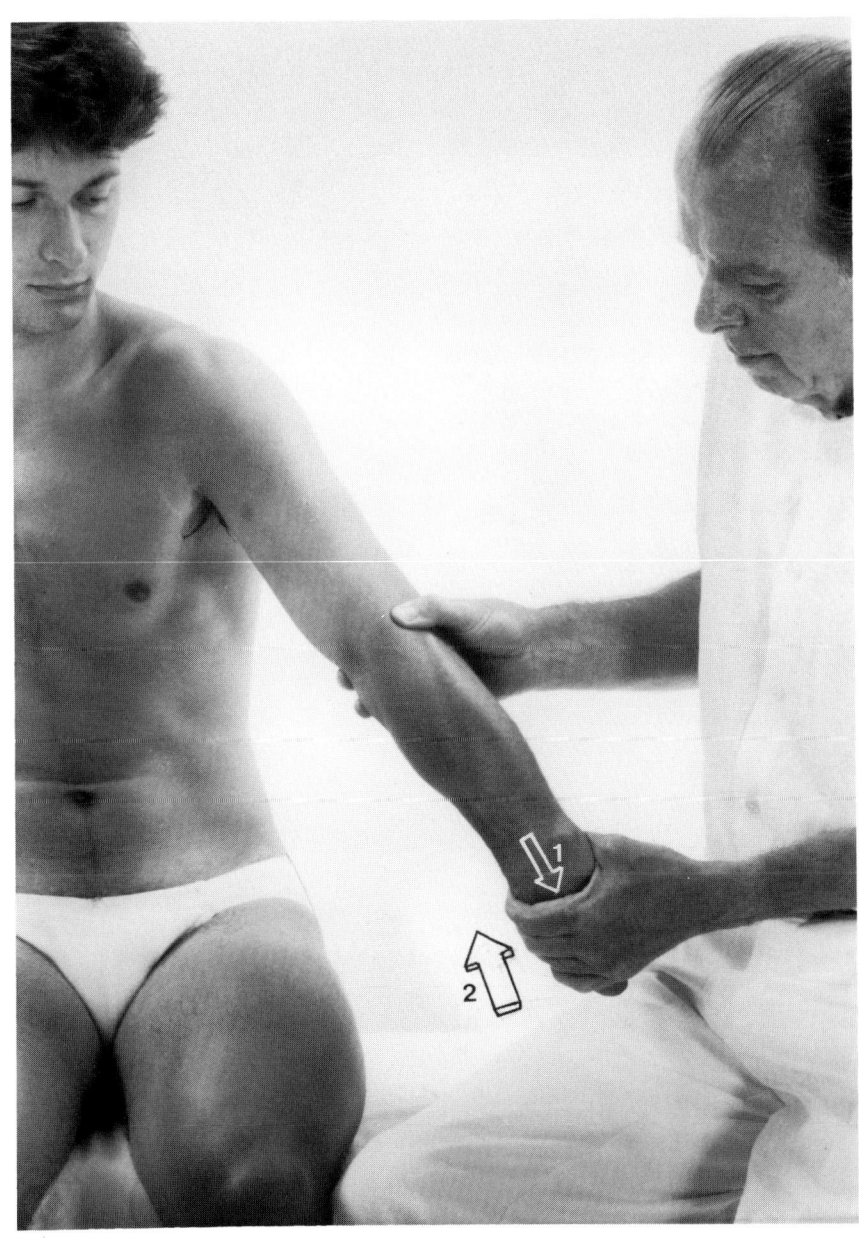

Abb. 101   Dehnung der Unterarmextensoren

anschließender Verstärkung von Dorsalflexion und Pronation.

Sowohl bei radialer als auch bei ulnarer Epikondylitis lassen sich die vorgestellten Isometrics sinngemäß als Selbstbehandlungen ausführen. Die Widerstandssetzung und Dehnung wird mit der Hand der gesunden Seite gesetzt.

Die im Handgelenkbereich besonders nach Prellungen oder längeren Ruhigstellungsmaßnahmen mit Gipsverbänden oder Schienen resultierenden Funktionsstörungen und begleitende Schmerzen sprechen auf mobilisierende Behandlungen gut an. Zur Mobili-

sierung legt der Patient seinen Unterarm mit der Volarseite auf den Behandlungstisch, das Handgelenk schneidet mit der Tischkante ab (Abb. 103). Eine Hand des Therapeuten fixiert den Unterarm knapp proximal des Handgelenks auf dem Tisch, die andere umgreift von oben Carpus und Metacarpus. Unter leichter Traktion mobilisieren nun rhythmische volar gerichtete Impulse im Sinne einer Parallelverschiebung der Gelenkflächen das Handgelenk.

Die gleiche Technik läßt sich ebenso bei Lagerung des Unterarms auf der Dorsalseite oder Radial- sowie Ulnarseite einsetzen und

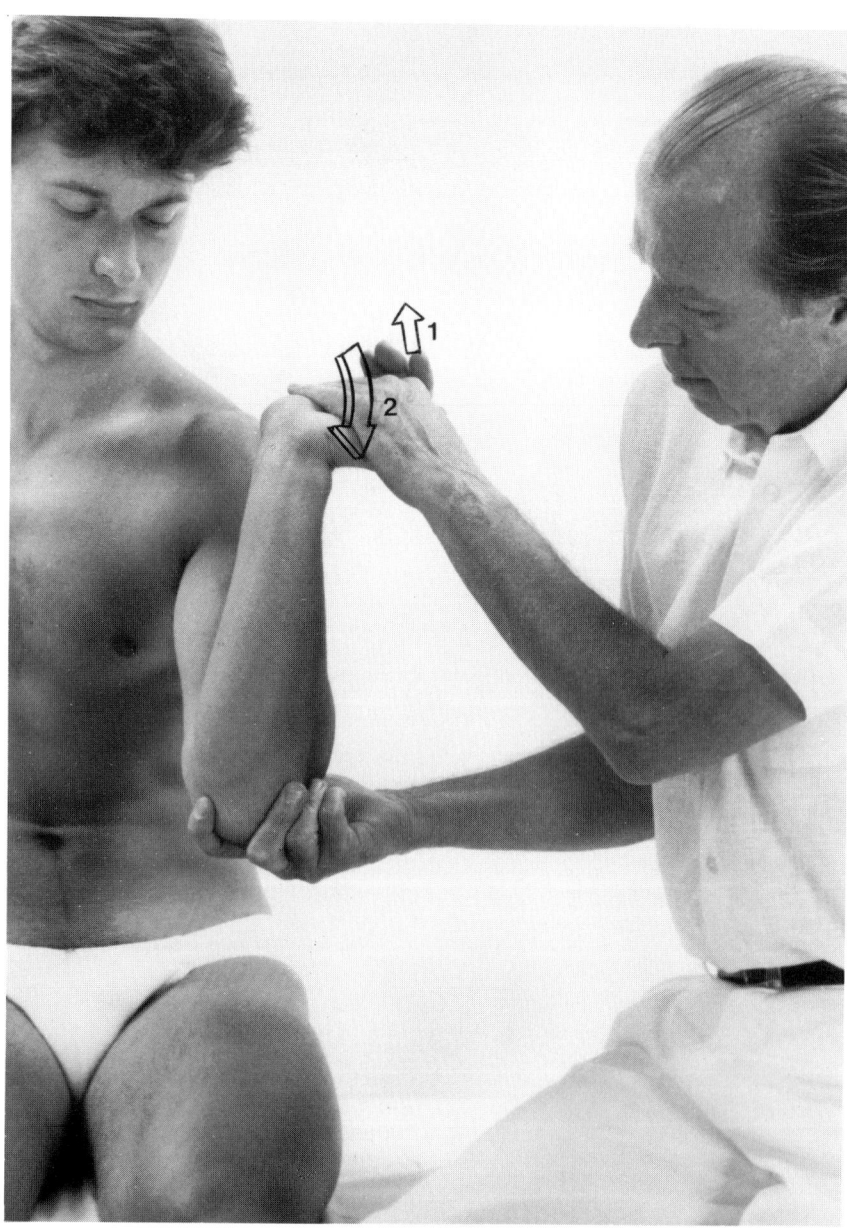

Abb. 102 Dehnungsbehandlung bei Epicondylitis ulnaris

solcherart das Handgelenk entsprechend der Konvex-Konkav-Regel nach Feststellung der Funktionsstörungsrichtung behandeln.

Zur Behandlung der Fingergelenke faßt eine Hand des Therapeuten, den Unterarm gegen den eigenen Körper oder eine Unterlage fixierend, die Finger proximal des zu behandelnden Fingergelenkes an. Die andere Hand packt distal davon im Gabelgriff mit Daumen und Zeigefinger zu. Aus dieser Ausgangsstellung lassen sich dann die Fingergelenke sowohl traktorisch als auch volardorsal parallel verschiebend mobilisieren.

6.5.11 Behandlungstechniken für die Becken-Bein-Region

Schmerzsyndrome dieser Region bereiten oft differentialdiagnostische Schwierigkeiten, und die Abgrenzung gegenüber vertebragenen Schmerzformen setzt eine genaue strukturbedachte Funktionsuntersuchung voraus.

Dabei erweisen sich nicht nur das Hüftgelenk, sondern auch muskuläre Strukturen als häufige Verursacher lokalisierter, aber auch ischialgiformer Schmerzen. Bevorzugt sollte man hier denken an:
- M. iliopsoas,
- M. glutaeus max. et med.,
- M. piriformis,
- die ischiokrurale Muskulatur.

Zur manualmedizinischen Behandlung eignen sich wiederum postisometrische Relaxationsbehandlungen bestens.

Soll der verkürzte und verspannte M. iliopsoas entsprechend behandelt werden *(Abb. 104 a)*, liegt der Patient in Rückenlage, mit dem Gesäß, am untersten Tischrand. Das Bein der freien Seite wird zur Brust gewinkelt und in dieser Lage vom Patienten mit beiden Händen festgehalten, um das Becken zu fixieren. Gegen das andere frei hängende Bein gibt der Behandler während der flektorischen, isometrischen Aktivierung oberhalb des Kniegelenks Widerstand. In der Entspannungsphase wird das schwerkraftbedingte

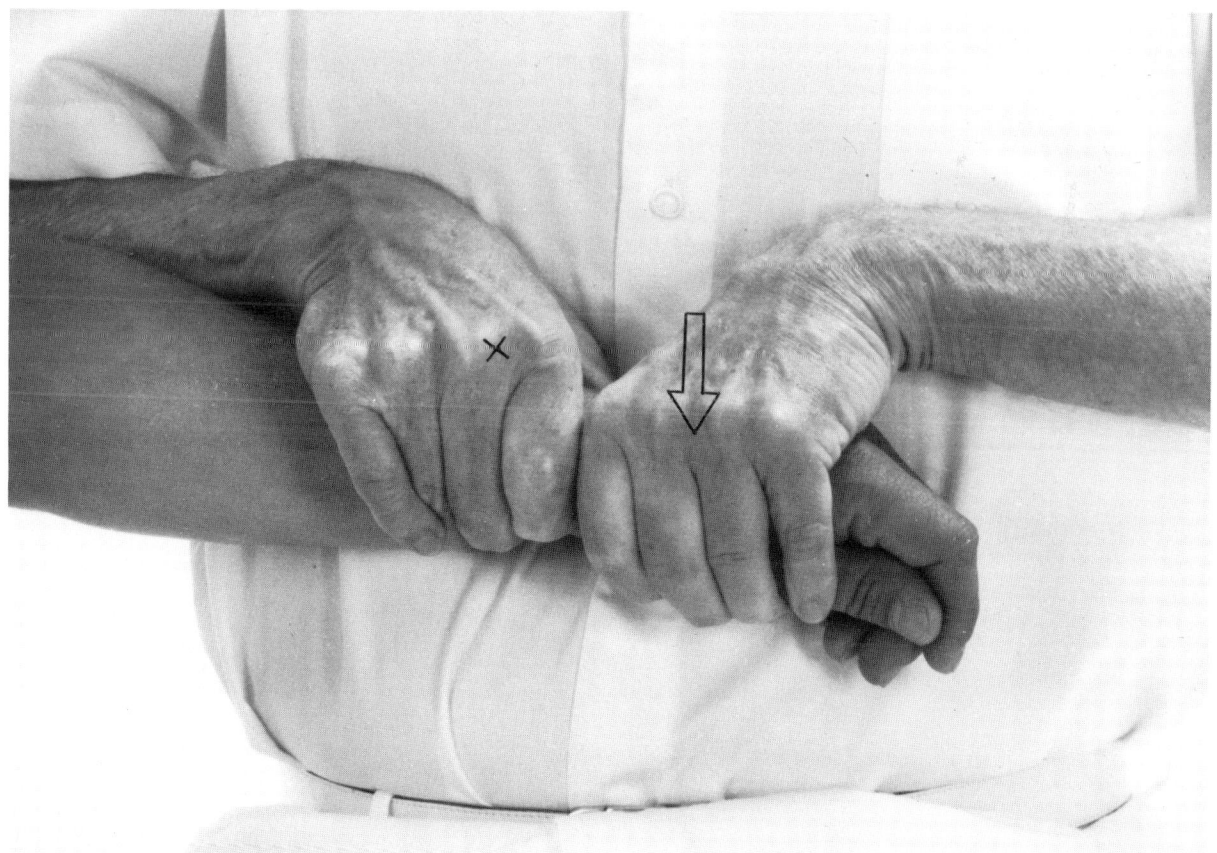

Abb. 103   Mobilisationsbehandlung des Handgelenkes

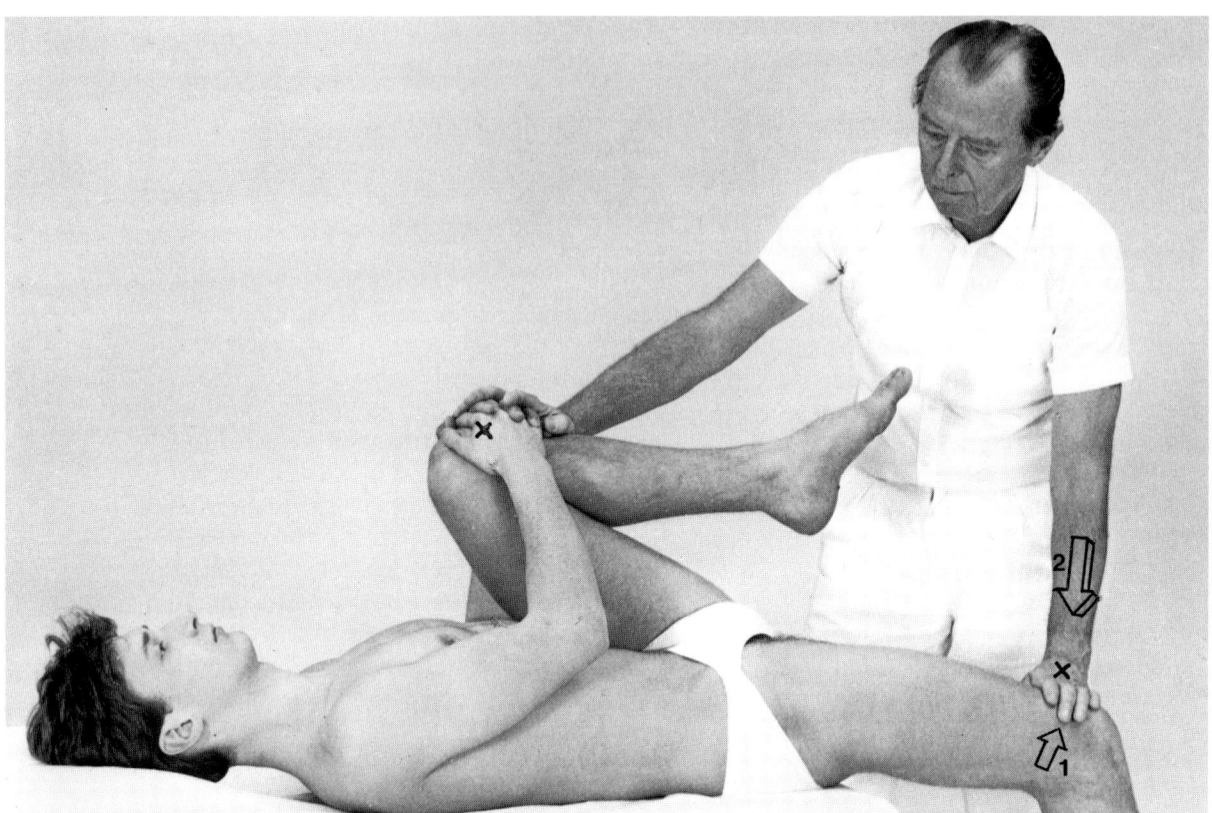

Abb. 104 a   Postisometrische Psoasdehnung

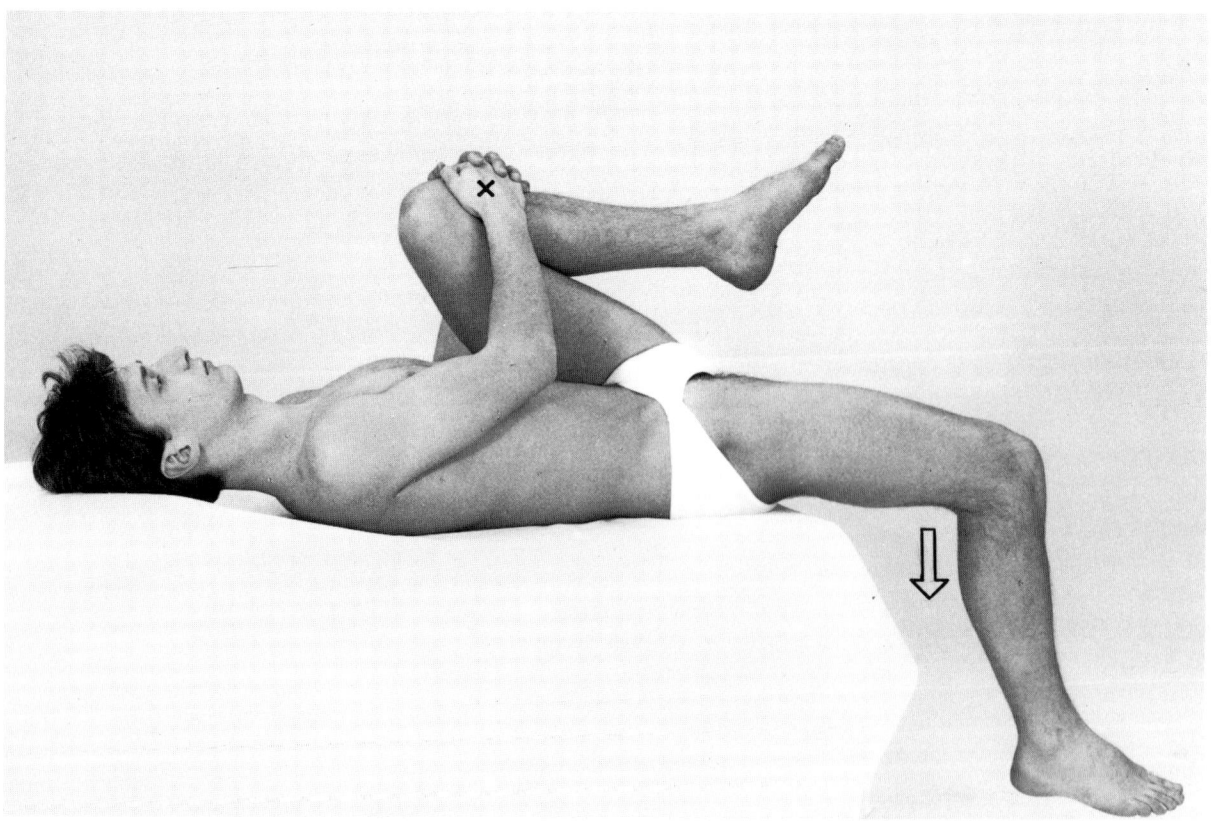

Abb. 104 b   Selbstbehandlung bei Psoasverkürzung

Absinken des Beines durch leichten kaudalgerichteten Druck der Therapeutenhand auf das Knie unterstützt. Wie bei allen bereits vorgestellten Isometrics ist eine mehrmalige Wiederholung des Behandlungsvorganges notwendig.

Die Selbstbehandlung *(Abb. 104 b)* geht von der gleichen Lagerung und auch Fixierung des kontralateralen Beines aus. Das frei hängende Bein wird lediglich gegen die Schwerkraft isometrisch aktiviert und durch dieselbe in der Entspannungsphase gedehnt.

Die Spannungen des M. glutaeus maximus imponieren gerne getarnt als Steißbeinschmerz, und die entsprechende Dehnbehandlung sollte deswegen bei Kokzygodynien zur Therapie gehören. Dazu liegt der Patient in Bauchlage *(Abb. 105 a,b)*, die Beine innen rotiert, also mit nach außen gerichteten Fersen, um den Muskel in die beste Ausgangposition zu bringen. Mit Kreuzgriff bringt der Behandler die Gesäßhälften nach kranial-lateral. Am Ende dieser Einstellung erfolgt die isometrische Aktivierung gegen die fixierenden Hände durch den Versuch, das Gesäß zusammenzukneifen. Anschließend wird der Glutäus weiter leicht kraniallateralwärts gedehnt.

Bei der Selbstbehandlung führt der Patient Halten und Dehnen mit den eigenen Händen aus.

Zur Behandlung des M. glutaeus medius, dessen Verspannung häufig am Zustandekommen von Koxalgien beteiligt ist, liegt der Patient auf dem Rücken, das Bein der kranken Seite ausgestreckt und maximal adduziert, das andere im Knie gebeugt, gekreuzt neben das darunterliegende Bein aufgesetzt *(Abb. 106)*. Der Therapeut steht an der gesunden Seite und fixiert mit einer Hand die gegenüberliegende Beckenschaufel von oben, die andere verstärkt die Adduktion so weit wie möglich. Fixierung, Widerstand und Dehnung erfolgen sinngemäß.

Zur Behandlung des M. piriformis liegt der Patient auf dem Bauch, das Bein der kranken Seite im Kniegelenk rechtwinklig gebeugt, den Unterschenkel möglichst weit nach außen fallen lassend (Innenrotation im Hüftgelenk, *Abb. 107*). Der Behandler gibt über der medialen Knöchelgegend Widerstand gegen den isometrischen außenrotatorischen Druck. In der Entspannungsphase wird über die Kontakthand der schon durch das Eigengewicht des Unterschenkels größer werdende Innenrotationswinkel zusätzlich leicht vergrößert.

Verspannungen der ischiokruralen Muskulatur verursachen ischiasähnliche Beschwerden und zeigen bei der Untersuchung ein pseudopositives *Lasègue*sches Zeichen, das über die Muskeldehnung zur Auslösung kommt. Die dementsprechende Ausgangslage zur Behandlung gleicht mit gehobenen und im Knie gestreckten Bein der *Lasègue*schen Prüfung. Am Ende des erreichbaren Beinhebewinkels wird gegen die führende Hand des Therapeuten gegensinnig isometrisch aktiviert und im Anschluß durch Winkelvergrößerung gedehnt.

Die Selbstbehandlung ist unter sinngemäßer Verwendung eines Riemens oder eines Handtuches ausführbar.

Die gestörte Beweglichkeit des Hüftgelenkes an sich läßt sich ebenfalls durch geeignete Mobilisationsgriffe verbessern. Am gebräuchlichsten sind zwei translatorische Techniken, die empfehlenswert sind und folgendermaßen ausgeführt werden können:

Der Patient liegt auf dem Rücken, der Therapeut steht zu seinen Füßen und umgreift das zu behandelnde Bein mit beiden Händen knapp über dem Sprunggelenk so, daß die Daumen oben liegen. Dann wird das gestreckte Bein leicht angehoben (ca. 30 Grad), 15° abduziert und 15° außenrotiert. In der damit eingestellten Ruhestellung des Hüftgelenks sind die traktorischen Impulse, die aus einfachem Verlagern des Körpergewichtes nach dorsal resultieren, am wirkungsvollsten. Um ein Mitrutschen des Patienten auf glatten Unterlagen zu verhindern, kann ein zwischen den Beinen um das Hüftgelenk geführter und oben am Tisch befestigter Riemen Verwendung finden. Manche Behandlungstische besitzen in der Mitte der Liegefläche eine Aussparung für einen dort einsetzbaren gepolsterten walzenförmigen Gegenhalt, der, zwischen den Beinen plaziert, ein Wegrutschen des Patienten bei Traktionsbehandlungen der unteren Extremitäten gleichfalls verhindert.

In modifizierter Form ausgeführt, setzt der traktorische Impuls in unmittelbarer Gelenknähe an *(Abb. 108)*. Dazu setzt sich der Behandler seitlich auf den Tisch, legt die Kniekehle des zu behandelnden Beines auf seine tischseitige Schulter und umfaßt beid-

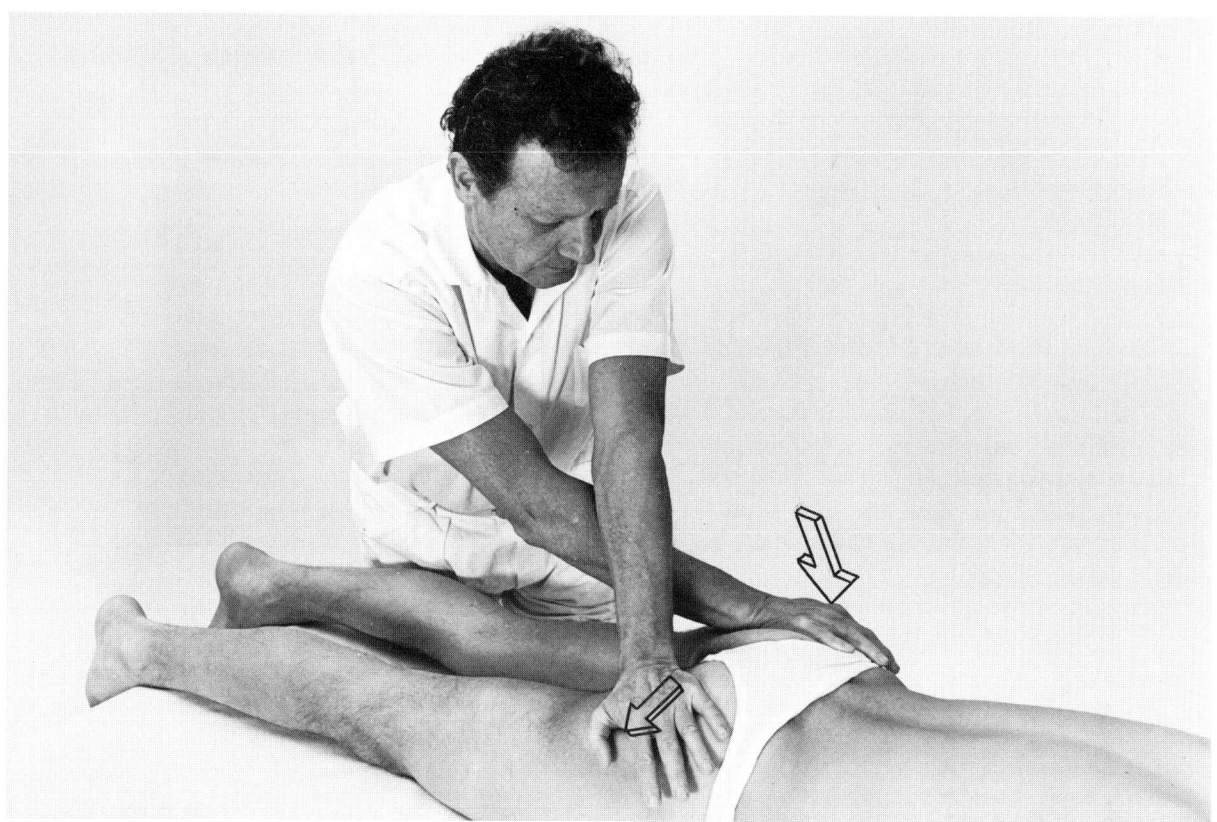

Abb. 105a   Postisometrische Dehnung des M. gluteaus maximus

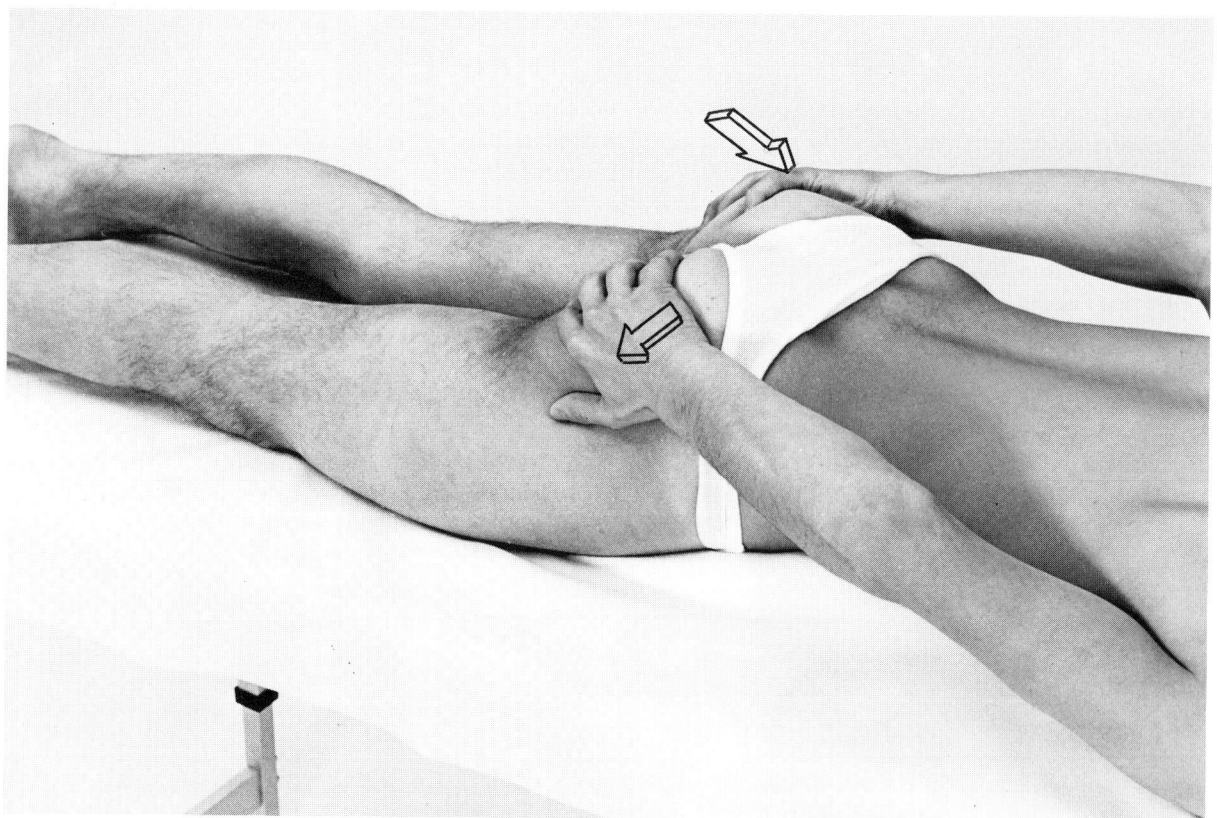

Abb. 105b   Selbstbehandlung des M. gluteaus maximus

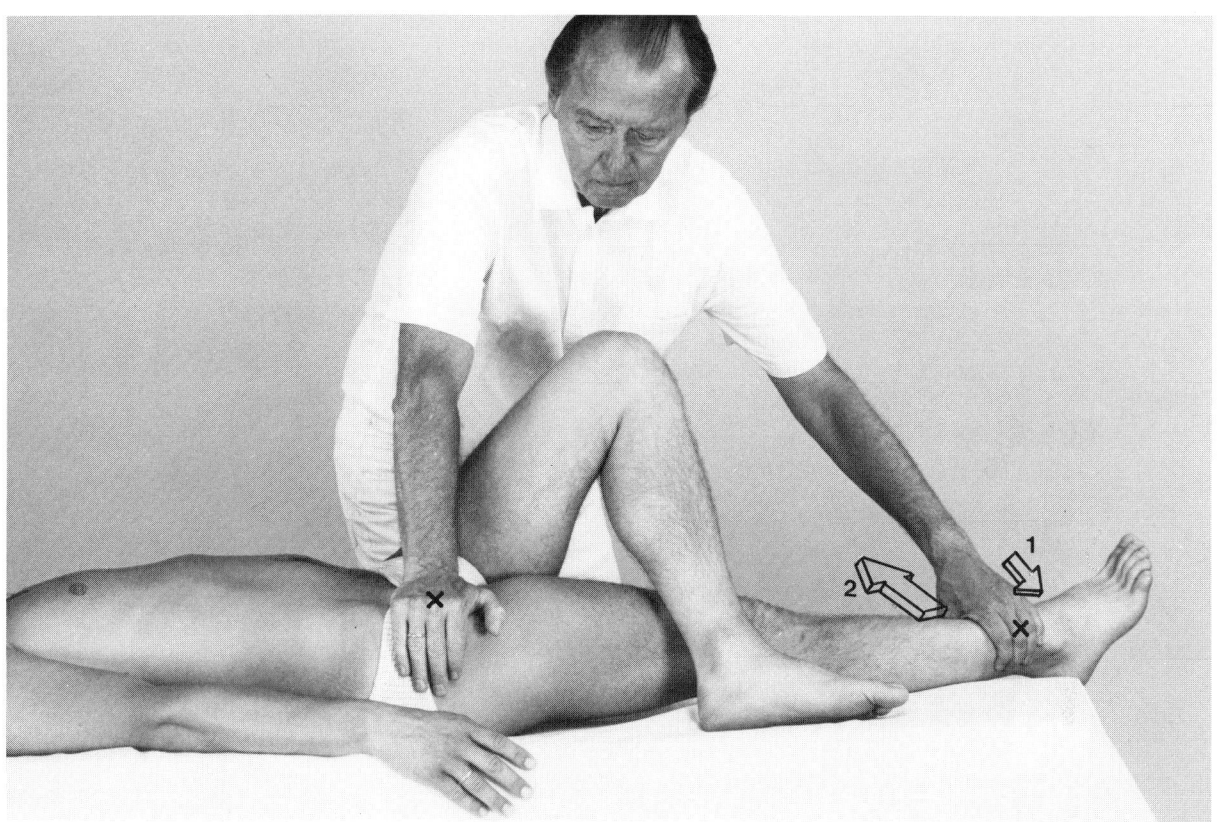

Abb. 106   Dehnung des M. glutaeus medius

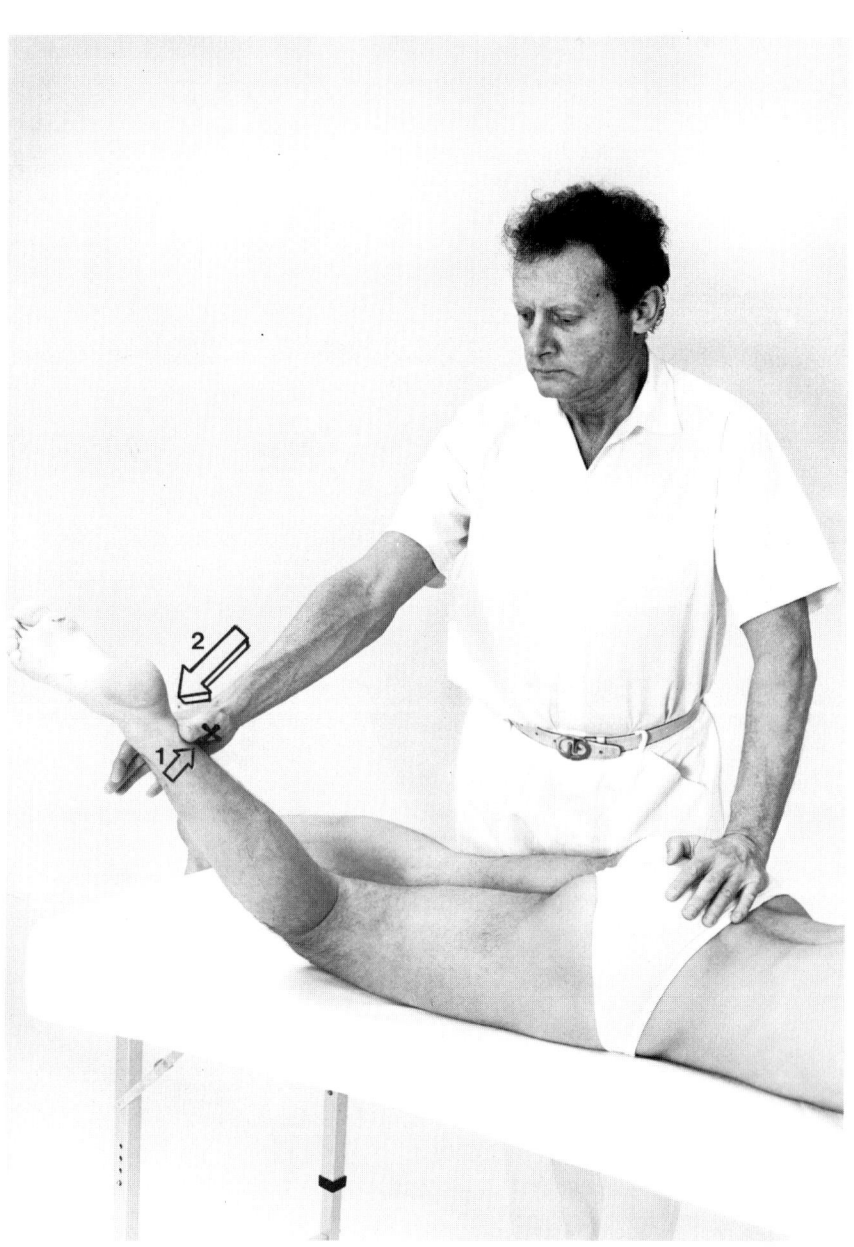

Abb. 107
Dehnung des
M. piriformis

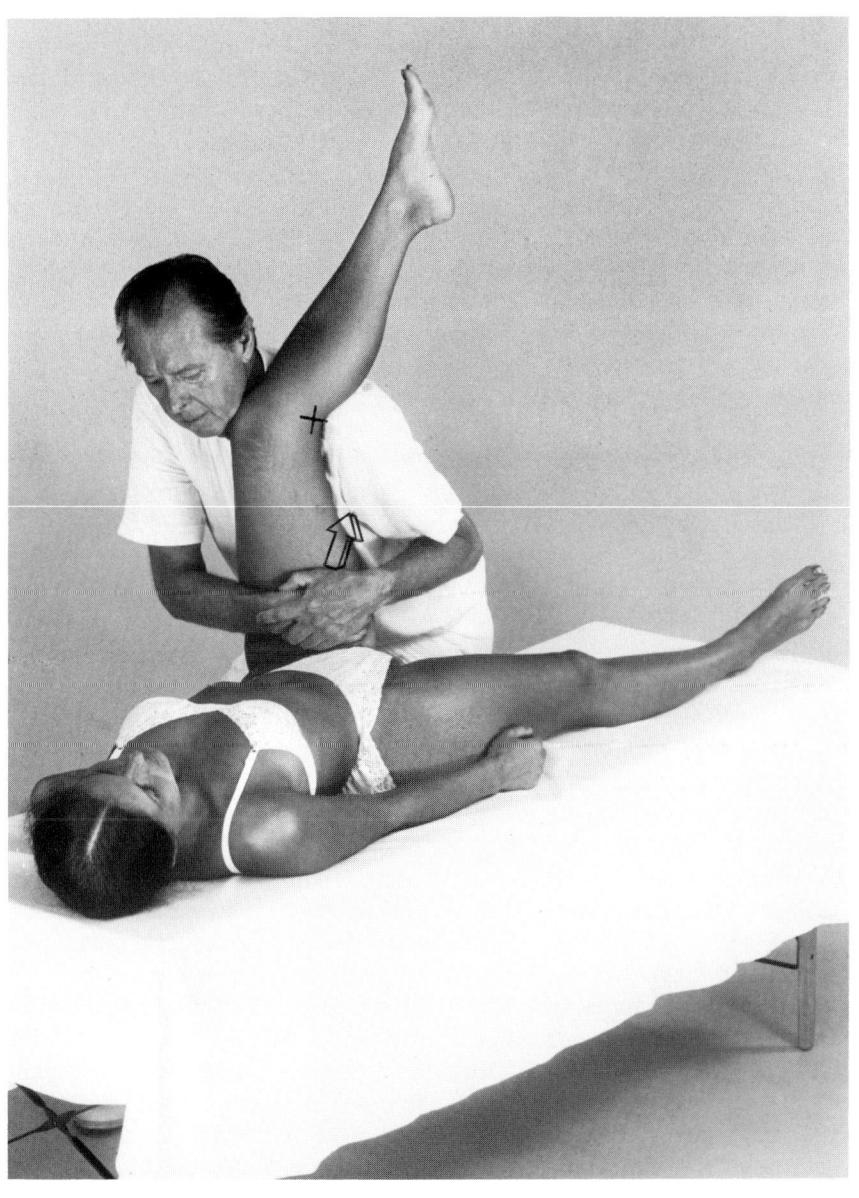

Abb. 108   Mobilisation
des Hüftgelenks

händig den Oberschenkel mit unter der Leistenbeuge ineinander verschränkten Fingern. Die Richtung der Traktionsimpulse geht nach distal und lateral, in etwa der Längsachse des Schenkelhalses entsprechend.

Funktionsstörungen und begleitende Beschwerden der Kniegelenke reagieren ebenfalls auf Mobilisationsbehandlungen. Folgende Techniken gehören in das zugehörige Repertoire.

Der Patient liegt auf dem Rücken. Das Bein des zur Behandlung ausersehenen Kniegelenkes ist gebeugt und mit dem Fuß auf dem Tisch aufgesetzt (Abb. 109). Der Therapeut setzt sich seitlich und dem Patienten zugewandt auf Tisch und Vorfuß des gebeugten Beines. Den solcherart fixierten Unterschenkel umfaßt er dann mit beiden Händen knapp distal des Gelenksspaltes, die Daumen parallel zueinander längs des Ligamentum patellae, die Finger unter der Kniekehle. In dieser Position lassen sich nicht nur die Kreuzbänder prüfen (Schubladenzeichen), sondern bei Bewegungsbehinderungen im Kniegelenk auch Mobilisationen ausführen. Wiederum entsprechend der Konvex-Konkav-Regel wird dazu bei Flexionsstörungen der Tibiakopf rhythmisch dorsalwärts, bei gleichzeitiger Extensionshemmung auch ventralwärts translatorisch mobilisiert.

Da bei nahezu allen mobilisationsbedürftigen Kniegelenken auch die Beweglichkeit bzw. das Gleiten der Patella mitgestört ist, berücksichtigt der nächste Behandlungsschritt diese Region. Die Technik ist einfach. Am gestreckten aber entspannten Bein wird die Patella von proximal mit den Handballen im Sinne einer Hobelbewegung wiederholt nach kaudal geschoben.

Im nächsten Behandlungsschritt werden in maximal möglicher Kniegelenksflexion Innen- und Außenrotation verstärkt. Das zu behandelnde Bein ist dazu im Kniegelenk stark und im Hüftgelenk um 90 Grad gebeugt. Mit einer Hand umgreift der Behandler mit Daumen und Zeigefinger gabelförmig den Gelenksspalt und hält das Kniegelenk, die andere Hand führt, den Unterschenkel distal umfassend, unter Innenrotierung des Fußes eine verstärkte Flexion aus, wobei die Ferse etwa 20 cm lateral der Hüfte geführt wird. Im Anschluß wiederholt man den Vorgang in Außenrotation mit Führung der Ferse in Richtung der kontralateralen Hüfte. Die so ausgeführte rhythmisch wechselnde Flexion in Innen- und Außenrotation kann bei endgradiger Einschränkung der Flexion mit einem Manipulationsimpuls abgeschlossen werden, der nach entsprechender Vorspannung aus einem kurzen impulsartigen Flexionsdruck besteht. Verständlicherweise ist hier besonders vorsichtiges Agieren angezeigt.

Bei Einklemmungen des medialen Meniskus und nicht zu starker Reizsituation ist ein zarter Repositionsversuch gerechtfertigt. Der Patient liegt auf dem Rücken, das Bein im leicht gebeugten Hüftgelenk innenrotiert, das Kniegelenk ebenfalls etwas flektiert. Der Behandler steht seitlich des Patienten. Eine Hand ergreift die Ferse und hält das Bein, die andere liegt lateral am Kniegelenk. Während diese Hand einen kontinuierlichen medialwärts gerichteten Druck ausübt, wird der Patient aufgefordert, das Kniegelenk unter Traktionshilfe über die fersenführende Hand langsam zu strecken.

Einklemmungen des lateralen Meniskus erfordern eine ähnliche Technik, nur ist dazu das Bein im Hüftgelenk leicht außenrotiert, und die am Kniegelenk plazierte Hand übt im Zuge der Streckphase einen von medial nach lateral gezielten Druck aus.

Schmerzen im Fibulaköpfchenbereich sind meistens durch eine Myotendinopathie des dort inserierenden M. bizeps femoris verursacht. Manualmedizinisch läßt sich dagegen eine postisometrische Relaxationsbehandlung erfolgversprechend einsetzen (Abb. 110). Dazu erfaßt der Therapeut den Fuß der kranken Seite und beugt das im Knie gestreckte Bein im Hüftgelenk unter zunehmender Innenrotation des Fußes bis zur noch schmerzfrei erreichbaren Endstellung. Nach gegensinniger isometrischer Aktivierung erfolgt die Dehnung über eine Verstärkung von Beugung und Innenrotation.

Funktionsstörungen der Fußgelenke, vor allem posttraumatischer Art, aber auch statisch bedingte Fußbeschwerden stellen ein weiteres dankbares Anwendungsgebiet für Mobilisationsbehandlungen dar.

Zur Mobilisation des oberen Sprunggelenkes liegt der Patient auf dem Rücken, das im Kniegelenk gebeugte Bein so aufgestellt, daß die Ferse mit dem Tisch Kontakt hat (Abb. 111). Den Vorfuß fixiert der Therapeut, mit seiner anderen Hand umgreift er von oben

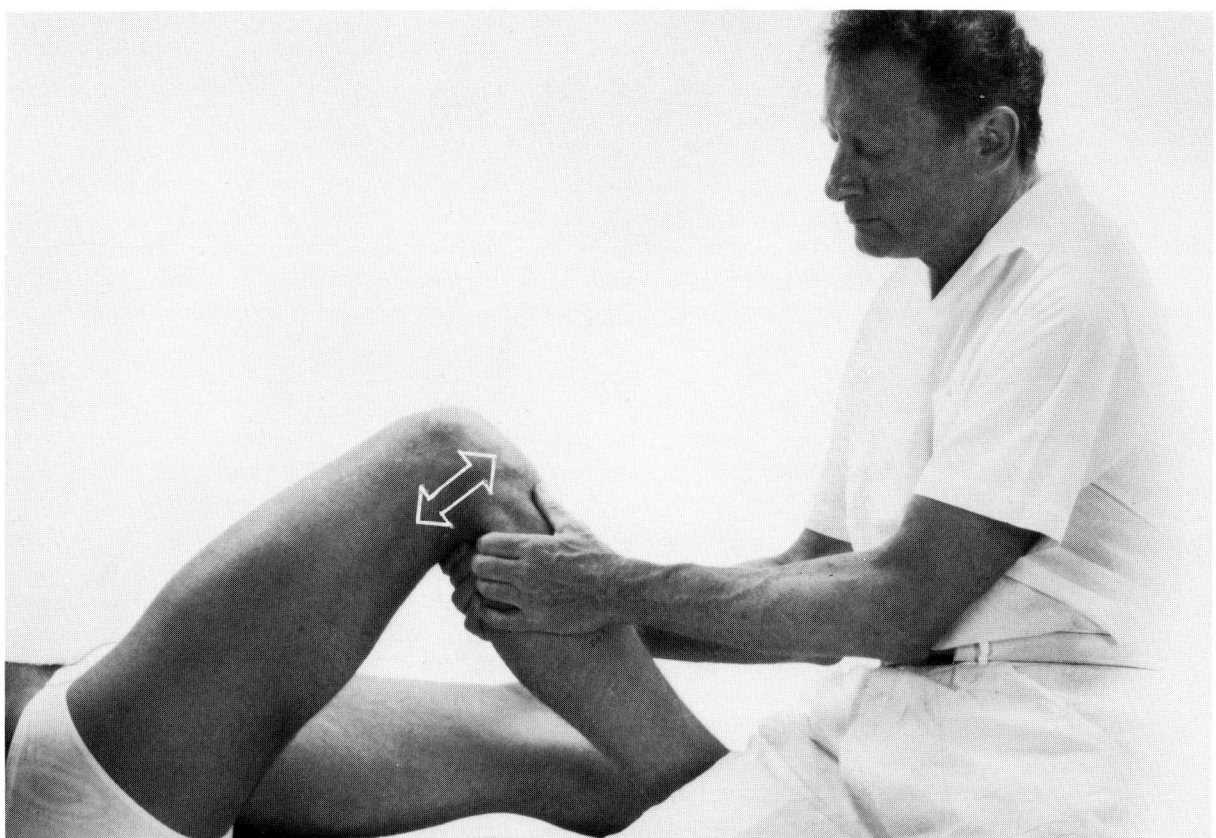

Abb. 109   Translatorischer Test und Mobilisation des Kniegelenks

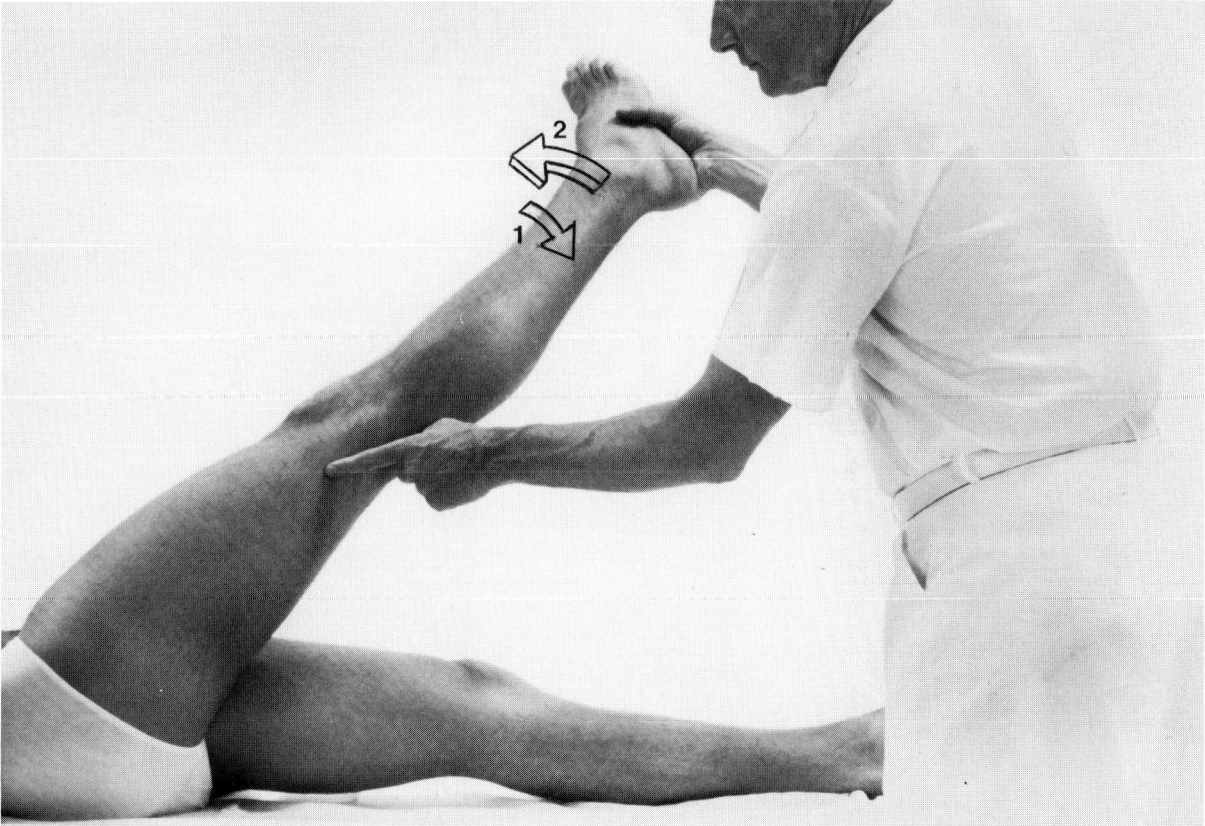

Abb. 110   Dehnungsbehandlung des M. biceps femoris bei schmerzhaftem Fibulaköpfchen

den distalen Unterschenkel und führt bei Störungen der Plantarflexion rhythmische nach dorsal gerichtet Schubbewegungen aus. Liegt eine eingeschränkte Dorsalflexion vor, liegt das zu behandelnde Bein flach auf dem Tisch. Fuß und Ferse ragen frei über den unteren Tischrand, eine Hand umgreift von lateral das Fersenbein, die andere von oben medial die Gegend der Talusrolle. Bei der Mobilisation wird der Talus im Sprunggelenk rhythmisch nach dorsal gedrückt.

Ergänzend dazu bewährt sich bei eingeschränkter Ventral- und Dorsalflexion eine zusätzliche traktorische Technik. Die Lagerung des Fußes entspricht der letztgenannten Einstellung mit leichter Spitzfußstellung. Beide Therapeutenhände umfassen von lateral und medial den Fuß, die Finger verschränkt oder überlappend mit der Kleinfingerseite in Gelenkshöhe, Daumen und Daumenballen an der Fußsohle. Der traktorische Mobilisationszug ist genau distalwärts auszurichten. Nach entsprechender traktorischer Vorspannung kann durch eine ruckartige kurze Traktionsübersteigerung abschließend ein Manipulationsimpuls gesetzt werden. Die behinderte Pro- und Supinationsbeweglichkeit, die auf eine Funktionsstörung im unteren Sprunggelenk hinweist, behandelt man in Bauchlage des Patienten. Der Fuß ragt nun mit der Ferse nach oben etwas über den unteren Tischrand hinaus, aber nur so weit, daß der Talus durch die Tischkante noch fixiert bleibt. Der nach distal gerichtete Mobilisationsschub wird nach Umgreifen des Fersenbeines mit dem Handballen ausgeführt.

Die Zehengrundgelenke ähneln anatomisch den Fingergelenken und werden demzufolge in analoger Weise mobilisiert. Bei den sehr häufigen Spreizfußbeschwerden wirken sich über die Metatarsalia und die Zehengrundgelenke geführte Mobilisationsimpulse günstig aus. Während eine Hand am aufgesetzten Fuß mit obenliegendem Daumen von medial den 1. Strahl fixiert, mobilisiert die ebenso von lateral angesetzte andere Hand über den 2. Strahl durch rhythmische, parallel verschiebende, plantar gerichtete Impulse. Durch Umsetzen der Handkontakte lassen sich in gleicher Weise die Abschnitte vom 2. bis zum 5. Strahl behandeln.

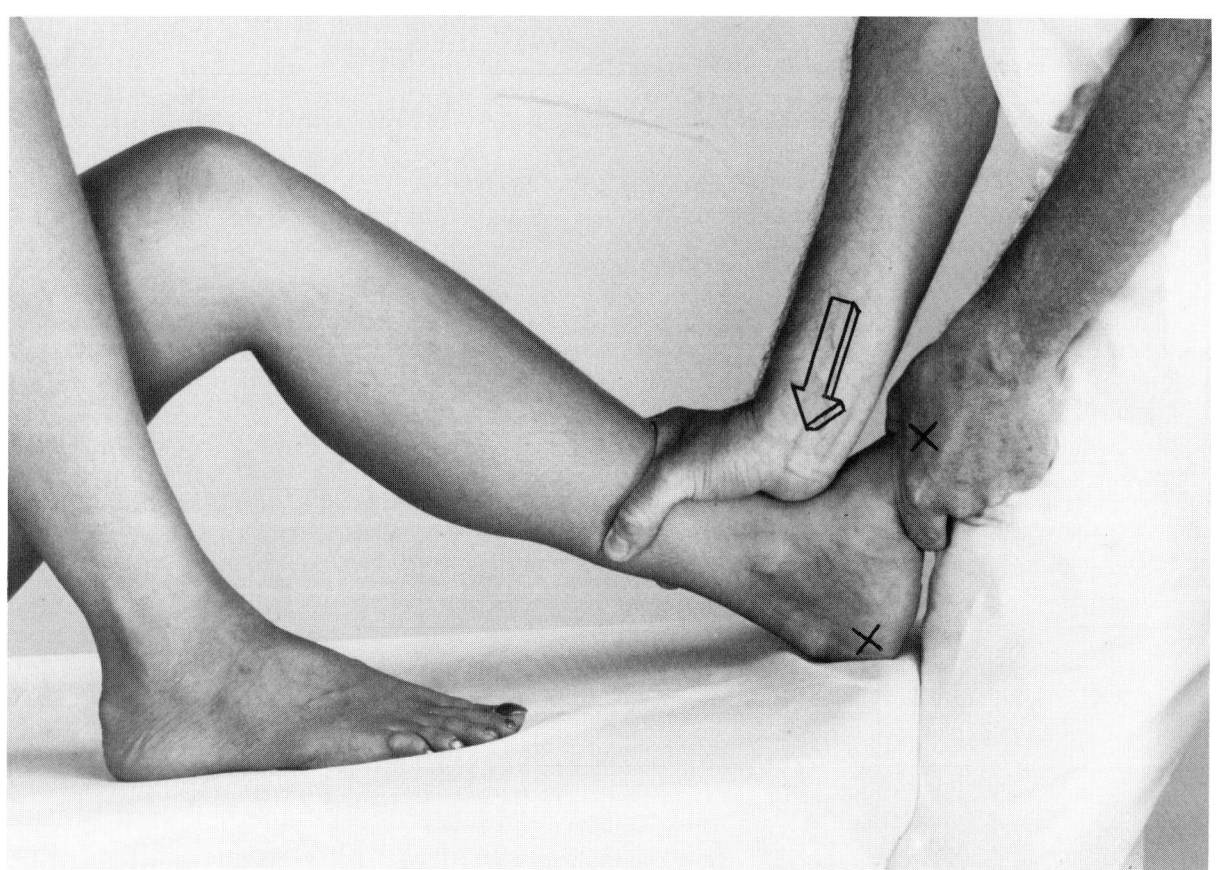

Abb. 111　Translatorische Mobilisation im oberen Sprunggelenk

Abschließend sollen noch zwei postisometrische Techniken vorgestellt werden, die sich zur Behandlung der gleichfalls sehr häufigen Achillodynie bzw. der Beschwerden beim sogenannten Fersensporn als nützlich erwiesen haben.

Zur Achillodyniebehandlung *(Abb. 112)* wird in Bauchlage das Knie rechtwinklig gebeugt. Der Therapeut bringt über Fußsohlenkontakt durch Dorsalflexion die Achillessehne in Spannung und überprüft die Spannungszunahme mit der anderen Hand, die im distalen Wadenbereich den Unterschenkel hält. Nach isometrischer Aktivierung gegen Widerstand wird durch Verstärkung der Dorsalreflexion die beabsichtigte Dehnung der Achillessehne erreicht.

Eine entsprechende Selbstbehandlung ist möglich. Sie soll sitzend ausgeführt werden. Die Ferse der Behandlungsseite ruht am kontralateralen Knie und die Dehnung erfolgt mit den eigenen Händen in oben beschriebener Weise.

Die den Fersenspornschmerz auslösende Ursache liegt in einer Verspannung der Plantaraponeurose. Hat sich diese nach den vorher beschriebenen Mobilisierungstechniken der Fußgelenke nicht gelöst, kann die postisometrische Relaxationsbehandlung weiterhelfen *(Abb. 113)*. Die Ausgangsposition zur Behandlung entspricht der für die Achillodynie angegebenen. Beide Therapeutenhände haben aber Kontakt an der Fußsohle, eine im Fersenbereich, eine am Vorfuß. Durch Dorsaldrücken des Vorfußes kommt es zum Spannungsaufbau in der Plantaraponeurose. Nach gegensinniger isometrischer Aktivierung gegen die am Vorfuß Widerstand leistende Hand geschieht die Dehnung über eine Verstärkung der Dorsalflexion. Die Selbstbehandlung entspricht ebenfalls dem Vorgehen zur Achillodyniebehandlung unter Berücksichtigung der letztgenannten Technikvariante.

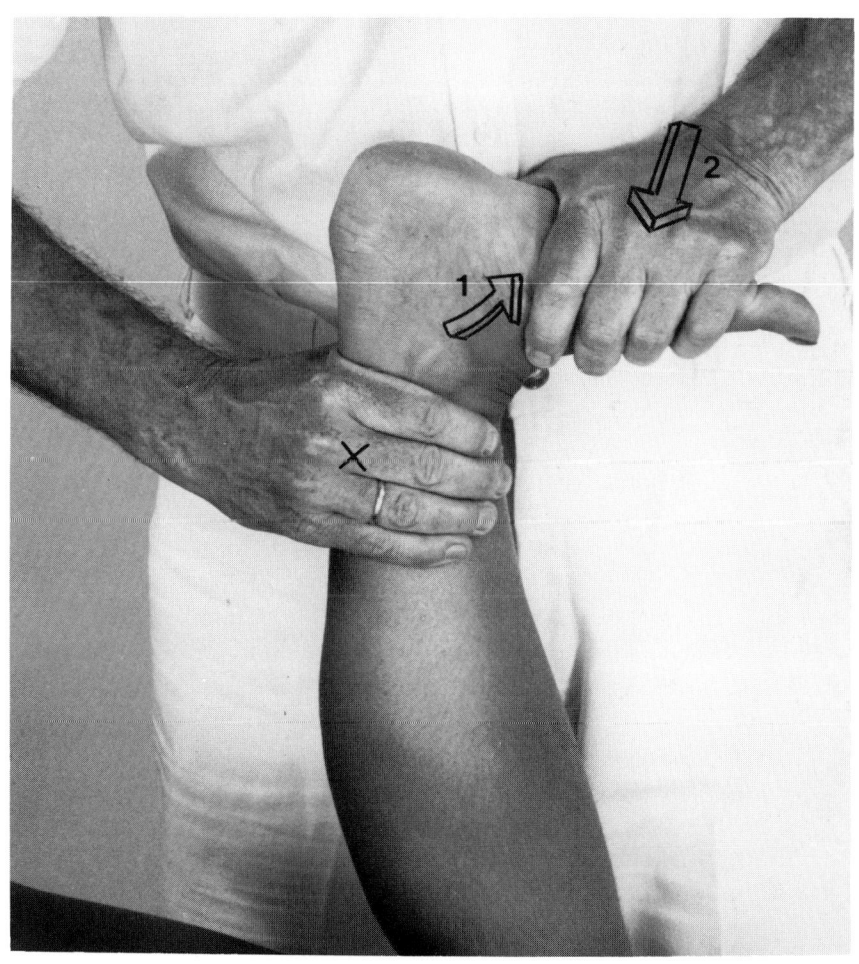

Abb. 112 Dehnung der Achillessehne bei Achillodynie

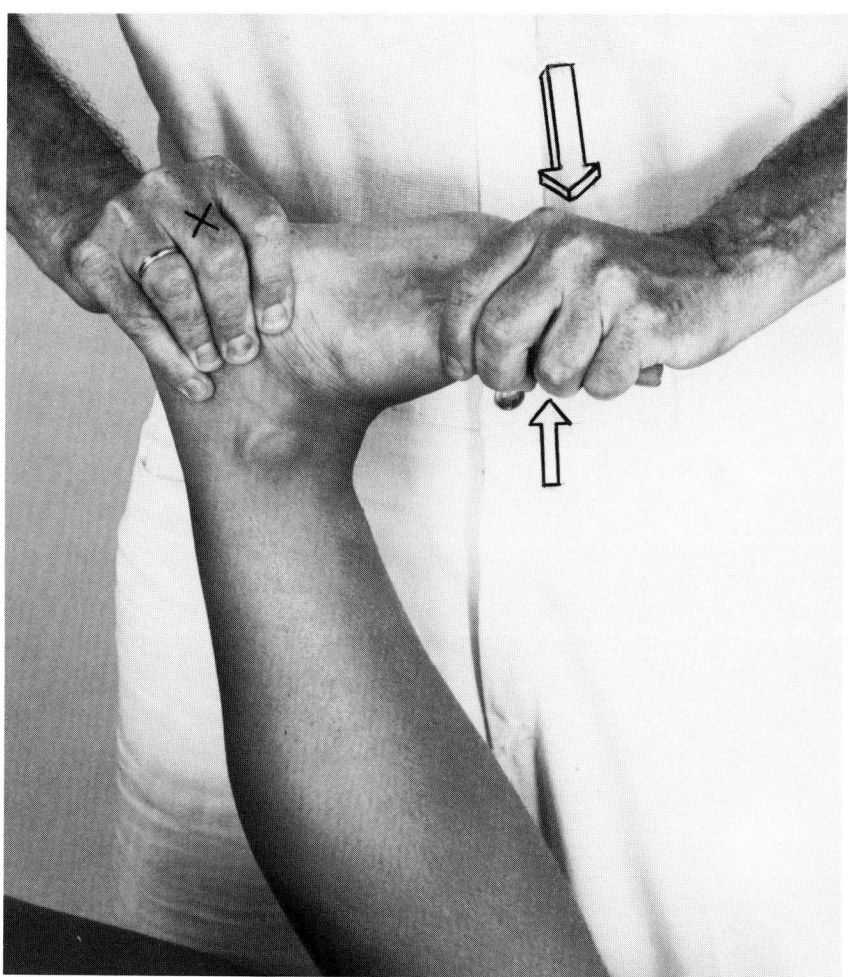

Abb. 113   Dehnung der
Plantaraponeurose beim
sogenannten Fersen-
spornschmerz

7 Behandlungsvorschläge für häufige Erkrankungen des Bewegungsapparates

Beschränkung der Medikotherapie

Nicht eingegangen wird auf eine eventuelle medikamentöse Initialbehandlung von Schmerzsyndromen. Das jeweils notwendige Vorgehen wird als bekannt vorausgesetzt. Es soll lediglich daran erinnert werden, daß die Anwendung von cortisonhaltigen Mischpräparaten nur in Ausnahmefällen berechtigt ist. Angezeigt ist ansonsten vor allem die Verwendung nichtsteroidaler Antirheumatika (NSAR) in Form von Monosubstanzen. Darüber hinaus lassen sich chronische Beschwerden des Bewegungsapparates medikamentös überhaupt nur sehr unzulänglich beeinflussen, und jede Langzeittherapie birgt ferner die Gefahr der Medikamentenschädigung des Organismus, zumal ja bis heute kein einziges wirkungsvolles Antirheumatikum bekannt ist, das bei längerer Verabreichung als absolut unbedenklich gelten kann.

Zur Auswahl reflextherapeutischer Methoden

Die zur Behandlung der einzelnen Syndrome vorgestellten Reflextherapien wurden aufgrund entsprechender langjähriger Eigenerfahrungen und in Übereinstimmung mit gleichartigen Erfahrungsberichten ausgewählt. In jenen Fällen, in denen mehrere ähnlich wirkende Einzelmethoden aufgezeigt werden, sollte sich die Auswahl an der technischen Beherrschung orientieren. Behandlungsversuche ohne entsprechende Ausbildung liefern in den meisten Fällen nur Enttäuschungen und bergen natürlich auch erhebliche Risiken; das gilt vor allem für gewisse chirotherapeutische Techniken, aber ebenso für Lokalanästhetikablockaden.

Behandlungsschlüssel

Um Übersichtlichkeit und optimale Therapieauswahl anbieten zu können, wird die jeweils wirksamste Methode mit einem (!) versehen. Zusätzliche im Sinne der gezielten Polypragmasie einsetzbare Techniken erhalten eine Zahl zugeordnet, die von 1 bis 4 die abnehmende therapeutische Wertigkeit beim vorliegenden Krankheitsbild ausdrückt. Folgende Abkürzungen finden Verwendung:

Tab. 6: Therapieüberlegung bei Schmerzsyndromen des Bewegungsapparates

Medikotherapie	NSAR in Akutphasen, cave! Cortison
TLA	Erfolgsschlüssel: Strukturdiagnose
Akupunktur	Bei Dominanz muskulärer und vegetativer Symptome
Manuelle Therapie	Unverzichtbar bei Gelenksblockierungen, cave, Instabilitäten
Krankengymnastik	Für volle Rehabilitation unverzichtbar (Faktor M?)
Elektrotherapie	Zur adjuvanten Schmerzbehandlung (TENS)
Thermotherapie	Akutphase – Kälte, Chronizität – Wärme
Balneotherapie	Erst in der Rehabilitationsphase
Diät	Gewichtsreduktion, Milieusanierung
Beratung	Rezidivprophylaxe (Beruf, Freizeit, Sport, Bett, Mode, Pille, etc.)

MM: Manuelle Medizin
TLA: Therapeutische Anwendung lokalanästhetischer Substanzen
AP: Akupunktur
ADJ: Adjuvante Methoden
Die Behandlungsvorschläge für die einzelnen Schmerzsyndrome werden anschließend, nach Körperregionen geordnet, stichwortartig angeführt.

7.1 Schmerzsyndrome der Lenden-Becken-Hüft-Region

Akute diskogene Wurzelsyndrome mit radikulärer Symptomatik (Bandscheibenprolaps)

Bettruhe, Stufenlagerung, Analgetika, NSAR
TLA: Wurzelblockade der betroffenen Wurzeln(!)
MM: Im Akutstadium kontraindiziert (Manipulation)
AP: Je nach Symptomatik Programm 1, 5, 6 (2) ADJ: Kryotherapie im Segment (1), Impulsgalvanisation (3)

Akute Lumbalsyndrome ohne radikuläre Symptomtik

Bettruhe, Analgetika, NSAR
TLA: Epidurale Blockade (!), tiefe paravertebrale Infiltration der Hauptschmerzzone (1)
MM: Traktorische Techniken (3) (bei Blockierungen Manipulationen nur in die schmerzfreie Richtung)
AP: Programm 1 (2)
ADJ: Kryotherapie der Schmerzzone (2), Impulsgalvanisation (4)

Blockierungsbedingte chronische Lumbalgien

Wirbelsäulenhygiene, Gewichtsreduktion, Gymnastik
TLA: Injektion an die Wirbelgelenke oder in/an das Ilioasakralgelenk (1)
MM: Mobilisation und Manipulationsbehandlung (!), Bindegewebsmassage (2), Massagen (4)
AP: Je nach Symptomatik Programm 2, 3, 4
ADJ: Peloide, Unterwasserdruckstrahlmassage (3), Interferenzstrombehandlung (4)

Instabilitätsbedingte Lumbalgien

Gewichtsreduktion, Training der Stammuskulatur, Abbau von Fehlstereotypien

TLA: Paravertebrale Infiltrationen an Wirbelbogengelenke und ligamentäre Insertionen (!)
MM: Isometrics für verspannte Muskelpartien (1) (cave Manipulationen), tonisierende Massagetechniken (3)
AP: Programm 2, 3, 4 (2)
ADJ: Konstitutionsgemäß, eventuell Kneippbehandlung (4), Stabilisierungsgymnastik (1)

Interspinosussyndrom (M. Baastrup)

Training der Bauchmuskulatur und Gesäßmuskeln, Gewichtsreduktion
TLA: Interspinöse Infiltrationen (!)
MM: Isometrics der verspannten Erektorenpartien (1), Bindegewebsmassage (2)
AP: Programm 1 und Locus-dolendi-Akupunktur (3)
ADJ: Kryotherapie bei akuten und subakuten Zuständen (3)

Akutes Osteoporosesyndrom

Cave Cortison; NSAR, Bettruhe
TLA: Paravertebrale Infiltration der muskulären Schmerzzentren (!)
MM: Cave(!)
AP: Locus-dolendi-Akupunktur (!) ADJ: Kryotherapie – Eiswürfelmassage (2), Impulsgalvanisation (3)

Chronisches Osteoporosesyndrom

Gewichtsreduktion, Diät: Vermeidung niederer Kohlenhydrate, altersgemäße Gymnastik
TLA: Paravertebrale Infiltration der Schmerzzonen(!)
MM: Weichteiltechniken, Isometrics, Bindegewebsmassage, manuelle Vibrationen (2)
AP: Programm 3, 4 (1)
ADJ: Unterwasserdruckstrahlmassage mit der Wirbeldüse (3)

M. Bechterew der Lumbalregion

NSAR (!), Gymnastik (1)
TLA: Bei starken Schmerzen topische Infiltrationen (2)
MM: Weichteiltechniken, Bindegewebsmassage (3)
ADJ: Badgastein-Böcksteinstollen (1), Unterwasserdruckstrahlmassage (3)

Kokzygodynie

Lendenwirbelsäulenexploration
TLA: Umspritzung der Steißbeinspitze (!)
MM: Behandlung von Blockierungen der

Lendenwirbelsäule oder Iliosakralgelenke, Mobilisation des Steißbeins (1), postisometrische Relaxationsbehandlung des M. glutaeus max. (1)

Postischialgische Durchblutungsstörung

Tritt fast nur nach Wurzelkompressionssyndromen der Wurzel L5 auf
TLA: Grenzstrangblockade bei L3 (!)
MM: Bindegewebsmassage (!)
AP: Programm 5, 6 (2)

7.2 Thorakale Schmerzsyndrome

Thorakales Wurzelkompressionssyndrom

Diskogene Wurzelirritationen sind sehr selten. Wenn Myelographie oder CT die Diagnose bestätigt haben, wird meist operativ entlastet.
Konservativer Therapieversuch:
TLA: Wurzelblockaden (!)
MM: Segmentale Mobilisationen nur dann, wenn sie schmerzlos ausführbar sind (3) AP: Locus-dolendi-Akupunktur im Hartspannbereich des M. erector trunci und Programm 7, 8 (1)
ADJ: Impulsgalvanisation (2)

Blockierungsbedingte akute thorakale Schmerzsyndrome

Meist überlastungsbedingt (Sport)
Medikamentös: NSAR
TLA: Injektion an das blockierte Gelenk (1)
MM: Gezielte Manipulation der Wirbel bzw. Rippenwirbelgelenkblockierung (!)
AP: Locus-dolendi-Akupunktur und Programm 7, 8 (2)
ADJ: Kryotherapie (2), Impulsgalvanisation (3)

Blockierungsbedingte chronische thorakale Schmerzsyndrome

Häufig bei chronischer Traumatisierung durch Berufsstereotypien. Differentialdiagnose: Sekundärblockierung als Ausdruck eines viszerovertebralreflektorischen Geschehens.
TLA: Infiltration der Triggerpunkte im mittleren und unteren Trapeziusanteil, in den Rückenstreckern und den interskapulären Muskeln (1)

MM: Mobilisations- und Manipulationsbehandlungen des gestörten Bewegungssegmentes (!), postisometrische Relaxationsbehandlung der interskapulären Muskulatur (2)
AP: Locus-dolendi-Akupunktur und Programm 7, 8 (3)
ADJ: Unterwasserdruckstrahlmassage, Impulsgalvanisation (2)

Viszerovertebrale bzw. vertebroviszerale Schmerzprojektionen

Bei Dominanz der Organerkrankung entsprechende Organtherapie, segmentale Reflextherapien als Adjuvans. Bei Primat der Wirbelsäulenstörung gleiche Therapie wie bei chronischen Blockierungssyndromen.

M. Scheuermann

Nur bei 2% der röntgenologisch diagnostizierten Fälle sind die bestehenden Beschwerden tatsächlich dadurch begründet. Daher: Vor jeder symptomatischen Therapie exakte Funktionsuntersuchung (Blockierungen? Muskuläre Störungen?) und Ausschluß fokaler Noxen.
Reflextherapeutische Verfahren müssen dann struktur- und aktualitätsgemäß eingesetzt werden: Mobilisation, Infiltration, Dehnung, Galvanisation.

M. Bechterew der Thorakalregion

Um die durch Miterkrankung der Rippenwirbelgelenke gestörte Atemfunktion zu verbessern, steht hier die Atemgymnastik an vorderster Stelle therapeutischer Überlegungen. Ansonsten entspricht die Behandlungsführung den bereits getroffenen Ausführungen (s. LBH-Region).

Skapulokostales Syndrom

Behandlung der Primärstörung (radikuläres Zervikalsyndrom, Organopathien, Fokus)
TLA: Topische Infiltration (!) der druckdolenten Insertionen des M. iliocostalis pars cervicalis, meist im Bereich der Rippen 3 bis 6
MM: Postisometrische Relaxationsbehandlung der regionären tiefen Rückenstrecker, eventuell auch des M. levator scapulae und der interskapulären Muskeln (1), Mobilisations- und Manipulationsbehandlung begleitender Blockierungen in der Halswirbelsäulen- und Brustwirbelsäulenregion (1)
AP: Locus-dolendi-Akupunktur, Programm 11, bei primärem Zervikalsyndrom Programm 9, 10 (2)
ADJ: Impulsgalvanisation (3)

7.3 Zervikale Schmerzsyndrome

Zervikaler Diskusprolaps

Ruhigstellung der Halswirbelsäule – Schaumstoffkrawatte (!), NSAR
TLA: Wurzelblockaden der betroffenen Radix (1)
MM: Im Akutstadium kontraindiziert
AP: Programm 9, eventuell Ergänzung über Programm 15 (2)
ADJ: Kryotherapie (3)

Blockierungsbedingte Zervikobrachialgien

Bei starken Schmerzen initial NSAR
TLA: Infiltration der druckdolenten Wirbelsäulengelenke und reaktiver Triggerpunkte (1) MM: Isometrics, Mobilisationen, Manipulationen der gestörten Bewegungssegmente (!)
AP: Programm 10 (2)
ADJ: Impulsstrombehandlungen, je nach Akuität Kryotherapie – Peloidpackungen (3)

Akuter Tortikollis

Häufig postinfektiös (Anginen, Virusinfekte), Blockierung im Segment C2-3
NSAR, kurze Ruhigstellung
TLA: Infiltration an das Wirbelbogengelenk C 2-3 der erkrankten Seite (!)
MM: Nach Abklingen der Akutphase Manipulation über die freie Bewegungsrichtung (1)
AP: Programm 10 (2)
ADJ: Kryotherapie (3), Impulsgalvanisation (4)

Blockierungssyndrome der Kopfgelenkregion

Treten als vertebragener Kopfschmerz, Zervikalmigräne, zervikaler Vertigo oder als sogenannte Okzipitalneuralgie auf.
TLA: Infiltration der A-, B-, C-Punkte an der Linea nuchae superior (1)
MM: Bindegewebsmassage (2), Isometrics, Mobilisationen und Manipulationen (!) der Bewegungsstörung, die meist im Segment Okziput C1 liegt
AP: Programm 9, 10(2)

Anteflexionskopfschmerz

Hauptsächlich bei Jugendlichen mit entsprechender Konstitution (Hypermobilität, Bänderschwäche)

TLA: Infiltration druckdolenter Insertionen am Okziput (1)
MM: Isometrics (2), keine Manipulationen, Bindegewebsmassage (3)
AP: Programm 9 (3)
ADJ: Schreib- und Lesepult (!)

Schleudertrauma der Halswirbelsäule

Schaumstoffkrawatte (!), NSAR
TLA: Topische Infiltration der Schmerzzentren (1)
MM: Frühestens sechs Wochen nach dem Trauma beginnend mit Isometrics und Mobilisationen restierender Blockierungen (!), Manipulationen im Kopfgelenksbereich nur bei absoluter Beherrschung der Technik und großer Erfahrung
AP: Je nach Schmerzareal Programm 9, 10, 11 (2)
ADJ: Impulsgalvanisation, Kryotherapie im Akutstadium (3)

7.4 Erkrankungen der oberen Extremitäten

Schulter-Arm-Syndrom

Periarthropathia humeroscapularis und frozen shoulder erfordern immer langwierige Behandlungen. Das »Auftauen« des Schultergelenkes kann bis über ein Jahr dauern. Tendomyotische Schmerzbilder sind rascher behebbar. Anfangs NSAR und abends Analgetika, da nächtliche Exazerbationen häufig sind.
TLA: Quaddelkranz (2), Gelenkumspritzungen (1), Infiltration der muskulären Triggerpunkte (!) hauptsächlich im M. subscapularis, M. infraspinatus, M. supraspinatus
MM: Bindegewebsmassage (2), Mobilisationen nur im schmerzfreien Rahmen nach Abklingen der Akutsituation (3)
AP: Programm 12 bis 15 (1) entsprechend der Schmerzausstrahlung und Bewegungseinschränkung
ADJ: Im Akutstadium Kryotherapie (1), Interferenzstrombehandlung (4)

Epicondylitis humeri radialis

Vermeidung schmerzauslösender Tätigkeiten, Epikondylitisbandage

TLA: Topische Infiltration (!) der Streckmuskelinsertionen und der Triggerpunkte im M. extensor carpi radialis longus, M. brachioradialis und M. supinator
MM: Postisometrische Relaxationsbehandlung des M. supinator etc., Mobilisation des Radiusköpfchengelenks (1)
AP: Programm 16 (2)
ADJ: Eiswürfelmassage, Interferenzstrombehandlung (3)

Epicondylitis humeri ulnaris

TLA: Topische Infiltration der muskulären Insertionen am Epikondylus und der Triggerpunkte im M. anconaeus (!)
MM: Postisometrische Relaxation der ulnar inserierenden Fingerbeuger (1)
AP: Programm 17 (2)
ADJ: Eiswürfelmassage, Interferenzstrombehandlung (3)

Schmerzen der Hand- und Fingergelenke

Posttraumatische und überlastungsbedingte Handgelenksbeschwerden, aber auch die bei der Heberden-Arthrose bestehenden Begleitschmerzen lassen sich reflextherapeutisch gut beeinflussen.
TLA: Intraartikuläre Injektionen in das Handgelenk am- Punkt der deutlichsten Druckschmerzhaftigkeit, Infiltration der Triggerpunkte (1) im M. adductor und opponens pollicis (Schmerzen im Daumensattelgelenk, Rhizarthrose) und der interossären Triggerpunkte (Heberden-Arthrose)
MM: Mobilisationsbehandlung (!) der Hand- und Fingergelenke
AP: Programm 18, 19, 20, 21, je nach Symptomatik (2)
ADJ: Heublumenbäder, Peloidpackungen (3)

Karpaltunnelsyndrom

Wichtig ist die Unterscheidung zwischen überlastungsbedingter und entzündlich rheumatischer Krankheitsentwicklung. Im ersteren Falle ist eine erfolgreiche Reflextherapie durchaus möglich.
TLA: Unterspritzung des Ligamentum carpi transversum (!)
MM: Mobilisation der Handgelenke (1)
AP: Programm 18 und 20 (2)
ADJ: Transkarpale Impulsgalvanisation (3)

7.5 Erkrankungen der unteren Extremitäten

Koxarthrose

Nicht das Röntgenbild, sondern der Funktionszustand des Gelenkes bzw. die Beherrschbarkeit der Schmerzen entscheiden darüber, ob eine konservative reflextherapeutische Behandlung oder bereits ein operatives Vorgehen notwendig sein wird.
TLA: Intra- und periartikuläre Injektionen (!)
MM: Mobilisationsbehandlung (1)
AP: Programm 22 (2)
ADJ: Moorbäder, Fangopackungen (3), Interferenzstromtherapie (4), Extensionsbehandlung: Zweimal täglich 20 Minuten mit 6 kg Gewicht über Rollenzug in Neutralstellung des Hüftgelenks (2)

Koxalgie

Insertionstendinopathien der Hüftgelenksmuskulatur bzw. Bursitiden können heftige Schmerzen auslösen, die im Akutstadium die Gabe von NSAR erfordern.
TLA: Nach Palpation der Maximalpunkte tiefe Infiltration bis zum Knochenkontakt (!)
MM: Im Akutstadium kontraindiziert, bei Chronizität Bindegewebsmassagen und postisometrische Relaxationsbehandlungen sowie Isometrics der verspannten Muskulatur (1)
AP: Programm 22 (2)
ADJ: Kryotherapie im Akutstadium (1), bei chronischen Beschwerden Moorbäder, Unterwasserdruckstrahlmassage, Impulsgalvanisation (3)

Gonarthrose

Operatives Vorgehen ist nur selten notwendig, die bestehenden Schmerzbilder sind zu einem erheblichen Anteil auf periartikuläre Irritation zurückführbar.
TLA: Intraartikuläre Injektionen (1), Gelenkumspritzungen, topische Infiltration muskulärer und ligamentärer Schmerzzonen (!)
MM: Mobilisationsbehandlung (!), Bindegewebsmassage (2)
AP: Programm 23, (2)
ADJ: Moorpackungen und Interferenzstrombehandlung. Bei beginnender oder bestehender Beugekontraktur zweimal täglich 20 Minuten Sandsackauflage (3), Orthesen (4)

Schmerzen im Sprunggelenkbereich

Posttraumatische Beschwerden in dieser Region sind häufig und ohne reflextherapeutische Aktivitäten auch lang andauernd.

TLA: Intraartikuläre Injektionen, topische Infiltrationen der ligamentären Schmerzzonen (1)

MM: Mobilisationsbehandlung (!)

AP: Programm 24 oder 25 (2)

ADJ: Heublumenbäder, Interferenzstrombehandlung (3), Orthesen (4)

Achillodynie

TLA: Infiltration mit feinster Nadel in die meist etwas verdickte Schmerzzone (1)

MM: Bindegewebsmassage, postisometrische Relaxationsbehandlung des M. soleus (!)

AP: Locus-dolendi-Akupunktur in die druckdolenten Stellen der verspannten Wadenmuskulatur (3)

ADJ: Impulsgalvanisation, Eiswürfelmassage in Verbindung mit MM (2)

Senk- und Spreizfußbeschwerden

Einlagen nur in Verbindung mit Fußgymnastikanweisung

TLA: Interdigitale Infiltrationen im Bereich der Zehengrundgelenke (!)

MM: Mobilisationsbehandlung (1)

AP: Programm 26 und/oder 27 (2)

ADJ: Impulsstrombehandlung als Elektrogymnastik (3)

Der sogenannte Fersensporn

Die Schmerzen werden über die Verspannung der Plantaraponeurose aufgebaut.

TLA: Topische Infiltration (!)

MM: Postisometrische Relaxation der Fußsohlenmuskulatur (1)

ADJ: Impulsstrombehandlung (2)

8 Epilog

Seit mehr als zwanzig Jahren war es das persönliche medizinisch-wissenschaftliche Anliegen der Autoren, Diagnostik, Therapie und Rehabilitation bei Schmerzsyndromen des Bewegungsapparates in den Griff zu bekommen. Und es ist klar, daß in diesem langen Zeitraum über das Erleben von Erfolg und Mißerfolg ein beachtlicher Erfahrungsschatz anwächst. Diesen weiterzugeben und auch schriftlich festzuhalten, entsprang einem gemeinsamen Bedürfnis. In steter Zusammenarbeit galt es dabei, als erstes das erarbeitete Material zu katalogisieren, zu sichten, Spreu vom Weizen zu trennen und dann festzulegen, was davon zur Weitergabe für die Erfordernisse des praktischen medizinischen Alltags am geeignetsten schien.

Das Resultat dieser primären Bemühungen fand seinen Niederschlag in »Schmerzsyndrome der Wirbelsäule«, einem Buch, das in der Konzeption in den meisten Punkten die gewohnte klinische Themenführung noch beibehielt.

Um den kontinuierlich reifenden Erkenntnissen Platz zu geben, war dann bald eine weitere Monographie notwendig geworden, die sozusagen als Ergänzung vor allem darauf Bedacht nahm, daß Schmerzsyndrome letztlich einer Multikausalität entspringen, mit anderen Worten ausgedrückt, multifaktorielle Störungen erst in ihrer Summation die klinischen Bilder bestimmen.

In »Die Rehabilitation von Wirbelsäulengestörten« wurden diese Faktoren einzeln herausgegriffen, hinsichtlich ihrer Pathogenität gewertet, bezüglich der therapeutischen Zugänglichkeit beurteilt und entsprechende Rehabilitationsmethoden vorgestellt.

Feedbacks der wissenschaftlich-literarischen und praktisch-medizinischen Arbeiten zeitigten dann das überwiegend populär-medizinisch orientierte Buch »Du und Deine Wirbelsäule«. Es war und ist vor allem dazu bestimmt, dem Patienten in die Hand gedrückt zu werden, ihn auf seinen persönlichen Problemkreis Wirbelsäule einzustimmen und ihm zu zeigen, daß Krankheit vielfach selbst verschuldet ist und Gesundheit nur als Lohn der richtigen Einstellung zu In- und Umwelt erhalten bleibt. Letztlich waren es also auch immer zwingende Bedürfnisse der täglichen Konfrontation mit den Patienten und ihren vielfältigen Beschwerden, die weitere Publikationen anregten.

Im Zuge dieser Entwicklung und erworbenen Profilierung reifte auch die Grundeinstellung der Autoren zur Thematik des vorliegenden Buches. Es nahm seinen eigentlichen Ausgangspunkt vom häufig zitierten, aber vielfach zu wenig beachteten »nil nocere«. Damit eng verbunden festigte sich die Erkenntnis, daß bei Erkrankungen des Bewegungsapparates diese Maxime meist nur dann erreicht wird, wenn medikamentöse Verordnungen akuten Schmerzphasen vorbehalten bleiben. Die Suche nach einem gangbaren Ersatzweg zur Medikotherapie war den Autoren durch ihr Spezialgebiet »Manuelle Medizin« erleichtert und die einzuschlagende Richtung damit vorgegeben. Rückblickend auf die erwähnte langjährige Erfahrung und bei dem Versuch, diese Zeitspanne der persönlichen medizinischen Evolution selbstkritisch Revue passieren zu lassen, drängt sich als klassischer Ausspruch dazu das »panta rhei« des *Heraklit* auf. Nur wenig dessen, was seinerzeit als Lehrmeinung und Ausgangspunkt diagnostischer und therapeutischer Aktivitäten des gesamten Themenkreises Reflextherapien gang und gäbe war, hat heute noch volle Gültigkeit. Nimmt man dazu die Entwicklung der Manuellen Medizin als Beispiel, so wird das »alles Fließende« besonders deutlich und hier vordergründig im Bereiche der ideologischen und theoretischen Basis. Aus einer ursprünglich rein mechanistischen Grundeinstellung zu den Störungen des Bewegungsapparates, aus der Phase der überbewerteten Bandscheibenpathologie und einer ebensolchen Einstufung des radikulären Schmerzcharakters entwickelte sich kontinuierlich zuerst die richtige Einschätzung der Gelenkfunktion nicht nur im mechanistischen Sinne, sondern auch als Regler propriozeptiver Abläufe, und in weiterer Folge die zunehmende Einbindung und Aufwertung der Ligamente und des Muskelsystems. Ein therapeutischer Niederschlag dieses Gesinnungswandels hat gleichfalls stattgefunden, und die ursprünglich eingesetzten »harten Techniken« am Gelenk entsprechend dem mechanistischen Ätiologiebild wandelten sich, ebenfalls langsam, in Richtung des »weicheren« osteopathischen Arbeitens und kumulieren derzeit, dem aktuellen ideologischen Trend entsprechend, bei muskulären Behandlungsverfahren. Die Erfahrung lehrt, daß alle Phasen überschwenglicher Einschätzung glücklicherweise nur temporär sind, daß sie aber ihr Gutes haben, weil ihr wertvoller Kern erhalten bleibt.

Auch die ausufernden Techniken der sogenannten postisometrischen Relaxation müssen unter diesem Gesichtspunkt gewürdigt werden. Die recht ausführliche Einbeziehung und Beschreibung dient der erwünschten Verbreitung und solcherart rascheren und besseren Beurteilbarkeit ihrer wahren Effizienz. Darüber hinaus, und das trifft sicherlich bereits den wertvollen Kern, hat sich durch die Einführung der »Isometrics« der Indikationsbereich der Manuellen Medizin bedeutend erweitert, überhaupt dort, wo früher aus Altersgründen bzw. wegen des Bestehens bestimmter pathomorphologischer Gegebenheiten bereits ein »noli me tangere« existierte.

Im Zuge der angeführten persönlich-medizinischen Evolution reifte schon sehr früh die Erkenntnis, daß die »therapia magna« in Form einer Monotherapie für den gegebenen Aufgabenkreis nicht realisierbar war. So kam es, daß sich unter den zweckdienlichen zusätzlichen Behandlungsmethoden, die im Sinne der postulierten gezielten Polypragmasie eingesetzt werden konnten, zuerst der therapeutische Einsatz der Lokalanästhesie eine bleibende Führungsrolle eroberte, und es war nur eine Frage der Zeit, bis auch die übrigen im vorliegenden Buch angeführten reflextherapeutischen Methoden ihren Indikationsbereich zugeteilt bekamen. Eine Reihe der angeführten Behandlungsformen wird sicherlich vom behandelnden Arzt an Physiotherapeuten und Masseure delegiert werden, und aufscheinende Einzelheiten, etwa in den Kapiteln Massage und Hydrotherapie, sind auch nicht dazu gedacht, entsprechende Lehrbücher zu ersetzen, sondern wollen nur so viel an Information liefern, daß diese alten und bewährten Methoden ebenfalls in das neue Gebäude reflextherapeutischer Gesamtüberlegungen sinnvoll einbezogen werden können.

Und eines sei schlußendlich noch ausdrücklich vermerkt: Die meisten der in diesem Buch besprochenen Behandlungstechniken, und seien sie auch noch so genau in Wort und Bild vorgestellt, lassen sich nur in einschlägigen Kursen der postpromotionellen Weiterbildung richtig erlernen. Das gilt in besonders hohem Ausmaß für die Materie der Manuellen Medizin, aber ebenso für die Techniken der Lokalanästhetikatherapie und die Akupunktur, die gleichfalls von erfahrenen Lehrern praxisbezogen demonstriert werden müssen, da jede unsachgemäße Ausübung nicht nur Behandlungserfolge vermindert oder verhindert, sondern auch unnötige Risiken birgt. Last, but not least, schadet eine mangelhaft ausgeführte bzw. nicht indizierte Vorgehensweise dem Ansehen des Behandlers und, was noch schwerer wiegt, auch dem der Methode.

Unter allen diesen Aspekten haben die Autoren die Zeilen und Zeichnungen dem Verlag übergeben und hoffen auf das positive Echo der Leserschaft in Form einer therapeutischen Renaissance bei Störungen des Bewegungsapparates.

Literatur

Auberger, M.: Praktische Lokalanästhesie. Thieme, Stuttgart 1969

Bahn, J.: Laser- und Infrarotstrahlen in der Akupunktur, Handbuch der Akupunktur u. Aurikulotherapie. Haug, Heidelberg 1982

Bergsmann, O.: Akupunktur und Bewegungssystem. DZA 25 (1982)

Bergsmann, O., Meng, A.: Akupunktur und Bewegungsapparat, Versuch einer Synthese. Haug, Heidelberg 1982

Bergsmann, O., Bergsmann R., Kellner, U. (Hrsg.): Grundsystem und Regulationsstörungen, Gedenkband der Arbeiten von G. Kellner. Haug, Heidelberg 1984

Bischko, J.: Einführung in die Akupunktur. Haug, Heidelberg 1970

Brüggemann, W.: Kneipp-Therapie. Springer, Berlin/Heidelberg/New York 1980

Brügger, A., Rhonheimer, Ch.: Pseudoradiculäre Syndrome des Stammes. Huber, Bern 1967

Curry, M.: Bioklimatik, Ammersee, Riederau. 1946

De La Fuye, R.: Traite de l'Acupuncture. Librairie Le Françoise, Paris 1956

De La Fuye, R., Schmidt, H.: Die moderne Akupunktur. Hippokrates, Stuttgart 1952

Dittmar, F.: Die Untersuchung der reflektorischen und algetischen Krankheitszeichen. Haug, Ulm 1949

Dosch, P.: Lehrbuch der Neuraltherapie, 7. Auflage. Haug, Heidelberg 1977

Dvorák, J., Dvorák, V.: Manuelle Medizin. Thieme, Stuttgart 1983

Dvorák, J., Orelli, F.: Wie gefährlich ist die Manipulation der HWS? Man. Med. 20(1982)44–48

Eder, M.: Die Neuraltherapie in der Rehabilitation. Physik. Med. u. Rehab. 20/7 (1979) 353–355

Eder, M.: Grundsätzliches zur Therapie häufiger vertebragener Syndrome. Man. Med. 11/2 (1973) 25–28

Eder, M.: Morbus Bechterew und Rehabilitation. Physik. Med. u. Rehab. 14/3 (1973) 80–82

Eder, M.: Chirotherapie bei vertebragenen Schmerzsyndromen. Prakt. Arzt Kongreßband (1977) 175–178

Eder, M.: Herdgeschehen – Komplexgeschehen. Haug, Heidelberg 1977

Eder, M., Tilscher, H.: Schmerzsyndrome der Wirbelsäule, 4. Aufl. Hippokrates, Stuttgart 1988

Eder, M., Tilscher, H.: Zur Pathogenese und Klinik pseudoradikulärer Schmerzbilder. Man. Med. 19 (1981) 54

Eder, M., Tilscher, H.: Chirotherapie. Vom Befund zur Behandlung. Hippokrates, Stuttgart, 1988

Evjenth, O., Hamberg, J.: Muskeldehnung, Teil I u. II. Remed Verlag, Zug 1981

Fenz, E.: Behandlung rheumatischer Erkrankungen durch Anästhesie, Steinkopff, Darmstadt 1955

Frisch, H.: Programmierte Untersuchung des Bewegungsapparates. Springer, Berlin/Heidelberg/New York 1983

Gauer, O., Kramer, K., Jung, R.: Sensomotorik, Physiologie des Menschen, Bd. 14. Urban & Schwarzenberg, München/Berlin/Wien 1976

Gaymanns, F.: Neue Mobilisationsprinzipien und Techniken an der Wirbelsäule. Man. Med. 11 (1973) 31–34

Gillmann, H.: Physikalische Therapie, 3. Aufl. Thieme, Stuttgart 1972

Glaser, E. M.: Die physiologischen Grundlagen der Gewöhnung. Thieme, Stuttgart 1968

Gläser, O., Dalicho, W.: Segmentmassage, 4. Aufl. Thieme, Leipzig 1972

Grill, F.: Die Behandlung von Schmerzsyndromen in der Orthopädie mit Akupunktur. Handbuch der Akupunktur u. Aurikulotherapie. Haug, Heidelberg 1977

Grill, F., Polt, E., Tilscher, H.: Die Anwendung der Schmerzpalpation bei der Akupunktur von Erkrankungen des Bewegungsapparates. Deutsche Zeitschrift für Akupunktur, 21 (1978) 11

Gross, D.: Multifaktorielle interdisziplinare Diagnose und konservative Therapie chronischer Schmerzzustände. Erfahrungsheilk. 33 (1984) 498

Gross, D.: Therapeutische Lokalanästhesie. 3. Aufl. Hippokrates, Stuttgart 1985

Gross, D.: Therapeutische Lokalanästhesie Band 2: Anwendung in Klinik und Praxis. Hippokrates, Stuttgart 1988

Günther, R.: Thermotherapie einschließlich Hydro- und Kryotherapie. Jesserer, H. et al. (Hrsg.) Prakt. Rheumatologie. Österr. Rheumaliga, 1979

Günther, R., Jantsch, H.: Physikalische Medizin. Springer, Heidelberg/Berlin/Hew York 1982

Gutmann, G.: Verletzungen der A. vertebralis durch manuelle Therapie. Man. Med. 21 (1983) 2–14

Gutzeit, K.: Die Wirbelsäule als Krankheitsfaktor. DMW ed 3 (1951) 44

Haus, W.H., Gerlach, W.: Rheumatismus und Bindegewebe. Steinkopff, Darmstadt 1966

Hansen, K.: Therapeutische Technik für die ärztliche Praxis. Thieme, Stuttgart 1952

Head, H.: Die Sensibilitatsstörungen der Haut bei Visceralererkrankungen. Hirschwald, Berlin

Heine, H.: Anatomische Struktur der Akupunkturpunkte. DZA 31 (1988)

Helmrich, H.: Bindegewebsmassage. Haug, Ulm 1959

Hohmann, D., Kuegelgen, B., Liebig, K., Schirmer, M. (Hrsg.): Neuroorthopädie I, Neuroorthopädie II. Springer Berlin/Heidelberg/Hew York 1983, 1984

Huneke, W.: Impletoltherapie, Hippokrates, Stuttgart 1952

Jesserer, H., Siegmeth, W., Steffen, C., Thumb, N. (Hrsg.): Praktische Rheumatologie, 2. Aufl. Österr. Rheumaliga 1984

Kabat, H.: Proprioceptive facilitation in therapeutic exercise. In: Licht, S.,: Therapeutic exercise. E. Licht, Hew Haven 1958, 301–318

Kellgren, H. H.: On the distribution of pain arising from deep somatic structures with charts of segmental pain areas. Clin Sci 4 (1939) 35

Kellner, G.: Nachweismethoden der Herderkrankungen und ihre Grundlagen. Therapiewoche 15 (1965) 24

Kibler, M.: Segmenttherapie bei Gelenkserkrankungen und inneren Krankheiten. Hippokrates, Stuttgart 1955

Killian, H.: Lokalanästhesie und Lokalanästhetika. 2. Aufl. Thieme, Stuttgart 1973

Klima, H.: Unbeachtete Informationssystem des Organismus. Referat im Druck, ÖNR 1981

König, G.: Akupunktur, Abgrenzung der Randgebiete der Therapie. Österr. Ärztezeitung 36/4 (1981) 235-238

König, G., Wancura, I.: Neue chinesische Akupunktur. Maudrich, Wien 1975

König, G., Wancura, I.: Praxis und Theorie der neuen chinesischen Akupunktur, Band I. Maudrich, Wien 1979

Kohlrausch, A.: Reflexzonenmassage in Muskulatur und Bindegewebe. Hippokrates, Stuttgart 1959

Korr, J. M.: The Neurobiologic Mechanism in Manipulative Therapy. Plenum Press, New York 1978

Kossmann, B.: Klinische Methoden der Schmerztherapie. Ärztezeitschrift f. Naturheilverfahren 5 (1981) 256-264

Krötlinger, M.: Gelenkserkrankungen in der Allgemeinpraxis unter Berücksichtigung der Akupunktur und Pharmaakupunktur. Prakt. Arzt, Kongreßband (1977) 89-95

Lampert, H.: Die Bedeutung der vegetativen Ausgangslage für die Therapie. Phys.-Diät. Therapie 2 (1965) 29-32

Lampert, W., Schliephake, E.: Kurzgefaßtes Lehrbuch der physikalischen Therapie. Verlag f. Medizin Dr. E. Fischer, Heidelberg 1972

Lewit, K.: Muskelfazilitations- und Inhibitionstechniken in der Manuellen Medizin 19 (1981) 12-22 u. 40-43

Lewit, K.: Manuelle Medizin im Rahmen der ärztlichen Rehabilitation. Urban & Schwarzenberg, Wien 1977

Lewit, K., Gaymans, F.: Muskelfazilitations-und Inhibitionstechniken in der manuellen Medizin. Man. Med., Verlag f. Medizin 18 (1980) 102-110

List, M.: Eisbehandlung in der Krankengymnastik. Zentr. Verb. Krankengymnasten, München 1978

Lüdke, H. J.: Technik der Massage. Enke, Stuttgart 1973

Mackenzie, J.: Krankheitszeichen und ihre Auslegung. Kabitzsch, Würzburg 1917

Melzack, R., Wall, P.D.: Gate Control Theory of Pain, Soulairac, A.S. et al. (eds): Pain Proc. Int. Symp. Pain. Academic Press, 1968

Menell, J.M.M.: Joint Play. In: Wolff, H.D. (Hrsg.): Manuelle Medizin und ihre wissenschaftlichen Grundlagen. Heidelberg 1970

Menell, J. M. M.: Joint Play. Churchill LTD, London 1964

Mumenthaler, M., Schliack, H.: Läsionen peripherer Nerven, 2. Aufl. Thieme, Stuttgart 1973

Nemec, H.: Elektrostimulierung in endogener Anwendung. Aktionsmechanismus der Interferenztherapie. Phys. Med. u. Rehab. 3 (1968) 73- 75

Neumann, H.-D.: Manuelle Medizin. Springer, Berlin/Heidelberg/New York 1983

Pálos, St.: Die Muskelmeridiane. Haug, Heidelberg 1967

Popp, F.A.: Neue Horizonte in der Medizin. Haug, Heidelberg 1983

Schmidt, H.: Konstitutionelle Akupunkturtherapie. 3. Aufl. von »Akupunkturtherapie nach der chinesischen Typenlehre«, Hippokrates, Stuttgart 1988

Sitzer, G., Matz, D.: Pathophysiologie der Schmerzsyndrome bei Amputierten, ihre Therapie unter besonderer Berücksichtigung der transcutanen Nervenstimulation. Schmerz 3 (1982) 137-144

Sollmann, A. H.: 5000 Jahre manuelle Medizin. Marczell, Puchheim 1974

Stiefvater, E.: Akupunktur als Neuraltherapie. Haug, Saulgau 1953

Stoddard, A.: Lehrbuch der osteopathischen Technik, 3. Aufl. Hippokrates, Stuttgart 1978

Sutter, M.: Wesen, Klinik und Bedeutung spondylogener Reflexsyndrome. Schw. Rdsch. Med. 64 (1975) 42

Teirich-Leube, H.: Grundriß der Bindegewebsmassage. G. Fischer, Stuttgart 1983

Tilscher, H.: Weichteil- und Artikulationstechniken der manuellen Medizin bei der Behandlung von Schmerzsyndromen des Bewegungsapparates. Zeitschr. f. angewandte Bäder- und Klimaheilkunde 4 (1976) 317-320

Tilscher, H.: Zum Ausstrahlungsschmerz. Verlag d. Dtsch. Ges. f. Rheumatologie, S. (1978) 227-228

Tilscher, H.: Salben, Linimente, Gele, Peloide und andere äußerlich anzuwendende Substanzen. Prakt. Rheumatologie, Hrsg, Jesserer, H., Österr. Rheumaliga 1979

Tilscher, H.: Ursachen für Lumbalsyndrome. Der Rheumatismus. Steinkopff, Darmstadt 1979

Tilscher, H.: Beeinflußbarkeit von Erkrankungen, besonders des Bewegungsapparates mittels segmental applizierter Lokaltherapie. In: Chlud, K. (Hrsg.): Percutane Rheumatherapie. Pharma Medical, Frankfurt 9 (1980) 12

Tilscher, H., Eder, M.: Rehabilitation von Wirbelsäulengestörten. Springer, Berlin/Heidelberg/ New York 1983

Tilscher, H., Friedrich, M.: Erfahrungsbericht über 11 Jahre Manualmedizin an der Abteilung für konservative Orthopädie und Rehabilitation. Orthop. Pr. 2 (1983) 97-103

Tilscher, H., Steinbrück, K.: Die Behandlung vertebragener Störungen durch die manuelle Medizin. Orthop. Pr. 5 (1979) 370-373

Tilscher, H., Steinbrück, K.: Symptomatik und manualmedizinische Befunde bei der Hypermobilität. Orthop. Praxis 2 (1980) 16

Tilscher, H., Steinbrück, K., Hieke, P. Danielczyk, D.: Neuroorthopädische Probleme des Ausstrahlungsschmerzes. Orthop. Praxis 7 (1981) 531–536

Thurneysen, A.: Akupunktur und muskuläre Störungen. Akupunkturtheorie und Praxis 3 (1981) 131–137

Travell, J.G., Simons, D.G,: Myofascial Pain and Dysfunction. The Trigger Point Manual. Williams & Wilkins, Baltimore/London 1983

Trnavsky, G.: Kryotherapie. Pflaum, München 1979

Umlauf, R.: Beeinflussung des experimentellen Schmerzes beim Tier durch Akupunktur. Handbuch der Akupunktur und Aurikulotherapie. Haug, Heidelberg 1982

Vogler, P.: Physiotherapie. Thieme, Stuttgart 1964

Waller, U.: Pathogenese des spondylogenen Reflexsyndroms. Schw. Rdsch. Med. 42 (1975) 127

Weber, E.: Wie häufig sind Medikamentenschäden? Med. Trib. 79 (1984) 4–12

Widmer, K.: Elektrotherapie mit niederfrequenten Impuls- und wechselweise angewandten Stromformen. Physik. Med. u. Rehab. 8 (1967) 184–188

Wiener, N.: Kybernetik, Rowohlt, Hamburg 1969

Wolff, H.-D.: Manuelle Medizin und ihre wissenschaftlichen Grundlagen. VfM Verlag, Kongreßband, Heidelberg 1979

Wolff, H.-D.: Komplikationen bei Manueller Therapie der HWS. Man. Med. 4 (1978) 77–81

Wolff, H.-D.: Neurophysiologische Aspekte der manuellen Medizin, 2. Aufl. Springer, Berlin/Heidelberg/New York 1983

Wolff, H.-D.: Praxis der Elektrodiagnostik und -therapie, Therapie über das Nervensystem. Band 1, Grundlagen und Grenzen. Hippokrates, Stuttgart 1964

Zhen Jiu: Akupunktur und Moxibustion. (Genehmigte Übersetzung aus dem Verlag f. Volksgesundheit - Peking 1968) Pflaum, Weiler 1974

Zimmermann, M.: Physiologische Mechanismen von Schmerz und Schmerztherapie 20 (1981) 1–2

Sachverzeichnis